中华药膳

养生治病一本通

主编
张伟（主任医师）
满江（主任医师）

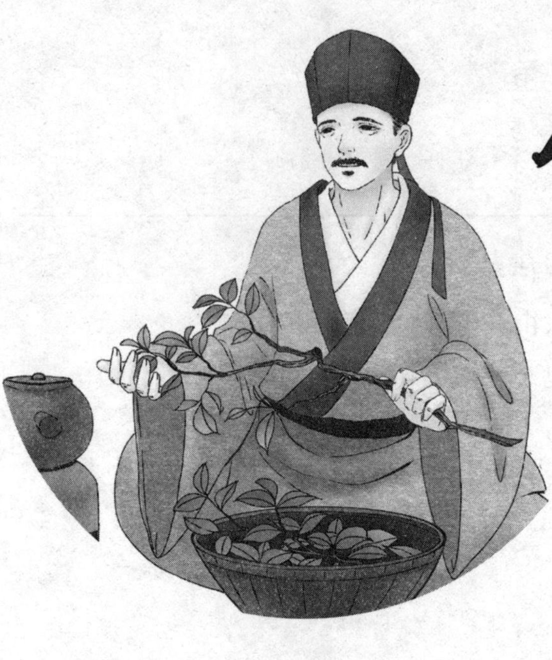

河北科学技术出版社
·石家庄·

图书在版编目（CIP）数据

中华药膳养生治病一本通 / 张伟，满江主编. ——石家庄：河北科学技术出版社，2012.4（2023.10重印）

ISBN 978-7-5375-5146-5

Ⅰ. ①中… Ⅱ. ①张… ②满… Ⅲ. ①食物养生 Ⅳ. ①R247.1

中国版本图书馆CIP数据核字(2012)第030769号

中华药膳养生治病一本通

张 伟 满 江 主编

出版发行：河北科学技术出版社

地　　址：石家庄市友谊北大街330号（邮编：050061）

印　　刷：三河市富华印刷包装有限公司

经　　销：新华书店

开　　本：710×1000　1/16

印　　张：19

字　　数：240千字

版　　次：2012年6月第1版

印　　次：2023年10月第3次印刷

定　　价：89.00元

前言 Foreword

生姜不仅可以当做调味料使用，还可以用于辛散发汗调治感冒；绿豆不仅可以熬粥饱腹，还可用于清热解毒，调治小儿消化不良；大葱具有祛风升阳的功效……这些菜篮子、厨房经常可以见到的食材，原来还能赋以药用。寓医于食，食助药威，药借食力，不仅养生还能治病，二者相辅相成，相得益彰。

那么，什么是药膳？药膳是在中医学、烹饪学和营养学理论指导下，严格按药膳配方，将中药与某些具有药用价值的食物相配伍，采用我国独特的饮食烹调技术和现代科学方法制作而成的具有一定色、香、味、形的美味食品。简言之，药膳即药材与食材相配伍而做成的美食。

随着现代生活水平的日益提高，人们对自身健康的关注越来越高。那么，日常生活中，无病怎么防病，有病又该如何治病，良药利病能否不苦口？基于此，药膳渐渐走入人们的视野，成为餐桌上的一道独特风景。不过，很多人对于一些食物和药材的属性与功效只知一二，在自制药膳时往往无从下手，甚至胡乱操作造成危险。正是源于广大读者的这种需求，我们着手编著了《中华药膳养生治病一本通》。本书共分为五章，第一章讲述了药膳的常识，以便能够更清晰、科学的了解药膳。第二章和第三章主要介绍了药膳的原料：食物和中药，对每种原料做了详细说明，以便能够安全制作药膳。第四章介绍了药膳的保健功效。第五章从常见的内科、外科、妇科、儿科、男科、皮肤科和五官科疾病中，介绍了近100种常见病症的药膳处方。

药膳取药物之性，用食物之味，起养生之功，而且食之味美，观之形美。所以说药膳的制作和应用，不仅是一门科学，还是一门艺术。本书通过参阅古今大量药膳资料，并经长期的临床实践，系统地论述了药膳食疗的方方面面，选择疗效可靠、简便易做、经济实惠的药膳，汇集成册，以便读者按书索方，以方做膳，以膳养生治病。

编　者

目录 Contents

第一章 寓医于食话药膳

第二章 制作药膳常用的食物原料

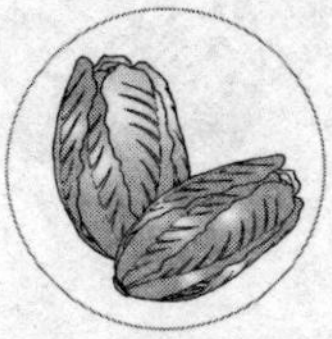
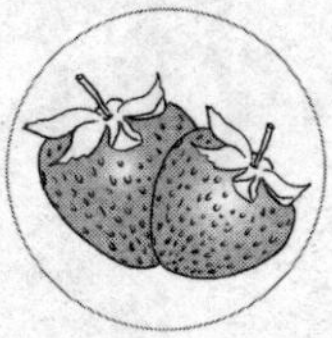
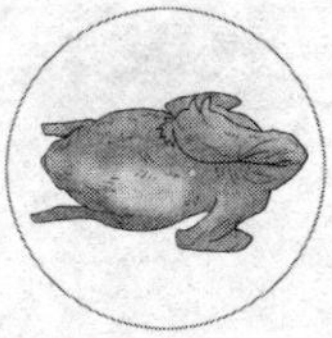
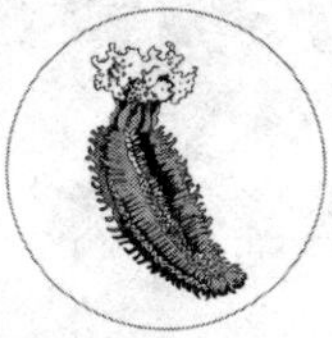
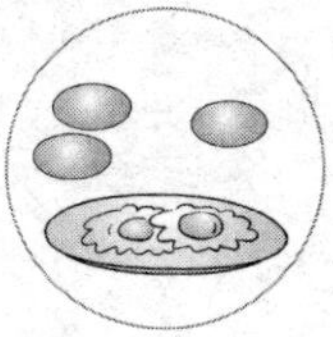

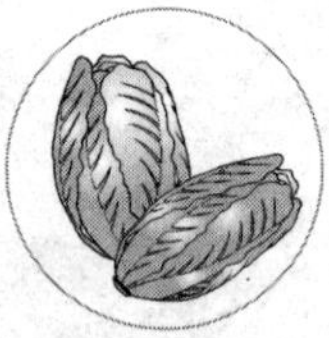
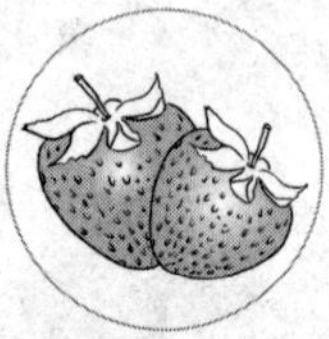
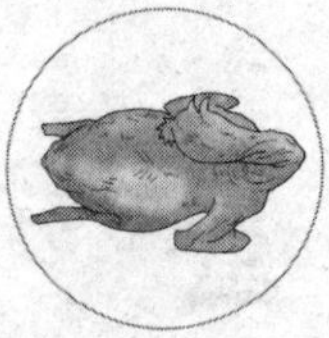
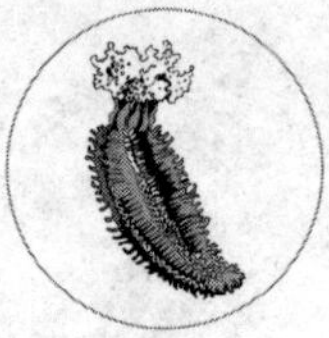
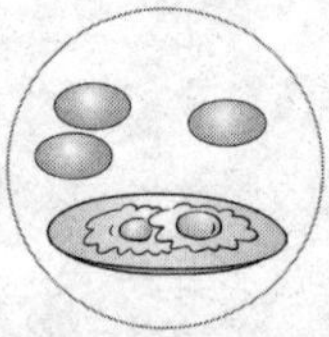

第四节　蔬菜类 / 042

第五节　水果类 / 057

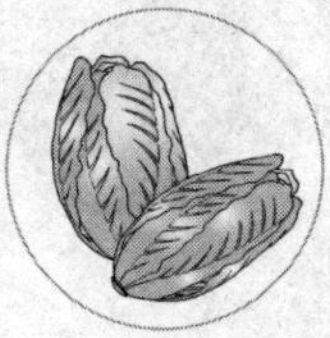
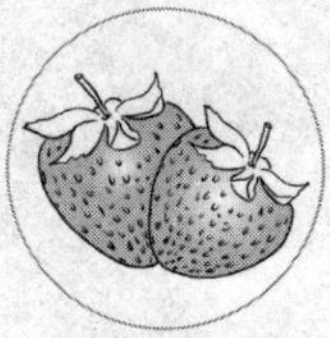
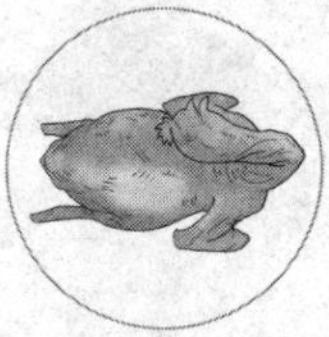
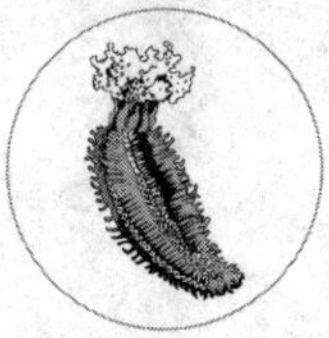
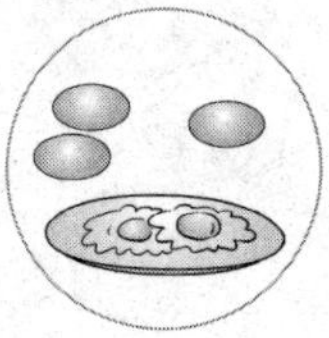

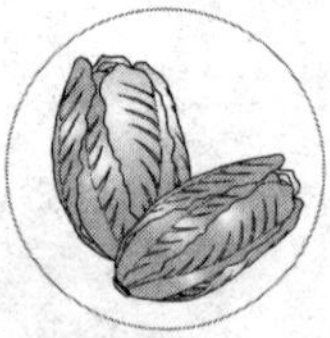

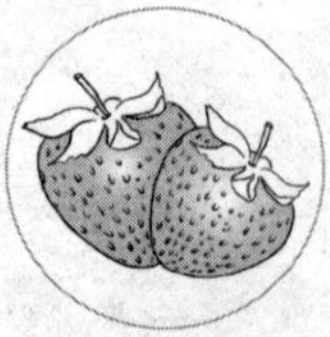

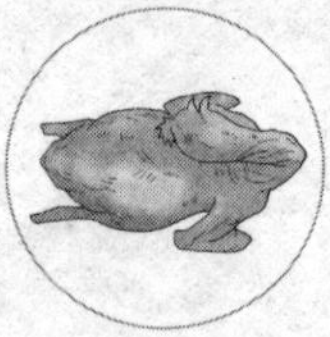

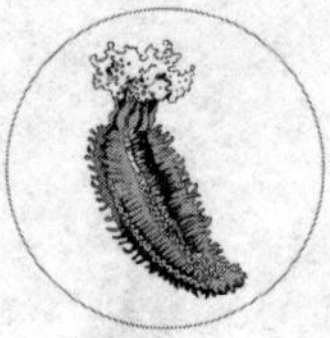

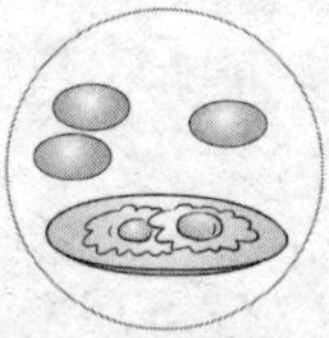

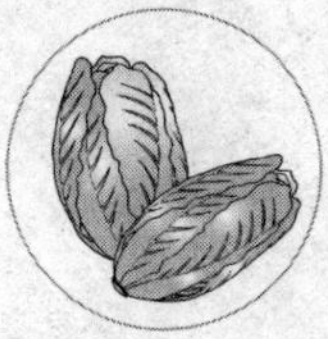
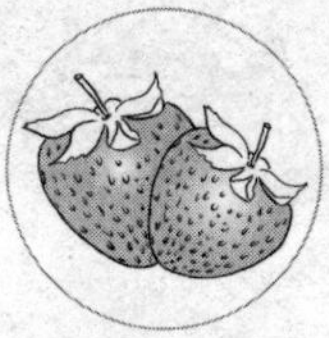
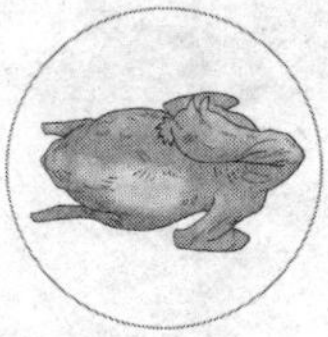
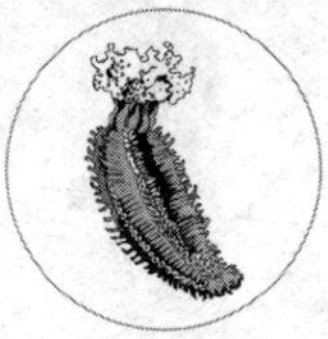
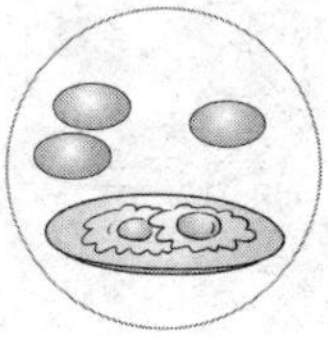

第五节　止咳化痰药 / 109

第六节　消食理气药 / 111

第七节　清热解毒药 / 114

第八节　利水消肿药 / 119

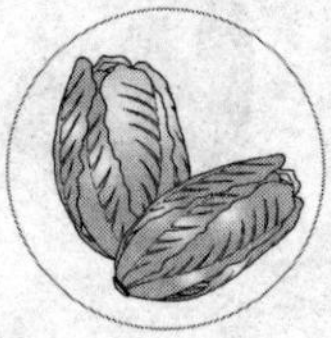
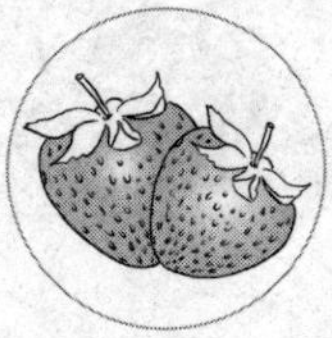
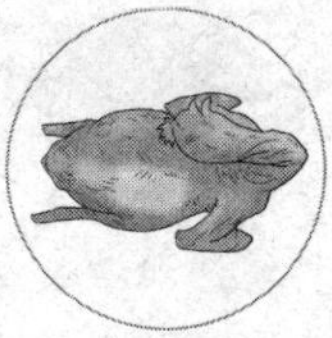
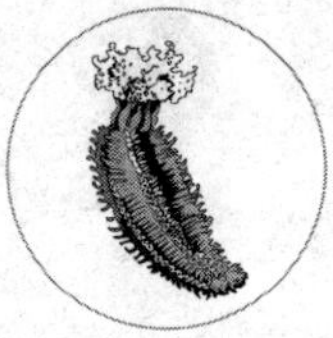
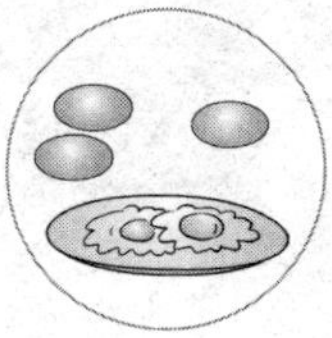

第四章　保健美容药膳食谱

第五章　细说常见病调理药膳

第二节 外科疾病常用药膳 / 182

第三节 妇科疾病常用药膳 / 200

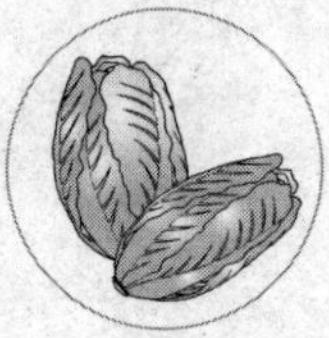
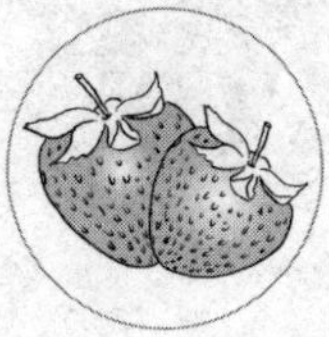
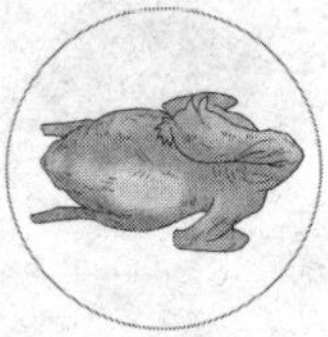
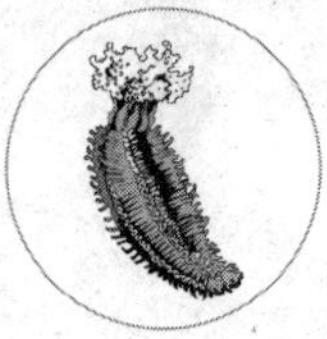
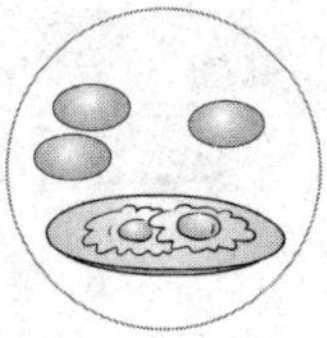

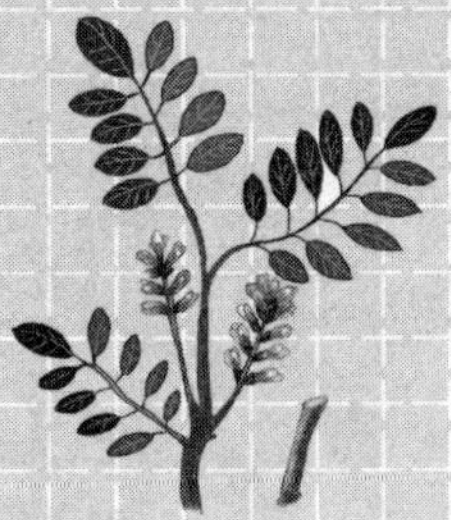

ZHONGHUA YAOSHAN YANGSHENG ZHIBING
YIBENTONG

第一章

寓医于食话药膳

药膳是药物和食物的紧密结合，既是营养丰富的传统佳看，又是滋补疗疾的中医良方。既然药膳有治病的功效，那么我们应该怎样食用？又有哪些注意事项？还有药膳的制作方法有哪些？又是如何分类的……本章将为你介绍药膳的常识，让你对药膳有清晰的了解，能够合理膳食，以达到养生治病的目的。

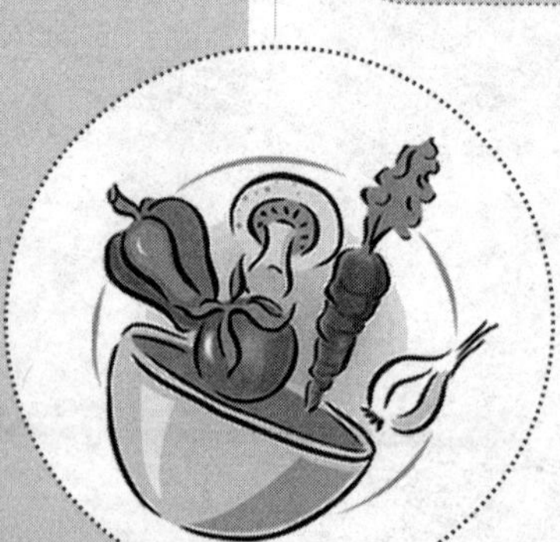

本章看点

- 了解药膳的特点
- 药膳的配伍禁忌

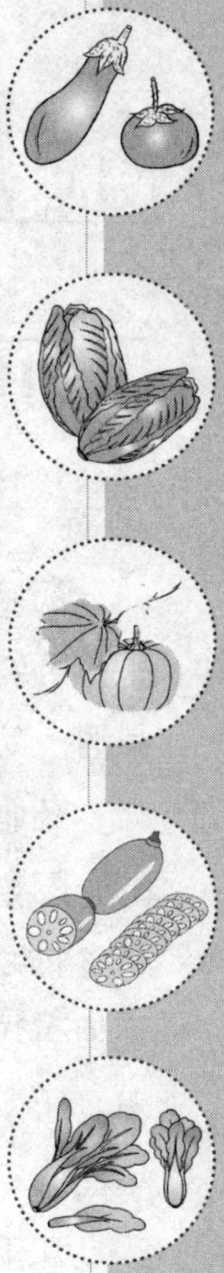

第一节 了解药膳的特点

不可不知的中华药膳

药膳是在中医学、烹饪学和营养学理论指导下，选用食物，或配合某种药物，并采用我国独特的饮食烹调技术和现代科学方法制作而成的具有一定色、香、味、形的美味食品。

药膳是中华民族历经数千年不断探索、积累而逐渐形成的独具特色的一门学科，是中医学的一个重要组成部分。它既将药物作为食物，又将食物赋以药用，药借食力，食助药威，两者相辅相成，相得益彰。它不但有较高的营养价值，还可防病治病，同时还能强身健体，延年益寿。所以说药膳是中国传统的医学知识与烹调经验相结合的产物，是中华民族祖先遗留下来宝贵的文化遗产。

几千年来，中国药膳就十分重视饮食调养与健康长寿的辩证关系，用饮食调理达到养生、防病、治病作用；用食物与药物配伍制成膳食达到治病的目的。药膳的主要特点是：

1. 以中医学的阴阳五行、脏腑经络、辨证施治的理论为基础，以中医中的方剂学为原则，以药物、食物的性能为依据，来矫正人脏腑机能的偏性，以增强机体的抵抗力和免疫力。

2. 以烹调为手段。药膳是通过取药物之性、用食物之味，两者之间相辅相成，以制成形是食品性是药品的膳食。

3. 以保健、强身和治病为目的。应用药膳时，先要了解五脏和药膳性味的关系，对症用膳，适症巧食。

药膳中食物的四性五味

“空腹食之为食物，患者食之为药物”，这便是中医中所说的“药食同源”，食物和药物之间并无绝对的分界线，因此，从古代便把中医药的“四性”“五味”运用到食物之中。

1. 四性

食物的四性是指寒、热、温、凉，又称为四气。还有一类性质平和的食物，成为“平性食物”。我们可以对症进食，选用与疾病相对应的食物，便可收到预期的效果。

寒和凉的食物：菊花、绿豆、西瓜、苦瓜、黄瓜、冬瓜、鸭肉、兔肉等。它们有清热、泻火、解毒的作用，适用于热证和阳证。

热和温的食物：韭菜、辣椒、姜、葱、蒜、狗肉、羊肉、桃子、荔枝、红糖、栗子等。它们能起到温中除寒、健脾和胃、补虚等作用，适用于寒证和阴证。

平性食物：米、麦、木耳、白菜、山药、胡萝卜、苹果、花生等。此类食物多用于营养保健，无论是热证，还是寒证都可配用，适用于虚不受补的患者。

2. 五味

食物的五味是指辛、甘、酸、苦、咸。不同性味的食物对不同人体的效果则完全不同，在选择时应谨慎。

辛味食物：辣椒、胡椒、葱、姜、薄荷等，有祛风散寒，舒筋活血，行气止痛的作用。治疗气血阻滞、外邪束表证。

甘味食物：蜂蜜、饴糖、枣等。有和中、缓急、补益的作用。治疗虚证、拘急疼痛、脾胃虚寒。

酸味食物：乌梅、山楂、木瓜等。有收敛固涩，增进食欲，健脾开胃作用。治疗汗证、泄泻、遗精。

苦味食物：苦瓜、杏仁、茶叶等。有燥湿、清热、泻实的作用。治疗热证、心烦、湿证、咳喘。

咸味食物：海带、盐、海蜇等。有软坚散结，滋润潜降的作用。治疗瘰疬（颈淋巴结核）、痰核、瘿瘤。

切记肝病忌辛味，肺病忌苦味，心肾病忌咸味，脾胃病忌甘酸味。

药膳中中药的性能

中药性能是用以描述药物作用的特性，以服药后的人体为观察对象；以阴阳、脏腑、经络、治则治法等中医基础理论为基础，并以药物作用为依据。主要包括药物的四气、五味、归经、升降浮沉和毒性。

1. 四气

四气又称为四性，是指药物的寒、热、温、凉四种不同的药性。温热属阳，凉寒属阴。中医中病有寒热证性，治疗热证的药物大多数属于凉、寒性，如清热药、利尿通淋药、凉血止血药、平抑肝阳药等。治疗寒证的药物大多属于温、热性，如温里药、补阳药、祛风湿药、行气药、补气药等。

2. 五味

五味是指辛、甘、苦、酸、咸五种口尝而直接感知的真实滋味，还有淡和涩两味。中药的五味主要是用以反映药物作用在补、泄、散、敛等方面的特征性，辛、甘、淡属阳，苦、酸、涩、咸属阴。

五味中各自的功能为：辛能发散、理气；甘能滋补、和中；苦能通泄、燥湿；酸与涩都能收敛、固涩；咸能软坚、泻下；淡能渗湿、利尿。

3. 归经

归经是指药物对于机体某脏腑或经络发生明显的作用。药物的归经主要以临床疗效为依据，但与药物自身的特性有关，其中五味与归经的关系最为密切，辛入肺，甘入脾，酸入肝，苦入心，咸入肾。

归经与药物的形和气也有关，如麝香芳香开窍入心经，佩兰芳香醒脾入脾经，连翘像心而入心经清心降火，等等，都是以形、气归经的例子。归经受多种因素的影响，故不能偏执一说，要全面分析归纳。

4. 升降浮沉

升降浮沉是药物在体内的作用趋向性能。药物的作用趋向是与疾病所表现的趋向相对而言的。升浮属阳，降沉属阴。属升浮药，如麻黄、升麻、黄芪等药；沉降药，如大黄、芒硝、山楂等。

升降浮沉主要是可以调整脏腑气机的紊乱，使之恢复正常的生理功能。疾病常常表现为：向上如呕吐、呃逆、喘息；向下如遗尿、崩漏；向外如自汗、盗汗；向内如表邪不解、疹毒内攻。此外，还与药物的四气五味、气味厚薄和药用部位等有关，还受炮制和配伍的影响。

5. 毒性

毒性是指药物对机体产生的不良影响及损害性。把药物毒性的强弱分为大毒、常毒、小毒和无毒，产生中药中毒的主要原因有以下几方面：一是，如砒霜、胆矾毒性较大的药物，用量过大，或服用时间过长；二是误服伪品，如误用独角莲代天麻使用；三是配伍不当，如甘遂与甘草、乌头与栝楼同用。

药膳常用的制作方法

药膳的烹调方法是由食物本身的特点所决定的，与治疗需要、适应对象等有密切的关系。常用的烹调方法有：炖、焖、煨、蒸、煮、熬、炒、卤、烧、炸。

炖 先将食物在沸水锅内焯去血污和腥膻味，然后放入炖锅内。另将纱布包好的药物用清水浸漂几分钟后放入锅内，再加入生姜、葱、胡椒及清水适量，先用武火煮沸，去浮沫，再改用文火炖至熟烂。一般炖的时间掌握在2～3小时。炖的药膳质地软烂，原汁原味。如雪花鸡汤、十全大补汤等的制作方法。

焖 将原料冲洗干净后切成小块，将油倒入热锅中，至油温适度，下入食物油炝之后，再加入药物、调料、汤汁，盖紧锅盖，用文火焖熟。焖的药膳酥烂、汁浓、味厚。如枣杏焖鸡、参芪鸭条等的制作方法。

煨 具体操作方法有两种：一是将药物和食物经炮制之后，置于容器中，加入调料和一定量的水，慢慢地将其煨至软烂。其药膳汤汁浓稠，口味肥厚。

另一种是将所要烹制的药物和食物预先经过一定的方法处理之后，用大菜叶或湿草纸包裹好，然后埋入刚烧的草木灰中，利用灰的余热将其煨熟，时间要长，中途可以添几次热灰以保持一定的温度。如川椒煨梨的制作方法。

蒸 将药膳原料炮制加工后，和调料拌好，装入器皿中，待水沸时，置蒸笼内，用蒸汽蒸熟。温度可以超过100℃，火候视原料的性质而定。一般蒸熟不烂的药膳可用武火，用中火蒸制有利于保持形状的完整，保持形状和色泽美观。此法不仅用于药膳烹调，而且还可以用于药膳的炮制和药膳的消毒灭菌等。蒸制的种类有六种，粉蒸、包蒸、封蒸、扣蒸、清蒸和汽锅蒸。

粉蒸：将药物和食物炮制好，拌入调料后再包米粉上笼蒸制。如荷叶粉蒸鸡。

包蒸：将药物和食物炮制好，拌入调料，再用菜叶或荷叶包牢上笼蒸制，如荷叶凤脯。

封蒸：将药物和食物炮制好，拌入调料，装在容器中加盖用湿棉纸封严上笼蒸制，如虫草鸭子。

扣蒸：将药物和食物炮制好，拌入调料，整齐地排放在容器内上笼蒸制。其法分明扣、暗扣两种，明扣为面形朝上排成；暗扣为面形朝下排成，蒸好后再翻扣在汤碗中，如参蒸鳝段。

清蒸：又叫清炖，与隔水炖法相似。将药物和食物炮制好后装入容器中，拌入调料、少许白汤或清水上笼蒸制，如田七鸡。

汽锅蒸：将药物和食物调配好之后，放在一种特制的土陶汽锅内。此锅的底部中心有一汽柱，直通锅内，蒸汽由气柱冲入锅内的原料中，由于上面有盖子，这样蒸汽一方面作为热量传递的媒介；另一方面蒸汽与原料结合后的生成物又随汽水凝沉于锅中，有利于保持原汁和药性。

煮　将药物和食物按要求炮制加工后，放置在锅中，加入调料，注入适量的清水或汤汁，用武火煮沸后，再用文火煮至熟。此法适用于体小、质软类的原料，煮的时间比炖的短。药膳口味清鲜，如石斛花生的制法。

熬　将原料择去杂质，冲洗干净，用水涨发后撕成小块。锅内先注入清水，再放入原料和调料用武火烧沸后，去浮沫，改用文火熬至汁稠味浓即可。一般都在 3 小时以上，多适用烹制含胶质重的原料。此类药膳汁稠、味浓、粑烂，如冰糖银耳。

炒　先将药物提取成一定比例的药液，用药液调拌食物或将药液直接加入锅内和成膳后勾汁等方法。炒时热锅后，注入适量的油烧至温升适度，下入原料快速翻炒，断生即好。有些直接可以食用的味美色鲜的药物也可以同食物一起炒。而芳香性的药物在临起锅时候勾汁加入，以保持其气味芬芳。炒的方法分为四种，即生炒、熟炒、滑炒、干炒。

生炒：先将食物和药物投入热油锅中炒至五六成熟时，再放入配料一起炒至八成熟，加入调味品，迅速颠翻几下即好，如生煸枸杞。

熟炒：先把食物加工成半熟或全熟后再切，放入热油锅煸炒后，再加入药物、辅料、调味品和汤汁，翻炒几下即成。如解暑酱色兔。

滑炒：将食物和药物加工成丝、丁、片、条，用食盐、淀粉、鸡蛋调匀上浆，放入武火热油的锅里迅速翻炒，兑汁投料，急火速成。本法所制药膳滑嫩香鲜，如杜仲腰花。

干炒：将食物和药物切制后，再用调味拌渍，放入八成热的油锅中翻炒，待水气炒干微黄时，加入调料同炒，汁尽起锅。此法所制药膳干香脆嫩，如枸杞肉丝。

卤　将经过加工后的食物和药物相结合后，再放入卤汁中，用中火逐步加热烹制，使其渗透卤汁，直至成熟。本法所制药膳特点味厚气香。

卤汁的配制：大茴香 50 克、草果皮 50 克、桂皮 50 克、甘草 50 克、花椒 25 克、丁香 25 克。装入纱布袋扎紧口，投入沸水 10 千克中，加入适量的酱油、酒、食盐、冰糖等调料及姜、葱，用文火煮沸，俟透出香味，颜色成酱红色时，即可以用来卤制原料。卤汁每次使用过后要注意保持清洁，避免腐败变质。

烧　先将食物经过煸、煎、炸的处理后，进行调味调色，然后再加入药物和汤或清水，用武火烧开，文火焖透，烧至汤汁稠浓。本法所制药膳汁稠味鲜，如参杞红烧熊掌。注意掌握好汤或清水适量，一次加足，避免烧干或汁多。

炸　炸法是武火多油的烹调方法。将药物制成药液或打成细末，调成糊状裹入食物再入油锅内加热至熟。一定要用武火，热油，同时掌握好火候适度，防止过热烧焦。本法所制药膳味香酥脆。根据药物和食物的特点分为清炸、干炸、软炸及酥炸等。

清炸：将食物生料或半生熟料加酱油、绍酒、食盐、调料和药汁后，再下入油锅炸，一般清炸的原料都不挂糊。本法所制药膳外脆里嫩，如山楂肉干。

干炸：将药物和食物生料加调料拌渍后，经过药糊挂糊再下入油锅中炸熟。本法所制药膳里外酥透，如解暑酱包兔。

软炸：将无骨食物切成形状较小的块、片、条等形状，用调料、药粉调成浆挂糊后，下到五六成热的温油锅里炸制的烹调方法。温度不宜过高过低，以免发生烧焦或脱浆的现象。炸时应避免粘连，炸到外表发硬时捞出，待油温升高后再炸一次。本法所制药膳略脆鲜嫩。

酥炸：将原料加工煮、蒸熟后，再放入鸡蛋和药粉中调糊后，下油锅炸至深黄色发酥为止。本法所制药膳香酥肥嫩，如怀山肉麻元。

常用的中药补品

药补要根据具体情况，予以辨证，选用相应的药物补益。

滋阴药　常用药物有沙参、天冬、麦冬、玄参、石斛、玉竹、百合、枸杞子、女贞子、旱莲草、龟版、鳖甲；常用中成药有六味地黄丸、大补阴丸等。

助阳药　常用药物有鹿茸、海狗肾、蛤蚧、冬虫夏草、巴戟天、淫羊藿、仙茅、肉苁蓉、补骨脂、胡桃、杜仲、菟丝子、韭菜子等；常用中成药有金匮肾气丸等。

补气药　常用药物有人参、党参、太子参、黄芪、山药、白术、甘草、大枣、黄精等；常用中成药和方剂有四君子汤、补中益气汤、参苓白术散、生脉散等。

补血药　常用药物有熟地黄、何首乌、当归、白芍、阿胶、桂圆肉、桑葚子等；常用中成药和方剂有四物汤、归脾汤、当归补血汤等。

心阴虚　常用药物有天冬、麦冬、玉竹、玄参、生地、丹参、当归、柏子仁、首乌、枸杞子、龟版等；常用中成药或方剂有天王补心丹。

心阳虚　常用药物有人参、附子、肉桂、黄芪、白术、炙甘草等；常用中成药和方剂有参附汤、四逆汤。

心气虚　常用药物有党参、黄芪、茯苓、炙甘草、人参、五味子等；常用中成药或方剂有四君子汤、养心汤等。

心血虚　常用药物有当归、熟地、白芍、桂圆肉、枣仁、柏子仁、紫河车等；常用中成药或方剂有归脾汤、朱砂安神丸等。

肺阴虚　常用药物有麦冬、天冬、生地、沙参、玉竹、黄精、百合、阿胶、天花粉；常用中成药或方剂有沙参麦冬汤、百合固金汤等。

肺气虚　常用药物有人参、党参、太子参、黄芪、紫河车、蛤蚧、胡桃仁、冬虫夏草、炙甘草等；常用中成药或方剂有六君子汤、人参蛤蚧散等。

脾气虚　常用药物有人参、党参、太子参、黄芪、白术、山药、扁豆、薏苡仁、茯苓、大枣、炙甘草等；常用中成药或方剂有参苓白术散、补中益气汤等。

脾阳虚　常用药物有干姜、附子、益智仁、肉豆蔻、砂仁、白豆蔻、川椒等；常用中成药或方剂有桂附理中汤、附子理中丸等。

肝阴虚　常用药物有生地、熟地、白芍、首乌、山萸肉、女贞子、旱莲、枸杞、龟版、黑芝麻等；常用中成药或方剂有一贯煎、杞菊地黄丸等。

肝血虚　常用药物有生地、熟地、白芍、首乌、阿胶、紫河车、鸡血藤、枸杞子、酸枣仁、川芎、大枣等；常用中成药或方剂有四物汤、归芍地黄汤。

肾阴虚　常用药物有熟地、首乌、生地、枸杞子、五味子、女贞子、旱莲草、天冬、玄参、山萸肉、龟版、鳖甲、紫河车等；常用中成药或方剂有六味地黄丸、左归丸、知柏地黄丸等。

肾阳虚　常用药物有附子、肉桂、鹿茸、仙茅、淫羊藿、菟丝子、巴戟天、肉苁蓉、杜仲、海狗肾等；常用中成药或方剂有金匮肾气丸、右归丸等。

四季三月天饮食原则

四时调食，即顺应自然界四时之变化，适当调节自己的饮食。这种四时调食的观点是建立在中医养生学整体观念的基础之上的。饮食是人体与外界联系的一个方面，所以在饮食方面也应适应自然界四时气候的变化，而做相应的调整。

丘处机《摄生消息论》分四季论养生之道，他说："当春之时，食味宜减酸益甘以养脾气"，"当夏饮食之味宜减苦增辛以养肺"，"当秋之时，饮食之味，宜减辛增酸以养肝气"，等等。

春三月，人体肝气当令，所以饮食宜减酸益甘，以免肝气生发太过，特别是素体肝阳偏亢者，春季最易复发，故除了注意饮食调节外，最好以药物预防，可用甘味食物养脾气。

夏三月，气候暑热，人体消化机能下降，故宜吃清淡、易消化的食物，特别要注意多吃些营养丰富的蔬菜、水果等。夏天出汗较多，津液相对匮乏，故适量饮用"绿豆汤"等冷饮，补充水分、清热解暑。但冷饮不宜过量，否则有害无益。正如丘处机《摄生消息论》所说："夏季心旺肾衰，虽大热不宜吃冷淘、冰雪、蜜冰、凉粉、冷粥，饱腹受寒，必起霍乱。"我国人民自古就有饮茶解暑的习惯。《神农本草经》说："茶味苦，饮之使人益思、少堕、轻身、明目。"近代名医蒲辅周也认为："茶叶微甘、微寒而兼芳香辛散之气，清热不伤阳，辛开不伤阴。芳香微甘，有醒胃悦脾之妙。"现代研究证明，茶叶除含有粗纤维、胶质、叶绿素外，还含有生物碱、黄酮类、鞣质、维生素、麦角甾醇、挥发油，以及少量的烟酸、硫胺、叶酸、蛋白质、矿物质等。饮茶能提神醒脑，解除疲劳，增强记忆力。因此，夏季饮茶解暑要比冷饮效果更好。

秋三月，是胃肠道疾病的好发季节，此时尤应注意饮食卫生，以防"病从口入"。此外，立秋之后，不可贪吃冷饮凉食，以免损伤脾胃。

冬三月，阴盛阳衰，是身体虚弱者进补的较好时机。冬季进补的关键是食补，补益之品甚多，可因人而宜。气虚者，表现乏力、气短、头晕、出虚汗等症时，可用人参炖鸡汤；血虚者，表现面色萎黄、头晕眼花、手足麻木时，可以多吃红枣、桂圆、动物的血和肝脏；阴虚者可吃团鱼、乌龟和淡菜等；阳虚者可进补牛、羊肉及狗肉等温中补虚、和血暖身的食品。

药物与药物的配伍禁忌

中药是药膳的主要原料之一。常用的中药中有 80 多种可作为药膳原料，如冬虫夏草、人参、当归、天麻、杜仲、枸杞子等。这些药物在与食物配伍、炮制和应用时都需要遵循中医理论，才能够互相补充、协调，以达到养生治病的效果。否则就会出现差错或影响效果。其中药膳中药物之间的配伍，必须遵循中药中“十八反”和“十九畏”本草学理论。

“十八反”是指：

(1) 甘草反甘遂、大戟、海藻、芫花；

(2) 乌头反贝母、栝楼、半夏、白蔹、白芨；

(3) 藜芦反人参、沙参、丹参、玄参、细辛、芍药。

“十九畏”是指：

(1) 硫黄畏朴硝；

(2) 水银畏砒霜；

(3) 狼毒畏密陀僧；

(4) 巴豆畏牵牛；

(5) 丁香畏郁金；

(6) 川乌、草乌畏犀角；

(7) 牙硝畏三棱；

(8) 官桂畏赤石脂；

(9) 人参畏五灵脂。

以上配伍禁忌，可作为用药参考。但非绝对如此，如党参与五灵脂同用可以补脾胃、止疼痛，属于反畏同用，食用这样的配方必须经过医师的指导。

中药与食物的配伍禁忌

药膳的配伍禁忌，无论是古代和现在都是十分严格的，我们现将中药与食物配伍禁忌介绍如下：

猪肉	反乌梅、桔梗、黄连；合苍术食，令人动风；合荞麦食，令人落毛发，患风病；合鸽肉、鲫鱼、黄豆食，令人滞气
猪血	忌地黄、何首乌；合黄豆食，令人气滞
猪心	忌吴茱萸
猪肝	同荞麦、豆酱食，令人发痼疾；合鲤鱼肠子食，令人伤神；合鱼肉食，令人生痈疽
羊肉	反半夏、菖蒲；忌铜、丹砂和醋
狗肉	反商陆；忌杏仁
鲫鱼	反厚朴；忌麦冬、芥菜、猪肝
鲤鱼	忌朱砂、狗肉
龟肉	忌酒、果、苋菜
鳝鱼	忌狗肉、狗血
雀肉	忌白术、李子、猪肝
鸭蛋	忌李子、桑葚
鳖肉	忌猪肉、兔肉、鸭肉、苋菜、鸡蛋

以上中药与食物配伍禁忌是古人的经验，值得重视。我们在烹调药膳时，应当加以注意。至于这些中药与食物的配伍禁忌的科学道理，有待今后进一步研究。

食物与食物的配伍禁忌

金秋时节，螃蟹肉满黄多，味较鲜美，同时也是柿子飘香的季节。如果这两种美味同食，会使人出现腹痛、呕吐等症状。由此可见，食物与食物的配伍也有一些忌讳，食物之间如果搭配不当宜使人产生气滞、生风、生疮、发病等中毒现象，虽然其原因不是很明确，但是这些食物禁忌在药膳中也可作参考，如：

（1）猪肉忌荞麦、鸽肉、鲫鱼、黄豆；

（2）羊肉忌醋；

（3）狗肉忌蒜；

（4）鲫鱼忌芥菜、猪肝；

（5）猪血忌黄豆；

（6）猪肝忌荞麦、豆酱、鲤鱼肠子、鱼肉；

（7）鲤鱼忌狗肉；

（8）龟肉忌苋菜、酒、果；

（9）鳝鱼忌狗肉、狗血；

（10）雀肉忌猪肝；

（11）鸭蛋忌桑葚子、李子；

（12）鸡肉忌芥末、糯米、李子；

（13）鳖肉忌猪肉、兔肉、鸭肉、苋菜、鸡蛋等。

饮食忌口“因病而论”

忌口是中医理论与实践的一个内容。主要包括两类：一是某种病忌某类食物。如：肝病忌辛辣；心病忌咸；水肿忌盐；骨病忌酸甘；胆病忌油腻；寒病忌瓜果；疮疖忌鱼虾；头晕、失眠忌胡椒、辣椒、茶等。

另一类是指某类病忌某种食物。如凡证见阴虚内热、痰火内盛、津液耗伤的病人，忌食姜、椒、羊肉之温燥发热饮食；凡外感未除、喉疾、目疾、疮疡、痧痘之后，当忌食芥、蒜、蟹、鸡蛋等发风动气之品；凡属湿热内盛之人，当忌食饴糖、猪肉、酪酥、米酒等助湿生热之饮食；凡中寒脾虚、大病、产后之人，西瓜、李子、田螺、蟹、蚌等积冷损之饮食当忌之；凡各种失血、痔疮、孕妇等人忌食慈菇、胡椒等动血之饮食；妊娠期禁用破血通经、剧毒、催吐及辛热、滑利之品。

另外，中医学还认为，营养固属重要，如果摄入不当或过多，非但不能取得预期效果，甚而还会出现病态反应，故中医文献中又有“酸走筋，多食之令人癃；咸走血，多食之令人渴；辛走气，多食之令人洞心；苦走骨，多食之令人变呕；甘走肉，多食之令人悗心”等论述。尽管某些论点可能出自“偶然性”的经验总结，但在未得到科学实验证明其是否有误以前，似乎不该轻易加以否定。对历代本草学所记载的各种“禁忌”，最好持谨慎与研究的态度。

第二章

制作药膳常用的食物原料

药膳原料的主要来源之一就是人们日常所用的食物，『空腹食之为食物，患者食之为药物』这便是药食同源。由于每种食物的性味是不尽相同的，在选择食物时，应注意其属性要与疾病相对应，不同味道的食物会产生不同的功效，所以，本章介绍了每种食物的性味、功效以及相克食物和注意事项，以便你能够谨慎选用食物，可放心食之。

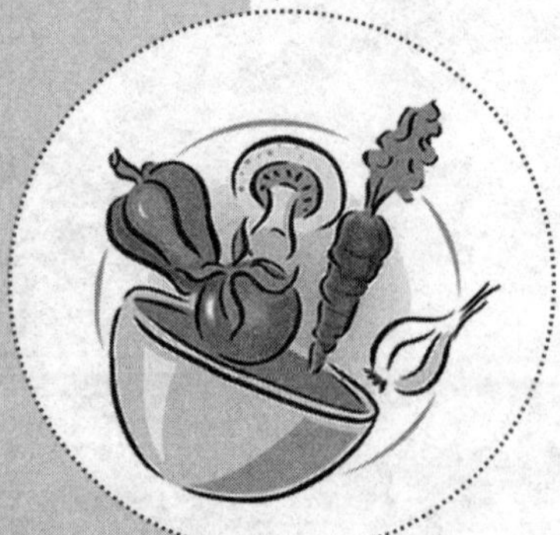

本章看点

- 谷豆类
- 肉蛋类
- 水产类
- 蔬菜类
- 水果类
- 坚果类
- 菌　类
- 调味品类

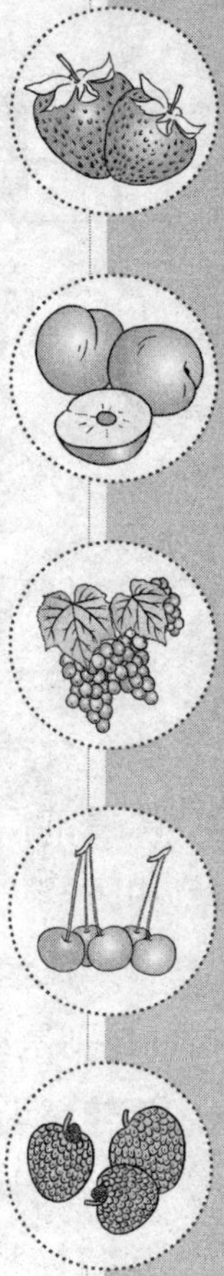

第一节　谷豆类

大米

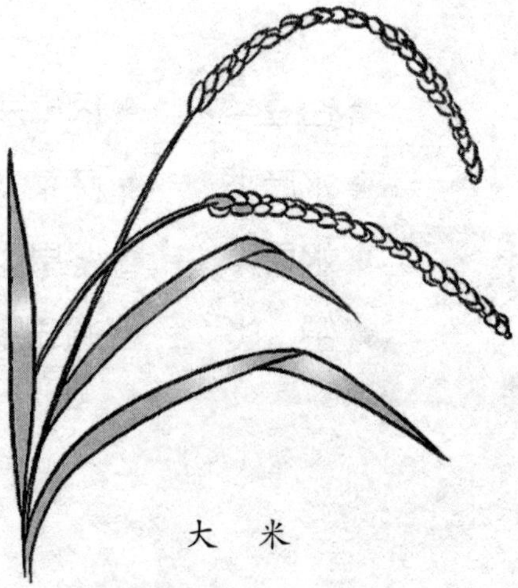

大　米

【释义】大米，又称白米、稻米，稻子的种仁，是中国人的主食之一。有白色的，也有乌白色、紫色和黑色的；有的较细长，有的较短胖。中医学认为大米性平，味甘。

糙米中的无机盐、B族维生素(特别是维生素B_1)、膳食纤维含量都较精米中的高。

大米有糯米、粳米和籼米三种，从黏性程度上分，糯米黏性最强，籼米最弱，粳米居中。一般黏性强一些的比较受人们喜爱。

【性味】味甘，性平。

【功效】健脾和胃，补中益气，除烦渴，止泻痢，长肌肉，壮筋骨。

【相克食物】大米＋苍耳

大米不可与苍耳同食，否则会导致心痛。

【选购指南】

生长期长的要比生长期短的好，中晚稻米要比早稻米好，略带青乌色的粳籼米要比纯白的粳籼米好，米亮透明的要比粗糙混浊的好，硬度强的要比硬度差的好，新米比陈米好。

黑 米

【释义】黑米，古称“粳谷奴”，又名乌米、药糯、黑粳米等。其外表纯黑发亮，比普通大米略扁、香味独特。

我国种植黑米有悠久的历史，且品种繁多。在我国 7 大珍米中，黑米就占有 4 种，即陕西黑米、云南紫米、常熟血糯米、东兰墨米。

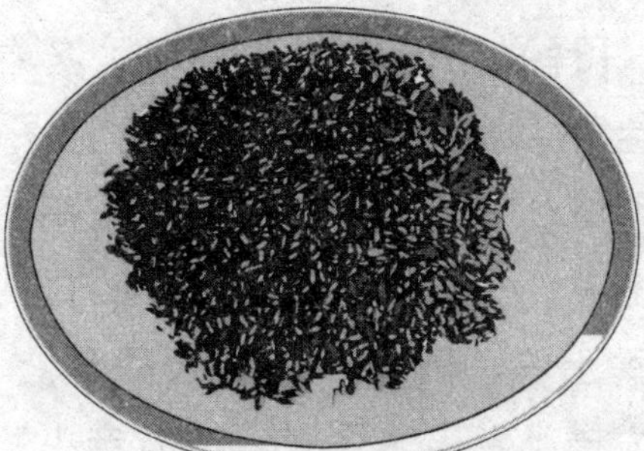

黑 米

黑米和紫米都是稻米中的珍贵品种，属于糯米类，营养成分基本相同。用黑米或紫米熬制的米粥清香油亮、软糯适口，营养丰富，具有很好的滋补作用。陕西洋县黑米色泽乌黑，内质色白，煮成粥为深棕色，味道浓香，营养价值甚高，因此被人们称为“黑红双绝”“补血米”“长寿米”。民间更有“逢黑必补”之说。

【性味】味甘，性寒。

【功效】止渴，解烦渴，调肠胃。适用于心脏病及水肿。

【相克食物】黑米＋四环素

黑米中所含的金属离子会和药物形成不溶性螯合物，影响四环素类药物的吸收而降低疗效。

【选购指南】

1. 看：正宗黑米只是表面米皮为黑色，剥去米皮，米心是白色，米粒颜色有深有浅，而染色黑米颜色基本一致。

2. 闻：黑米用温水泡后有天然米香，染色米无米香、有异味。

3. 摸：黑米是糙米，米上有米沟。

4. 搓：黑米不掉色，水洗时才掉色，而染色米一般手搓会掉色。

小 麦

【释义】小麦秋季播种，冬季生长，春季开花，夏季结实，吸四时之气，是五谷中价值最高的一种，北方过于寒冷的地方，冬季土冻，因此，在春天播种。北方产小麦皮薄面多，南方产小麦则相反。立秋以前同苍耳一同晒干收藏，否则秋后会生很多虫。

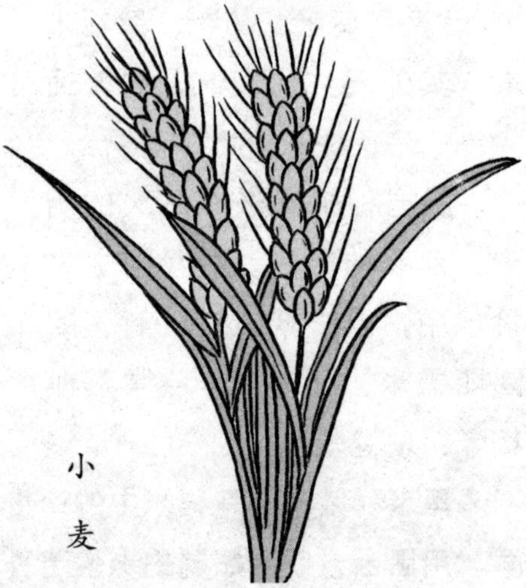

小麦

【性味】味甘，性凉。

【功效】养心，益肾，除热，止渴。用于脏燥、烦热、消渴、泻痢、痈肿、外伤出血、烫伤。

【相克食物】小麦＋枇杷

小麦可健脾止痢、益肾敛汗，但不易与枇杷同食，易生痰。

【选购指南】

小麦以粒大饱满为佳，存放时间适当长些的面粉比新磨面粉的品质好，民间有“麦吃陈，米吃新”的说法。

玉 米

【释义】玉米，又名蜀黍、苞谷、珍珠米等，它与水稻、小麦并称为世界三大农作物，被全世界公认为“黄金作物”。玉米原产于南美洲，

1492年哥伦布在古巴发现了玉米，两年后他把玉米带回西班牙，后逐渐传至世界各地，中国大约在16世纪中期开始引进种植。玉米是粗粮中的保健佳品，多食玉米对人体的健康十分重要。

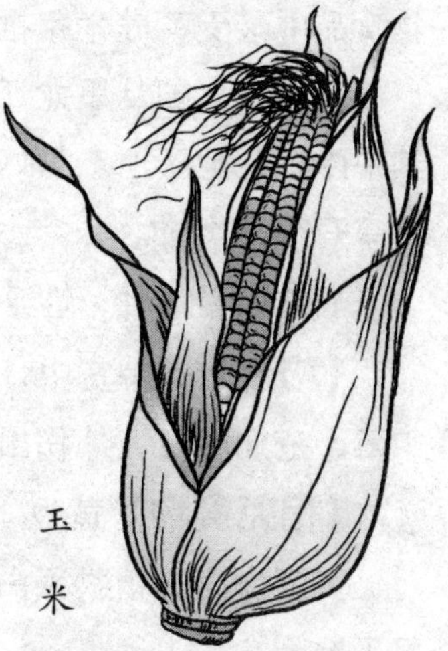
玉米

【性味】味甘，性平。

【功效】调中开胃，益肺宁心，清利湿热，利尿利胆。近年来用于高血压、糖尿病、咯血、鼻衄、肝炎等。

【相克食物】玉米+可乐

玉米和可乐中都富含磷，两者同食会摄取过多的磷，干扰体内钙、磷比例，影响钙的吸收与留存。

【选购指南】

玉米以色泽金黄、饱满、无虫蛀、含水率低且无霉变者为佳。

黄豆

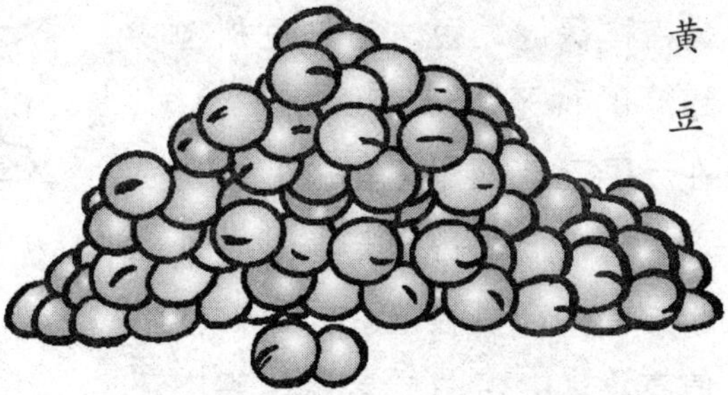
黄豆

【释义】黄豆，又名黄大豆，它与青豆、黑豆一起统称为大豆。黄豆古称“菽”，是我国最古老的农作物之一，在我国已有五千年的栽培历史。其产量和种植面积均居世界第一位。它兼有粮食、油料二者之长，是一种营养丰富的食物。

黄豆的营养价值很高，仅蛋白质一项就比瘦肉多1倍，比鸡蛋多2倍，比牛奶多1倍，故被称为“植物肉”“绿色的牛乳”等，是所有植物食品中最受营养学家推崇的食物。

现在，我国从黑龙江到海南，几乎各省、市、区皆有黄豆的栽种，其中以东北地区所产为好，其子大粒满，含蛋白质和油分饱满，在国内外享有很高声誉。

【性味】味甘，性平。

【功效】健脾宽中，润燥消水。适用于腹胀羸瘦、疳积泻痢、妊娠中毒、疮痈肿毒、外伤出血等。

【相克食物】黄豆＋酸牛奶

黄豆含有的植物蛋白会影响酸奶中丰富钙质的消化和吸收，因此最好不要同食。

【选购指南】

以色正、圆润、饱满无虫蛀者为佳。

绿豆

【释义】绿豆，又名青豆子、交豆等，也有人称它为吉豆，意为吉祥保健之豆。它是豆科植物绿豆的种子。绿豆原产于我国，在我国已有两千多年的栽培历史了。现在全国各地普遍栽种，以北方各省产量较高。绿豆营养价值高，其中蛋白质含量比鸡肉还多，热量是鸡肉的 3 倍，钙是鸡肉的 3 倍多，铁是鸡肉的 4.5 倍，硫胺素是鸡肉的 17.5 倍，所含核黄素、磷等也比鸡肉多。无怪乎李时珍称其为“食中要物”“菜中佳品”。

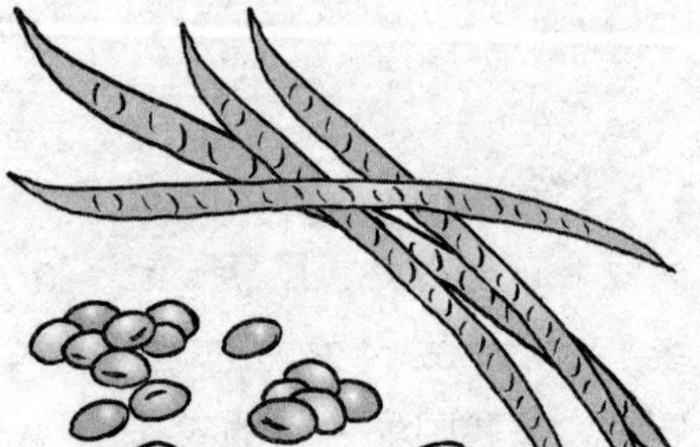

绿　豆

【性味】味甘，性寒。

【功效】清热解毒，清暑利水。适用于暑热烦渴、水肿丹毒、痈肿、解食物中毒等。

【相克食物】绿豆＋明矾

两者搭配，会产生破坏绿豆营养成分的物质。

【选购指南】

以籽粒圆润、含水率低且无虫蛀者为佳。

豇豆

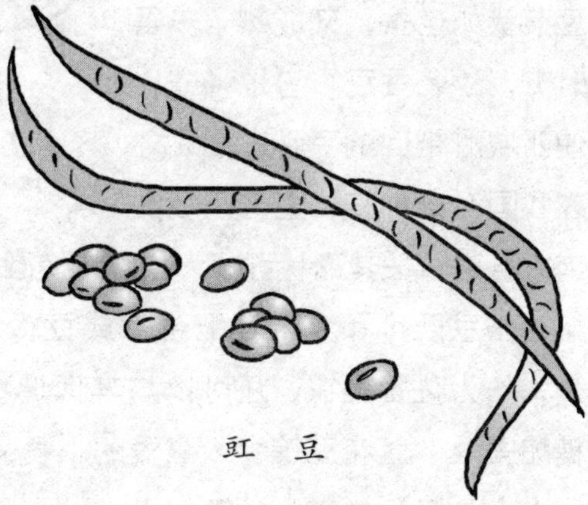
豇　豆

【释义】豇豆，又名长豆、腰豆、白豆、饭豆、豆角、甘豆等。原产于亚洲中南部，我国自古就有栽培，且品种多，资源丰富。其豆荚细长，有绿、紫等色。根据果荚长短、质地和实用可分为饭豇豆和长豇豆两种。饭豇豆为粮用种，因豆荚粗纤维过多不可嫩食，只用于豆粒成熟后煮食。长豇豆为菜用种，嫩荚、老豆均可食。因此，李时珍称“此豆可菜、可果、可谷，备用最好，乃豆中之上品”。这里的豇豆指的是老熟的籽粒。

【性味】味甘，性平。

【功效】健脾，补肾。适用于脾胃虚弱、泻痢、吐逆、消渴、遗精、白带、白浊、小便频数等症。

【相克食物】豇豆＋醋

豇豆富含胡萝卜素，而胡萝卜素与醋相克，因为醋酸会破坏胡萝卜素，因此，豇豆和醋不能搭配同食。

【选购指南】

在选购豆角时，一般以豆条粗细均匀、色泽鲜艳、透明有光泽、子粒饱满的为佳，而有裂口、皮皱的、条过细无子、表皮有虫痕的豆角则不宜购买。

蚕豆

【释义】蚕豆，又叫胡豆、佛豆、马齿豆、倭豆等。因其豆荚状如老蚕，又成熟于养蚕时节，故名蚕豆。它是张骞出使西域时带回的豆种，之后才在我国开始种植，主产于我国南方各省，按其形状可分为长圆、椭圆、扁平等。

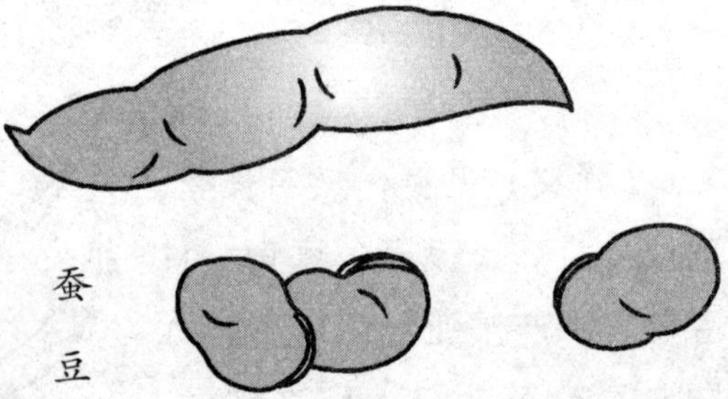

蚕豆

蚕豆既可和大米等配合煮成豆饭、豆粥，又可和其他菜肴一起烹调，作为佐餐美馔，还可以与其他调料相配，制成怪味蚕豆、蚕豆糖、糖醋蚕豆、兰花豆等令人喜爱的小食品。

【性味】味甘，性平。

【功效】补中益气，健脾利湿，涩精实肠，暖胃和腑。适用于膈食、水肿，并有止血、降压作用。

【相克食物】蚕豆＋牡蛎

两物同食会破坏锌的吸收。

【选购指南】

干蚕豆以粒大、皮薄、粉质细腻者为佳。

豆腐

【释义】豆腐是我国的一种古老传统食品，据说在秦代，中国人开始食用豆腐，使豆腐成为嘉惠世人健康食品。豆腐还具有养生保健的作用。五代时人们就把豆腐称为“小宰羊”，认为其营养价值可与羊肉媲美。豆制品是豆腐的加工制品，其营养价值与豆腐基本相同。

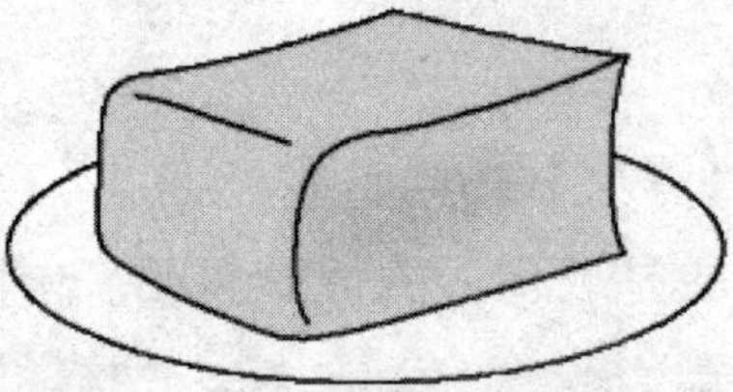

豆腐

【性味】味甘，性凉。

【功效】宽中益气，和脾胃，消胀满，清热散血。

【相克食物】豆腐＋蜂蜜

蜂蜜中富含的多种酶类和豆腐中的多种矿物质、植物蛋白、有机酸等，会在人体内发生生化反应，导致腹泻。

【选购指南】

1. 看：优质豆腐呈现均匀的乳白色或淡黄色，稍有光泽。

2. 摸：优质豆腐块形完整，软硬适度，富有一定的弹性，质地细嫩，结构均匀，无杂质。质量差的豆腐块形基本完整，切面处比较粗糙，质地不细嫩，弹性差，有黄色液体渗出，表面发黏。劣质豆腐块形不完整，组织结构粗糙而松散，触之易碎，无弹性，有杂质，表面发黏，用水冲洗后仍然有发黏感觉。

3. 闻：正常的豆腐具有豆腐特有的香味。质量次的豆腐香气平淡。劣质豆腐有豆腥味、馊味等不良气味或其他异味。

4. 尝：优质豆腐口感细腻鲜嫩、味道纯正、清香。质量次的豆腐口感粗糙、滋味平淡。劣质豆腐有酸味、苦味、涩味等不好的味道。

第二节 肉蛋类

鸡肉

【释义】鸡肉自古就是人们盘中的美味，更是现代人的健康食品。中国人爱吃鸡，就像西方人爱吃牛肉一样。清代的袁枚说过："鸡功最巨，诸菜融之。"鸡肉的肉质细嫩，滋味鲜美，营养丰富。其加工方法多样而食用方便，价格便宜而质优量大，长期食用其滋补养身的作用甚于其他畜禽。

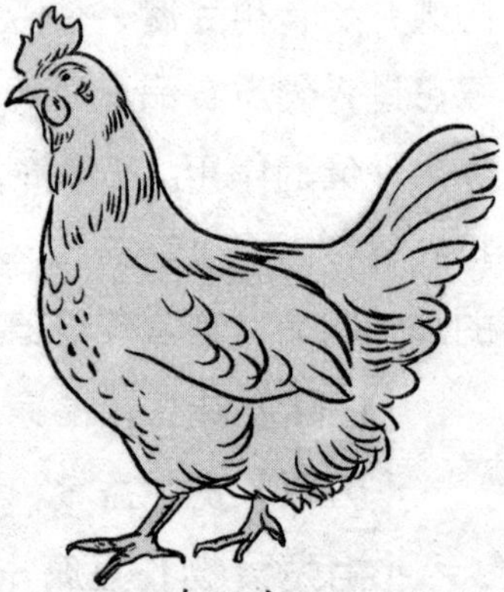
鸡 肉

【性味】味甘，性温。

【功效】温中，益气，补精，添髓。用于虚劳羸瘦、食少、泄泻、下痢、消渴、水肿、小便频数、崩漏带下、产后乳少、病后虚弱等症。

【相克食物】鸡肉+大蒜

大蒜、葱等辛辣之物属火，性温喜散，而鸡肉味甘温补，两者功效相左，所以不宜同食。

【选购指南】

鸡肉应以鲜嫩、没有特殊气味、没有霉烂变质的为佳。

鸭肉

【释义】我国驯养鸭子的历史悠久，人们常言"鸡、鸭、鱼、肉四大辇”，可见鸭肉在人们生活中的地位非同一般。以鸭肉为原料制成的北京烤鸭、南京板鸭、江南香酥鸭等，均为国宴中不可缺少的名菜。

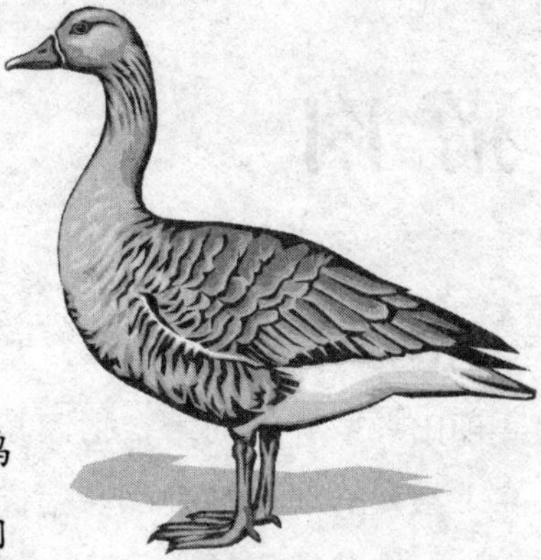

鸭肉

【性味】味甘、咸，性凉。

【功效】滋阴养胃，利水消肿。用于劳热骨蒸、咳嗽、水肿等症。

【相克食物】鸭肉＋柠檬

柠檬中的柠檬酸易与鸭肉中的蛋白质结合，使蛋白质凝固，而不利于人体吸收。

【选购指南】

选购新鲜的，没有变质现象，有包装包装完好，有厂名厂址。

鹅肉

【释义】鹅，别名家雁、野雁。有青、白两种颜色，眼睛绿，嘴黄脚掌红。善斗，夜晚叫声合着更次。

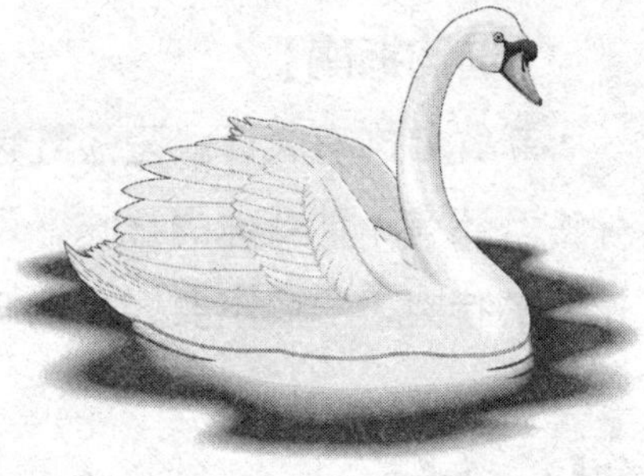

鹅　肉

【性味】味甘，性平。

【功效】止渴，益气，解毒。适用于消渴、脏腑内热、虚羸等症。

【相克食物】烟熏鹅肉＋啤酒

烟熏鹅肉中含有较多的致癌物质，啤酒中的乙醇（酒精）会加重肝脏负担，两者同食，易使致癌物质进入肝脏，损伤肝细胞。

【选购指南】

优质的鹅肉肉丝洁白，肉质有弹性，没有硬节等。劣质的鹅肉，从肉色来看，颜色比正常的鹅肉颜色深，摸起来肉质差，手感发硬。

猪肉

【释义】猪，古称豕，大约于8000年前由野猪驯化而来，猪肉是中国人餐桌上重要的动物性食品。猪肉纤维较为细软，结缔组织较少，肌肉组织中含有较多的肌间脂肪，因此，经过烹调加工后肉味特别鲜美。

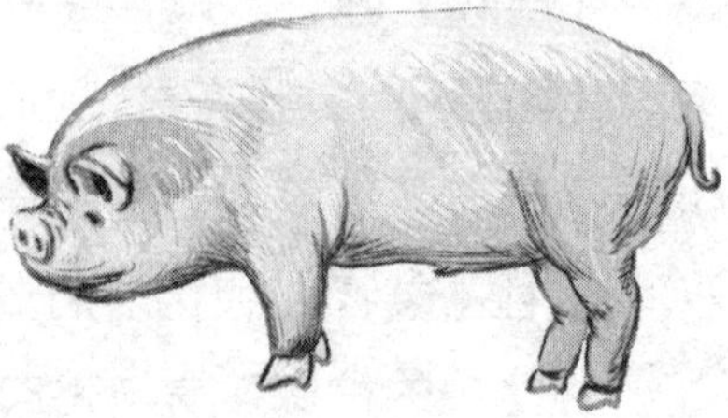

猪 肉

【性味】味甘、咸，性平。

【功效】滋阴润燥。用于热病伤津、消渴羸瘦、燥咳、便秘。

【相克食物】猪肉+香菜

由于香菜辛温，其性散发，多食耗气伤神；猪肉助湿热而生痰，一耗气，一无补，故两者配食，于身体有损而无益。不过，香菜可去腥味，与羊肉同吃相宜。

【选购指南】

新鲜猪肉有光泽，呈淡红色，稍湿润，肉汁透明，肉质紧密，富有弹性，还有一种特殊的鲜味，没有酸气和腐臭气。对于没有验盖检疫验讫章的猪肉，一般不要轻易购买。

牛肉

【释义】牛肉也是中国人喜爱食用的肉类食品，其消耗量仅次于猪肉。牛肉蛋白质含量高，而脂肪含量较低，味道鲜美，深受人们喜欢，并享有“肉中骄子”的美称。

【性味】味甘，性平。

【功效】补脾胃，益气血，强筋骨。适用于虚损羸瘦、消渴、脾虚不运、痞积、水肿、腰膝酸软等症。

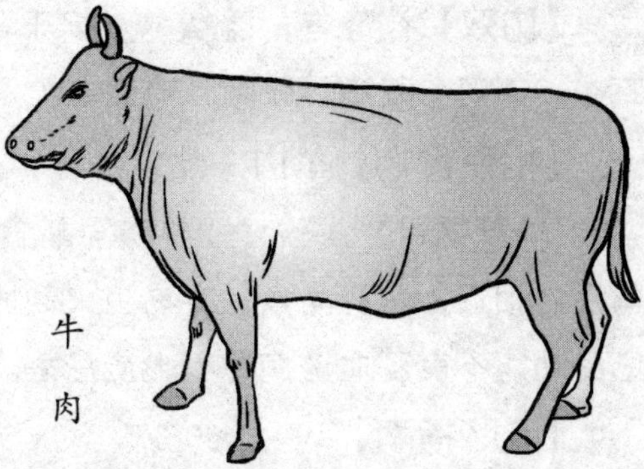

牛肉

【相克食物】牛肉+韭菜

《本草纲目》上说：“牛肉和韭薤食，令人热病。”牛肉与韭菜（或者姜、桂皮、辣椒等）合用会增进祛寒生热的作用，热性病者少用。即便是健康人，也不宜多吃这两种食物，以免上火。

【选购指南】

购买牛肉时要看肉丝，细者为黄牛或菜牛的肉，幼龄牛的肉要比老牛的肉丝细嫩，注水肉看上去格外新鲜发白，或者发红，一般会有水往下滴。

羊肉

【释义】羊是我国三大肉用家畜之一，其肉也是全国食用范围最广、烹饪方法最多且最具有特色的肉类之一。因为羊是纯食草动物，所以其肉较牛肉的肉质要细嫩，较猪肉和牛肉的脂肪、胆固醇含量都要少。冬季食用，可达到进补和防寒的双重效果。

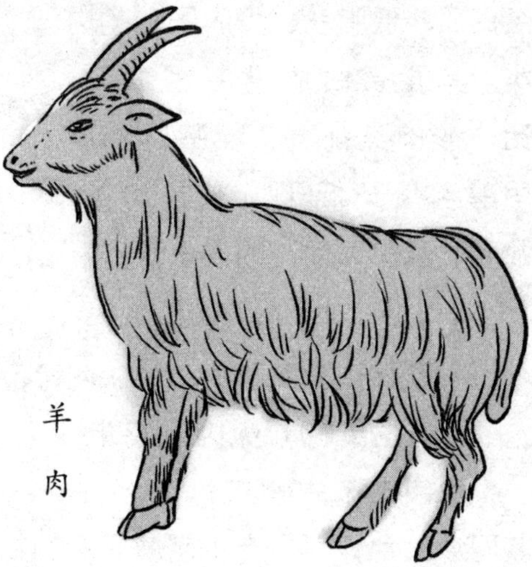

羊肉

【性味】味甘，性温。

【功效】补肾气，益精髓。用于肾虚劳损、腰膝酸软、足膝痿弱、耳聋、消渴、阳痿、尿频、遗尿等症。

【相克食物】羊肉＋醋

《本草纲目》上说："羊肉同醋食伤人心。"羊肉大热，醋性甘温，与酒性相近，两物同煮，容易生火动血。因此羊肉汤中不宜加醋，平时心脏功能不良及血液病患者尤应忌之。

【选购指南】

购买羊肉要购买新鲜的，肉质紧密，富有弹性的为佳。涮羊肉，最好选用上脑、里脊、内腱子和磨裆部位的为好。

兔肉

【释义】兔有家兔、野兔之分，供食用的一般是肉兔。民间谚语有，"飞禽莫如鸽，走兽莫如兔"之说，兔肉肉质细嫩，味美香浓，久食不腻。兔肉属于高蛋白质、低脂肪、少胆固醇的肉类。其含蛋白质量高达 70%，比一般肉类都高，但脂肪和胆固醇含量却低于所有的肉类，故有"荤中之素"的说法。

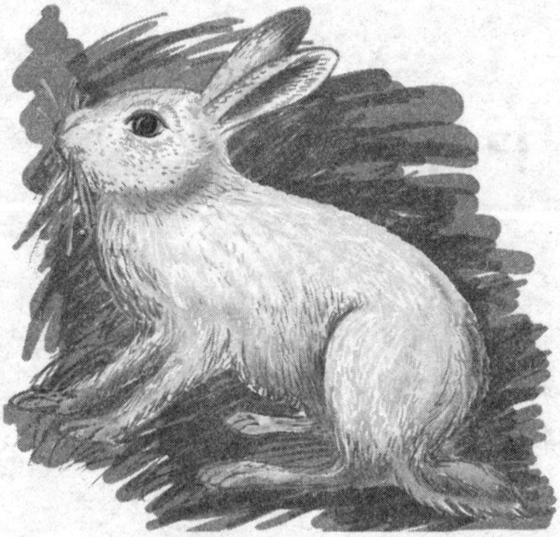

兔　肉

【性味】味甘，性凉。

【功效】补中益气，凉血解毒，治消渴羸瘦、胃热呕吐、便血。

【相克食物】兔肉＋鸡蛋

兔肉性味甘寒酸冷，鸡蛋甘平微寒。两者各有一些生物活性物质，若同炒共食，则易产生刺激肠胃的物质而引起腹泻，所以不宜同食。

【选购指南】

挑选肉质细嫩，肉中几乎没有筋络的兔肉，兔肉必须顺着纤维纹路切。

鸭蛋

【释义】除咸鸭蛋和松花蛋以外，鸭蛋是不太受人们欢迎的。有的人是因为鸭蛋有腥味，有的人认为鸭蛋的营养不如鸡蛋丰富。其实，据科学分析，鸭蛋同样富有营养，完全可以和鸡蛋媲美。松花蛋又叫皮蛋，是用石灰等原料腌制后的蛋类食品，因剥开蛋壳后胶冻状的蛋白中常有松针的结晶或花纹而得名。

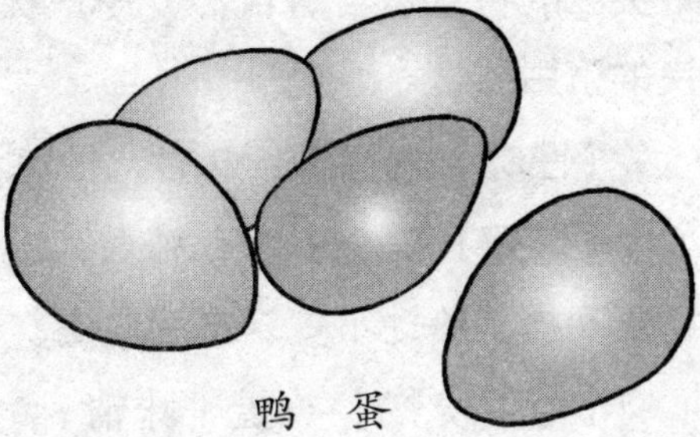

鸭　蛋

【性味】味甘、咸，性凉。

【功效】清肺滋阴。用于膈热、咳嗽、喉痛、齿痛、泄痰。

【相克食物】鸭蛋＋葱

鸭蛋中的钙遇到葱中的草酸，易形成草酸钙，常食可能形成体内结石，损害健康。

【选购指南】

鸭蛋一般以新鲜和没有激素污染的为好。

鸡蛋

【释义】鸡蛋分为蛋清、蛋黄两个部分。蛋清含脂类很少，蛋白质含有量高，含有人体必需的所有氨基酸。蛋黄中含有大量脂类，其中10%是磷脂，而磷脂中又以卵磷脂为主。一个受过精的鸡蛋，在合适的条件下，不需要从外界补充任何养料，就能诞生一个小生命，这说明鸡蛋的营养是非常完美的。鸡蛋最突出的特点是含有自然界中最优良的蛋白质。

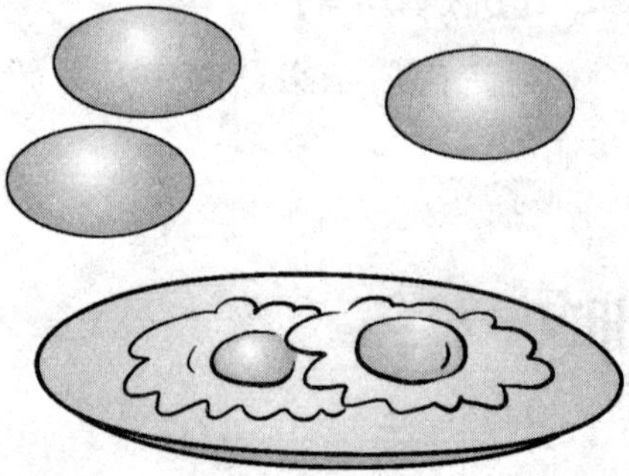

鸡　蛋

【性味】鸡蛋清：味甘，性凉；鸡蛋黄：味甘，性平。

【功效】养心安神，补血，滋阴润燥。用于心烦不眠、燥咳声哑、目赤咽痛、胎动不安、产后口渴、下痢、烫伤等症。

【相克食物】鸡蛋＋味精

因为鸡蛋本身就含有与味精相同的谷氨酸，炒鸡蛋放味精不但增加不了鸡蛋的香味，反而影响鸡蛋原有的香味。

【选购指南】

鸡蛋一般以新鲜和没有激素污染即可，一般认为土鸡蛋要好一点。

第三节　水产类

泥鳅

【释义】泥鳅，别名烟鱼。泥鳅生活在湖池，形体很小，只有三四寸长，形状有点像鳝而有点小，头是尖的，体圆身短，没有鳞，颜色青黑，浑身沾满了自身的黏液，因而滑腻难以握住。

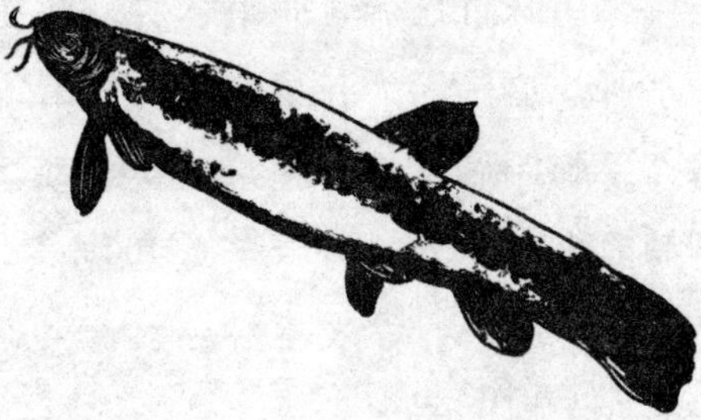

泥　鳅

【性味】味甘，性平。

【功效】补中气，祛湿邪。用于消渴、阳痿、传染性肝炎、痔疮、疥癣等症。

【相克食物】泥鳅＋螃蟹

泥鳅有“水中人参”之称，《本草纲目》中记载鳅鱼有暖中益气之功效，蟹的功能与其刚好相反，故两者不宜同吃。

【选购指南】

以鲜活受污染小的为佳。

鲫鱼

【释义】鲫鱼，又叫鲫瓜子，肉味鲜美，肉质细嫩，口感好。鲫鱼营养价值丰富，营养全面，含糖分多、脂肪少，吃起来鲜嫩而不肥腻，自古以来就是产妇催乳的补品。

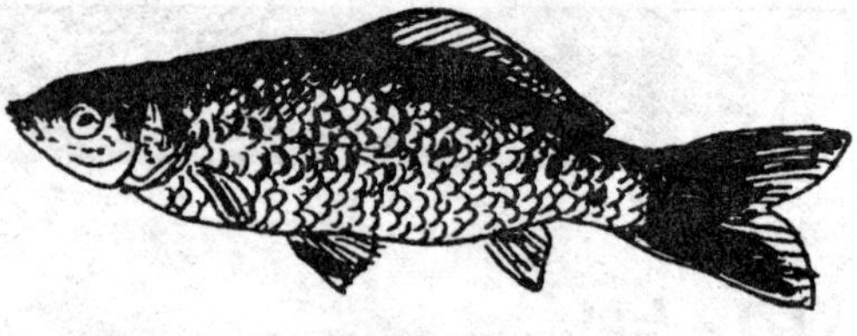

鲫 鱼

【性味】味甘，性平。

【功效】健脾利湿。治脾胃虚弱、纳少无力、痢疾、便血、水肿、淋病、痈肿、溃疡。

【相克食物】鲫鱼+芥菜

鲫鱼味甘性温，有消水肿、解热毒的功效，如与芥菜同食，反而易发水肿。这是因为芥菜辛辣，气窜，归肺、肾二经。加上人们一般都是将芥菜腌制后食用，腌菜盐重味咸，水肿患者、肾功能不全者，过食咸则易复发。另外，芥菜与鲫鱼同食，生化反应中还会产生某些刺激物质，进入肺肾，诱发水肿。

【选购指南】

以受污染小的雄性且体积较大，肉质细嫩、刺较少而粗的为好。

鲤 鱼

【释义】鲤鱼，也叫拐子、鲤子，因鳞上有十字纹理，故得名。鲤鱼体态肥壮、色彩艳丽，有金鲤、红鲤等不同品种。还是重要的观赏鱼类。鲤鱼肉质细嫩鲜美，是人们日常生活中，经常食用的水产品。传统年节喜庆之日，餐桌上都少不了它，取其“年年有余（鱼）”“鱼跃龙门”之意，增添喜庆气氛。

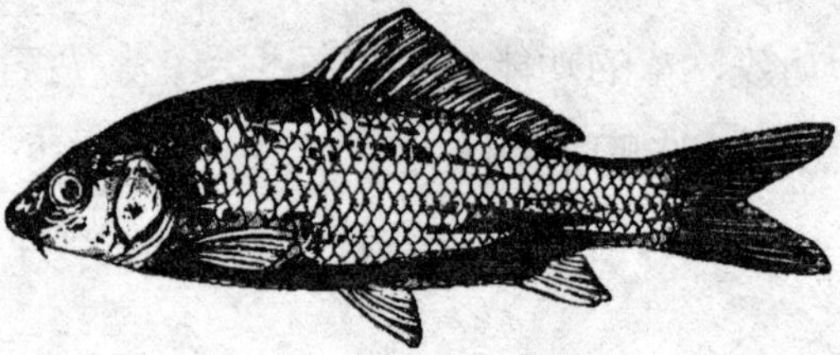

鲤 鱼

【性味】味甘，性平。

【功效】健脾祛湿，利水消肿，下气，通乳，安胎。适用于水肿胀满、脚气、黄疸、咳嗽气逆、乳汁不通。

【相克食物】鲤鱼＋紫苏

紫苏辛温芳香、气胜，忌腥膻气味干扰；鲤鱼含有组织蛋白酶及十几种游离氨基酸，还有一些生物活性物质，易与紫苏中的某些成分发生化学反应，妨碍药效发挥。

【选购指南】

上等的鲤鱼应该色泽鲜艳，两鳃鲜红的为好。

鲢鱼

【释义】鲢鱼别名白鲢、胖子、连子鱼、扁鱼、白脚鲢、白屹。形态像鳙鱼，鱼头小而形体扁，有细小的鱼鳞和肥大的肚腹。它的色彩最白，现在到处都有。

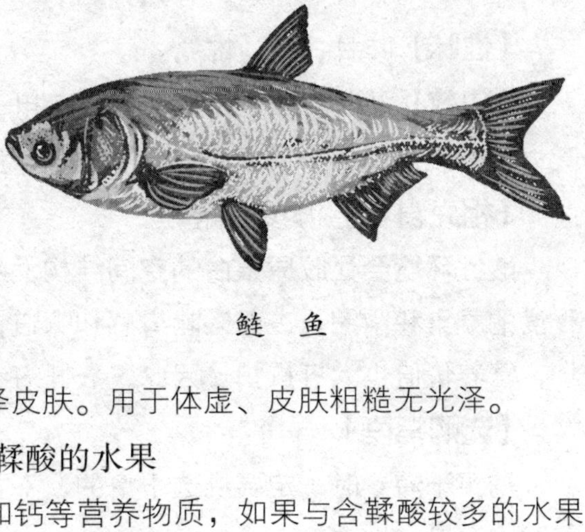

鲢　鱼

【性味】味甘，性温。

【功效】温中益气，润泽皮肤。用于体虚、皮肤粗糙无光泽。

【相克食物】鲢鱼＋含鞣酸的水果

鲢鱼含有丰富的蛋白质和钙等营养物质，如果与含鞣酸较多的水果（如柿子、葡萄、山楂、石榴、橄榄等）同食，不仅会降低蛋白质的营养价值，甚至还会引起胃肠道不适。

【选购指南】

以鲜活、鱼体光滑、整洁、无病斑、无鱼鳞脱落的为佳，死的鱼不要买。

海参

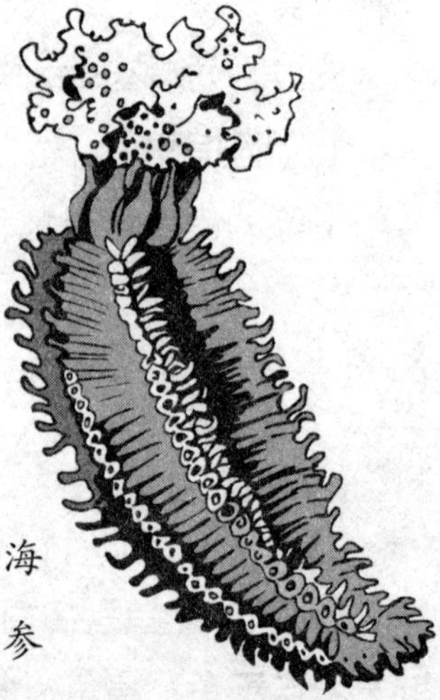
海参

【释义】海参又名刺参、海鼠、海黄瓜等，是一种名贵的海产动物。因其补益作用类似于人参而得名。我国人民采食海参有悠久的历史，现在养殖生产可供食用的海参约20种，产量较高的是刺参、瓜参、梅花参等，其中以刺参为上品。海参肉质软嫩，营养丰富，是典型的高蛋白、低脂肪食物。滋味腴美，风味高雅，久负盛名，是中国四大名菜之一，与燕窝、鲍鱼、鱼翅齐名。

【性味】味甘、咸，性温。

【功效】补肾益精，养血润燥。适用于精血亏损、身体虚弱、消瘦乏力、阳痿遗精、小便频数、肠燥便艰等症。

【相克食物】海参＋醋

酸性环境会让胶原蛋白的空间结构发生变化，蛋白质分子出现不同程度的凝集和紧缩，进而影响口感和味道，而且由于胶原蛋白受到了破坏，营养价值也大打折扣。因此，烹饪海参时不宜加醋。

【选购指南】

购买干海参时一定要挑选干瘪的，不要购买异常饱满，颜色也黑亮美观的海参。

带鱼

【释义】带鱼为海鱼，又叫刀鱼、裙带鱼、白带鱼等，因其身体扁长，形似带子而得名。带鱼性凶猛，以鱼类、小虾为食物，所以其肉质醇厚，极富营养。我国带鱼以山东舟山产的为最佳。带鱼肉肥刺少，味道鲜美，营养丰富，鲜食、腌制、冷浆均可，深受食者欢迎。

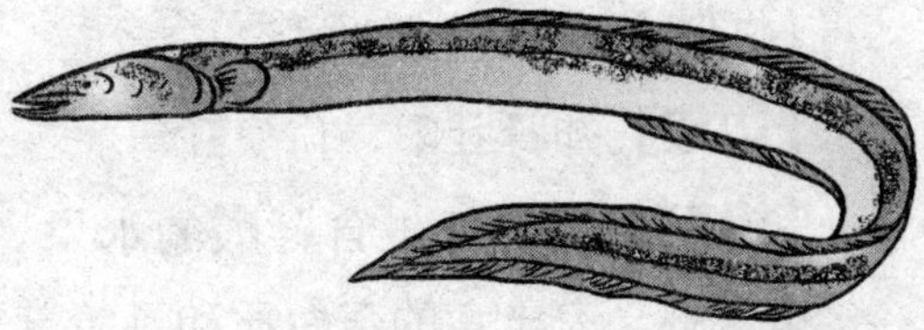

带　鱼

【性味】味甘、咸，性平。入脾、胃经。

【功效】补五脏，和中开胃，泽肤。

【相克食物】带鱼＋牛奶

带鱼中含有丰富的镁，但牛奶却会破坏镁的吸收，所以，两者不宜搭配或先后食用。

【选购指南】

购买带鱼时，新鲜带鱼为银灰色，且有光泽；尽量不要买带黄色的带鱼，如果买了，要及时食用，否则鱼会很快腐烂发臭。

虾

【释义】虾的种类繁多，以其生长环境主要可分为淡水虾和海水虾。我们常见的河虾、青虾、草虾、小龙虾等都是淡水虾；对虾、琵琶虾、基围虾、明虾、龙虾等都是海水虾。海虾去皮壳，留肉煮熟晾干叫海米，海产毛虾经煮熟晒干叫虾皮，都是营养价值高，味道鲜美的食品。虾的肉质肥嫩美，食时既无鱼腥味，又没有骨刺，老少皆宜，备受青睐。虾肉历来被认为是美味又滋补壮阳之妙品。

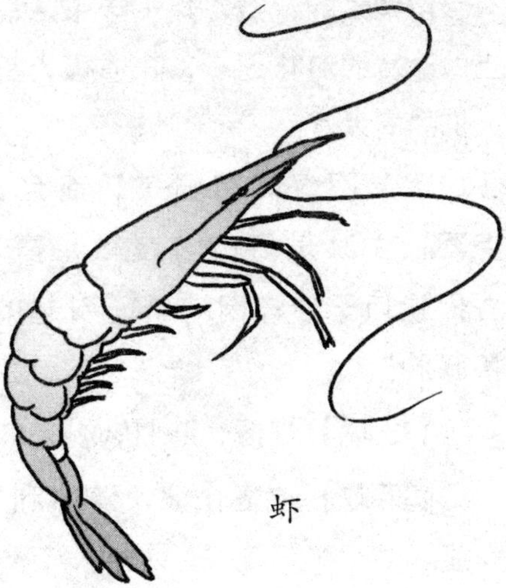

虾

【性味】味甘、咸，性温。

【功效】补肾壮阳，化痰开胃。

【相克食物】虾＋含鞣酸的水果

鱼、虾含有丰富的蛋白质和钙等营养物质，如果与含鞣酸较多的水果（如柿子、葡萄、山楂、石榴、橄榄等）同食，不仅会降低蛋白质的营养价值，而且容易使钙质和鞣酸结合成一种新的不易消化的物质，刺激胃肠而引起不适。

【选购指南】

以鲜活、皮亮不发红、身硬、污染小的为佳。

紫菜

【释义】紫菜，又名紫英、索菜、灯塔菜等，多生长在浅海岩礁上，呈现膜状，颜色有红紫的、绿紫的及黑紫的区别，但干燥后却均呈紫色，故名紫菜。汉代以前我国就有食用紫菜的记载，几千年来，紫菜一直被当做珍贵的海味之一，味道极为鲜美，深受人们的喜爱。

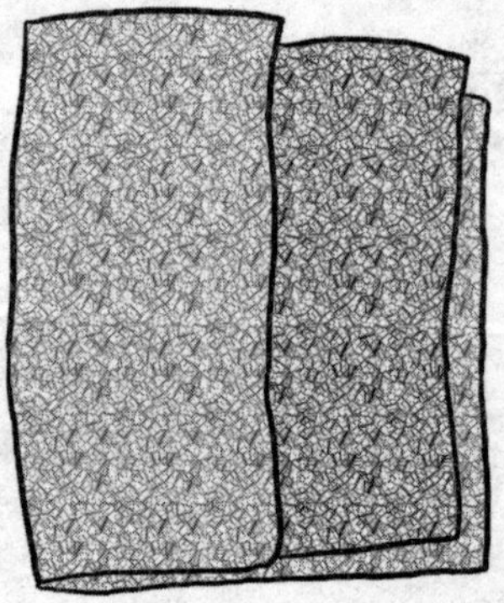
紫　菜

紫菜不仅味道鲜美，而且营养十分丰富，尤其是碘的含量很丰富，所以在古代就用于治疗因缺碘而引起的大脖子病，也就是现在所说的“甲状腺肿”。

【性味】性寒，味甘、咸。

【功效】软坚化痰，清热利尿。适用于瘿瘤、脚气、水肿、淋病等症。

【相克食物】紫菜＋柿子等

紫菜也富含钙，与含鞣酸过多的柿子等水果同食会生成不溶性结合物，道理同海带与柿子的关系，所以也不宜同食。

【选购指南】

上等的紫菜以片薄，表面光滑，有光泽，洁净无杂质，含水量在9%以下者为佳。

海 带

【释义】现代所谓海带，包括古籍中记载的昆布、裙带菜和鹅掌菜。昆布长可达3米，裙带菜长约1米。海带生长在较冷的海洋中，附生央礁上，即便是在寒风凛冽的冬天，也依然有很强的生命力。我国东海、黄海、渤海沿岸都有分布，而以大连、青岛、烟台等为主要产区。海带素有“长寿菜”“海上之蔬”“含碘冠军”的美誉。从其营养价值来看，的确是一种长寿保健食品。

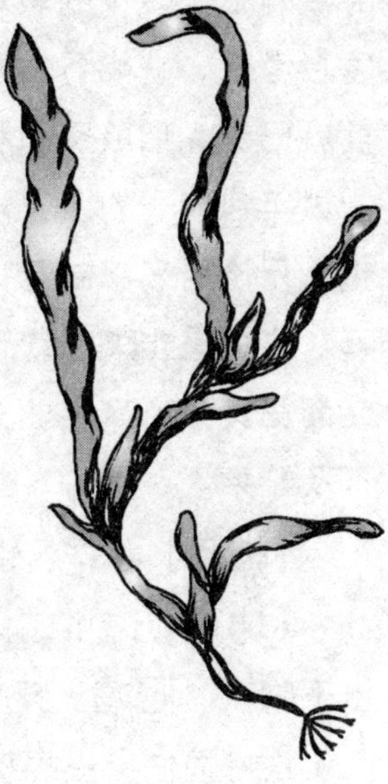

海 带

【性味】味咸，性寒。

【功效】软坚化痰，利水泄热。适用于肿瘤结核、疝瘕、水肿、脚气。

【相克食物】海带+柿子等

海带中的钙离子可与柿子、葡萄、山楂、石榴、橄榄等水果中的鞣酸结合，生成不溶性的结合物，影响某些营养成分的消化吸收，导致胃肠道不适，因此，海带不宜与柿子等水果同食。

【选购指南】

海带以色褐、体短、质细而肥厚者为佳。

第四节 蔬菜类

韭菜

【释义】韭菜又名起阳草、长生韭、草钟乳、扁菜。韭菜是我国的古老蔬菜，从古至今有三千多年的栽培历史。从“韭”字的字形考查，就能看出韭菜在中国文字出现以前就已被人们所熟悉和利用了。韭菜是北方人过年包饺子的主菜。其颜色翠绿、味浓色艳，无论用来拌制荤馅或是素馅，都十分提味。韭黄是韭菜的软化栽培品种，因不见阳光而呈黄白色又名韭黄、韭白。其营养价值不及韭菜。

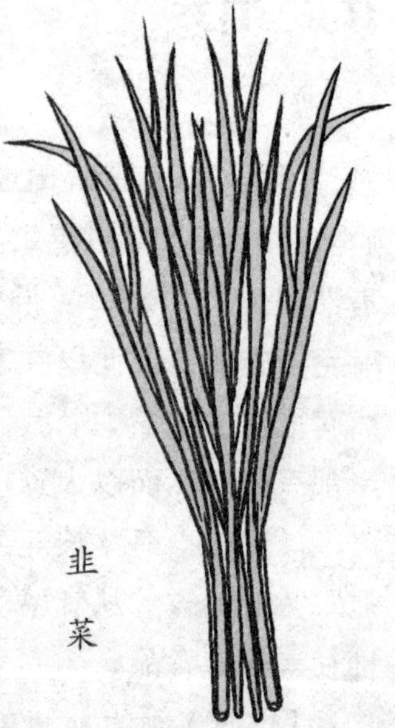

韭菜

【性味】味辛，性温。

【功效】温中，行气，散血，解毒。适用于胸痹、噎嗝、反胃、吐血、衄血、尿血、痢疾、消渴、痔漏、脱肛、跌打损伤、虫蝎螫伤。

【相克食物】韭菜+白酒

白酒甘辛微苦，性热，尤其是高度白酒含乙醇约60%。酒性辛热，有刺激性，能扩张血管，使血流加快，又可促进胃酸分泌，引起胃炎和胃肠道溃疡。

【选购指南】

优质韭菜应当是春秋季节上市的叶片肥厚，叶色青绿，新鲜柔嫩，无枯黄烂叶，无抽薹，干爽整齐的韭菜。

菠菜

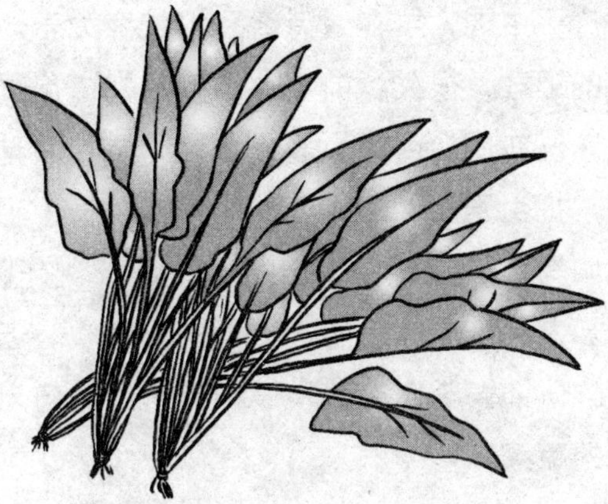

菠 菜

【释义】菠菜原名菠棱，古代中国人称之为“红嘴绿鹦哥”，又叫波斯菜、赤根菜。菠菜于公元7世纪由尼泊尔传入我国，已有一千多年历史。《本草纲目》中认为菠菜可以“通血脉，开胸膈，下气调中，止渴润燥”。古代阿拉伯人称它是“蔬菜之王”。菠菜含有大量的β-胡萝卜素和铁，也是人体中维生素 B_6、叶酸和矿物质钾的最佳食源。菠菜还含有丰富的蛋白质，每500克菠菜相当于两个鸡蛋的蛋白质含量。

【性味】味甘，性凉。

【功效】滋阴润燥，养血止血。用于衄血、便血、坏血病、消渴引饮、大便涩滞。

【相克食物】鳝鱼＋菠菜

鳝鱼味甘性温；而菠菜性甘冷而滑，下气润燥，《本草纲目》上说：“通肠胃热。”显而易见，两者性味功能皆不相协调。且鳝鱼油腻多脂，菠菜冷滑，同食容易导致腹泻。

【选购指南】

以色正味纯，叶片光滑鲜嫩，植株完整，无枯黄叶，无花斑，无抽薹，无泥土者为优。

芹菜

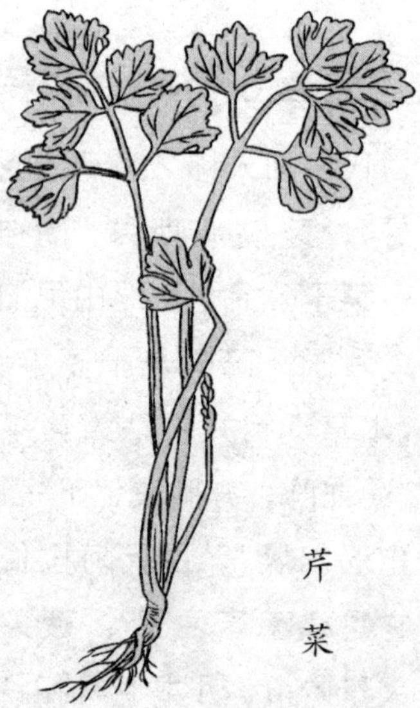

芹菜

【释义】芹菜，又名水英、楚葵等。原产于中国，早在《诗经》中就有关于这方面的记载。很久以前，欧洲人就知道用野芹煎汤洗冻伤。芹菜一般分水芹和旱芹两种。通常把生于江湖沼泽处的叫水芹，长于平地的叫旱芹。芹菜是常用蔬菜之一，它既可热炒，又可凉拌食用，深受人们喜欢。近年来的研究表明，芹菜是一种具有很好药用价值的蔬菜。

【性味】味甘、苦，性凉。

【功效】平肝清热，祛风利湿。适用于高血压、眩晕头痛、面红目赤、血淋、痈肿等症。

【相克食物】芹菜＋醋

炒芹菜时不可放醋，芹菜中含有丰富的多种维生素及植物纤维素，放醋会加速醋酸与菜的化学反应。而凉拌芹菜时放醋，则不会破坏芹菜的营养成分。

【选购指南】

一般应该注意芹菜的鲜嫩度，以刚采摘的、茎秆粗壮、色亮、无黄萎叶片者为优。

荠菜

【释义】荠菜，别名护生草、菱角菜。它的茎坚硬而且生有细毛。

开白色的小花，许多小花集在一起。结出的荚呈三角形。四月收摘，它的茎能避蚊子和飞蛾叮咬。

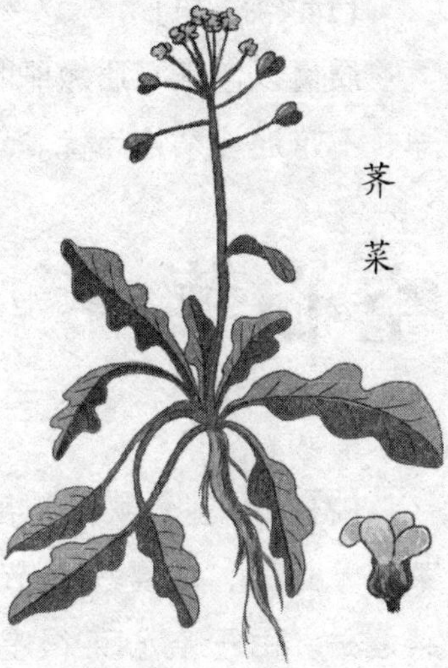

【性味】味甘，性平。

【功效】和脾，利水，止血，明目。适用于痢疾、水肿、淋病、乳糜尿、吐血、便血、血崩、月经过多、目赤疼痛等症。

【相克食物】荠菜＋山楂

两者搭配破血气，不宜搭配。

【选购指南】

要挑选不带花的荠菜，这样才比较鲜嫩、好吃。

苋菜

【释义】苋菜又名野苋菜、紫苋、雁来红。它原本是一种野菜，近几年才摆上餐桌，有的地区把苋菜称为“长寿菜”。苋菜又是一种含大量粗纤维的减肥菜，由于纤维可以促进胃肠蠕动减少脂肪吸收，故可轻身减肥。

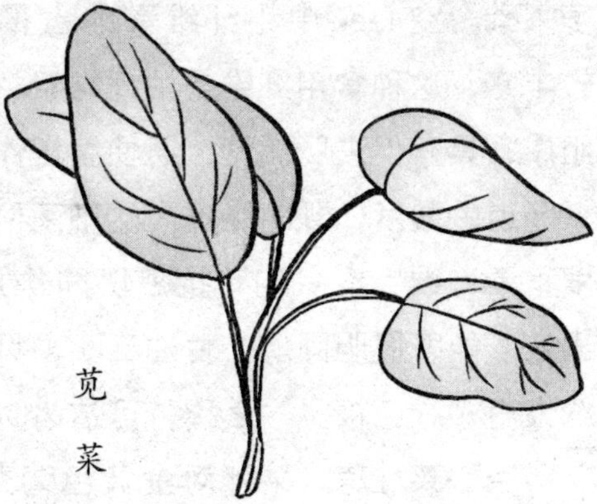

【性味】味甘，性凉。

【功效】清热利窍。适用于赤白痢疾、大便不通等症。

【相克食物】苋菜＋甲鱼

难消化，会造成肠胃积滞，重则导致中毒。

【选购指南】

质量以色正，质嫩肥壮，匀滑柔软，无枯黄叶，无病虫害，根白干净，不带泥沙杂物为优。

空心菜

【释义】空心菜，又名通菜、瓮菜、无心菜。是夏秋季节主要绿叶菜之一。由于空心菜很易繁殖，产量大，售价相对便宜，是一种价廉的营养蔬菜。

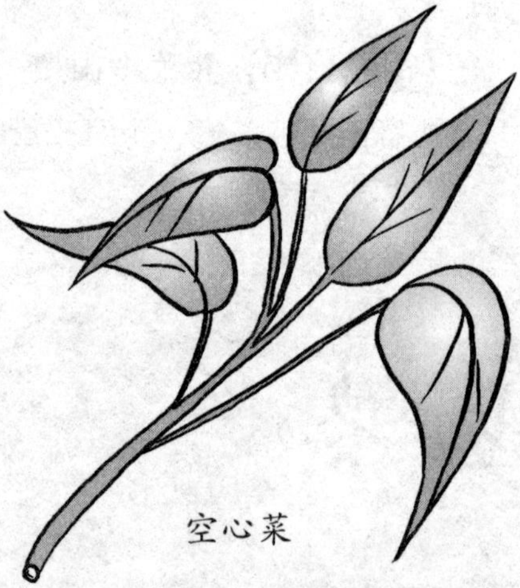

空心菜

现代科学研究发现，空心菜含有多种营养成分。在嫩梢中，蛋白质比同等量的番茄高 4 倍，钙含量比番茄高 12 倍多，并含有较多的胡萝卜素。空心菜中粗纤维素的含量较丰富，这种食用纤维是由纤维素、半纤维素、木质素、胶浆及果胶等组成，具有促进肠蠕动、通便解毒作用。空心菜为碱性食物，食后可降低肠道的酸度，预防肠道内的细菌群失调，对防癌有益。此外，所含胡萝卜素、维生素 C 均有抗癌协同作用。动物实验提示，空心菜的水浸出液，能降低胆固醇、甘油三酯，具有降脂减肥的功效。空心菜中的叶绿素有“绿色精灵”之称，可洁齿防龋，健美皮肤，堪称美容佳品。

空心菜性凉，菜汁对金黄色葡萄球菌、链球菌等有抑菌作用。因此，夏季如经常吃些空心菜，可以防暑、解热、凉血、防止痢疾。将空心菜挤汁内服或外敷，可用做疖、痈等皮肤化脓性感染的治疗。

本菜性寒滑利，故体质虚弱、脾胃虚寒、大便溏泄者，不宜多食。

【性味】味甘，性寒。

【功效】清热解毒，止血，通便。适用于鼻衄、便血、痔疮、便秘、淋浊、痈肿等症。

【相克食物】空心菜＋牛奶

影响钙的消化吸收。

【选购指南】

以色正，鲜嫩，茎条均匀，无枯黄叶，无病斑，无须根者为优。失水萎蔫、软烂、长出根的为次等品。

藕

【释义】藕又称莲藕、莲根、水鞭蓉、塘藕、荷。它是睡莲科植物的肥大根茎。莲的柄名荷梗，蒂名荷蒂，叶名荷叶，花名荷花，蕊名莲须，果皮名莲蓬，果实为莲子或莲肉，其胚芽为莲心，莲的地下茎名为藕。莲藕原产于印度，很早就传入中国，在南北朝时期，莲藕的种植就相当普遍了。

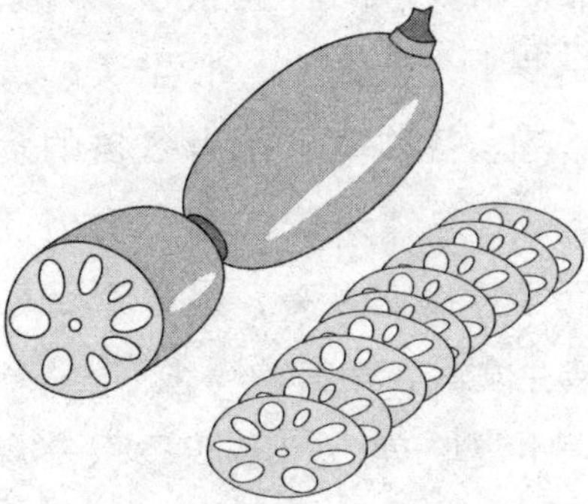

藕

莲藕微甜而脆，十分爽口，可生食也可做菜，药用价值相当高，是老幼妇孺、体弱多病者的滋补食品。曾被清朝皇帝钦定为御膳贡品。

【性味】味甘，性寒。

【功效】生用：清血，凉血，散瘀。适用于热病烦渴、吐血、衄血、热淋。熟用：健脾、开胃、益血、生肌、止泻。

【相克食物】莲藕＋大蓟

熟藕性由凉变温，有活血、止泻的功效。而大蓟止血，两者作用相反，不宜同食。

【选购指南】

莲藕的质量以藕结肥大、色鲜、黄白而无黑斑、清香味甜、肉质嫩且多汁，无干缩断裂、无损伤、无淤泥者为佳。

白萝卜

【释义】白萝卜又名莱菔、罗服等。我国是白萝卜的故乡，栽培及食用的历史悠久，早在《诗经》中就有关于白萝卜的记载。白萝卜的种类很多，如象牙白萝卜、苄萝卜、心里美、青萝卜等。各种萝卜都有各自的食用方法，总体来说，萝卜价格低廉而营养价值甚高，是普通百姓的养生食品，常言说得很好："冬吃萝卜夏吃姜，一年四季保安康。""扬州八怪"之一的郑板桥曾写过这样一幅养生保健联："青菜萝卜糙米饭，瓦壶天水菊花茶。""萝卜就茶"是郑板桥的养生之道。

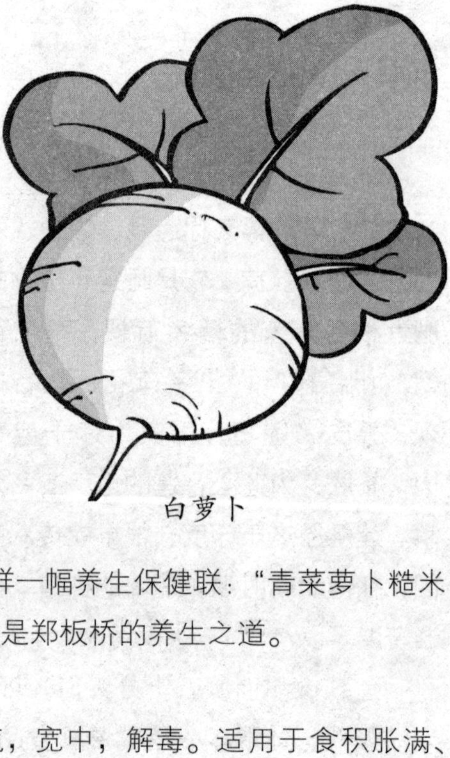

白萝卜

【性味】味甘、辛，性凉。

【功效】消积滞，化痰热，下气，宽中，解毒。适用于食积胀满、痰咳失音、吐血、衄血、消渴、痢疾、偏正头痛。

【相克食物】白萝卜+水果

白萝卜与水果同食，有降低碘吸收利用率的作用。人体缺碘，可以诱发甲状腺肿。然而我国普及碘盐，又大量吃动物性食品，提供了充足的碘供应。因此，这种搭配虽然有弊端，但在碘供应充足的人群中，这种搭配可以放心食用，不会引起甲状腺肿的问题。

【选购指南】

以根形圆整、表面光滑为优。若皮色起“油”，则不仅表明品质不新鲜，可能是受冻了。

莴 笋

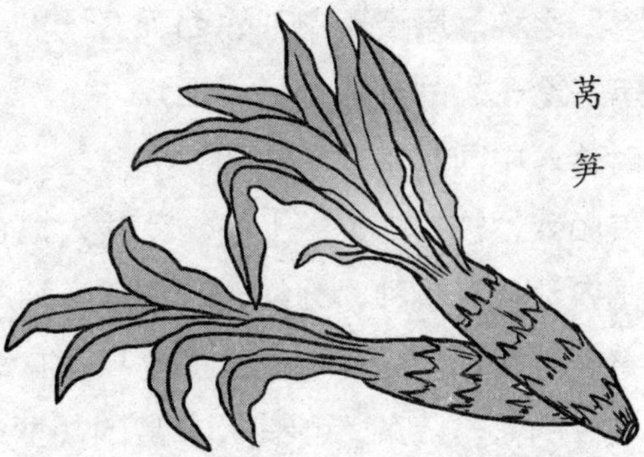

莴 笋

【释义】莴笋别名莴苣，因食用部位不同可分为叶用莴苣和茎用莴苣。叶用莴苣茎短缩、粗硬，而叶肥大能生食，称为生菜。茎用莴苣茎基肥大，肉质能食，形如笋，又名生笋、千重菜。原产于地中海沿岸，传入我国后各地均有栽培，是春秋两季的主要蔬菜之一。莴笋口感脆嫩，色泽淡绿，制作菜肴可荤可素，可凉可热，口感爽脆，具有独特的营养价值。

【性味】味苦、甘，性凉。

【功效】利五脏，补筋骨，开膈热，通经脉，去口气，白牙齿，明眼目。适用于小便不利、尿血、乳汁不通、冷积虫积、痰火凝结、热毒、疮肿、口渴等。

【相克食物】莴笋+蜂蜜

蜂蜜具有润肠通便的作用，莴笋是寒性食物。二者同食，不利肠胃。

【选购指南】

质量以茎长粗大，肉质细嫩，多汁新鲜，无枯叶，无抽薹和空心，无苦涩味者为优。根部发黄或发红的，时间已经过长，不要选购。

胡萝卜

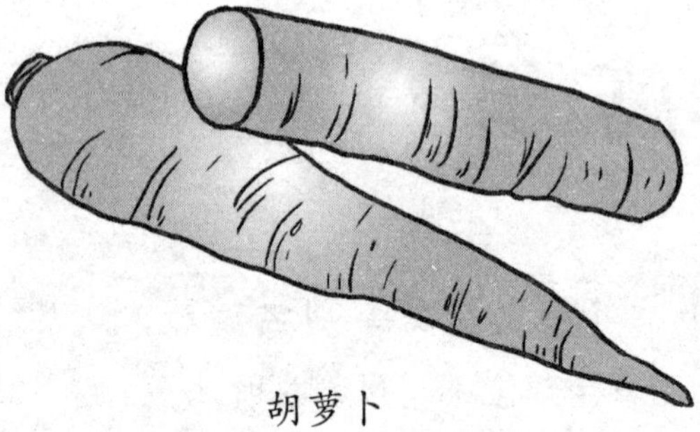
胡萝卜

【释义】胡萝卜，又名红萝卜、黄萝卜、金笋、丁香萝卜等。它不仅是可口的食品，还是一种良药，素有“小人参”之称。原产于中亚、西亚等寒冷干燥的高原地区，西汉时传入中国。胡萝卜在西方名气颇大，被视为菜中上品。荷兰人把它列为“国菜”之一。胡萝卜在我国各地均有栽种，分红、黄、紫三种颜色，但市场上较多的是红萝卜和黄萝卜两种。红萝卜一般糖分高，味甜，而黄萝卜味淡。胡萝卜是一种很好的营养蔬菜，含有极丰富的胡萝卜素，还有维生素 B_1、维生素 B_2 和维生素 C 等。胡萝卜中还含有 9 种氨基酸，其中人体必需的氨基酸占 5 种，尤其以赖氨酸含量最多。此外，它还含有钙、磷、铜、铁等矿物质。是养生保健的重要蔬菜之一。

【性味】味甘，性平。

【功效】明目，健脾，化滞。适用于消化不良、久痢、咳嗽和夜盲症。

【相克食物】胡萝卜＋醋

胡萝卜含大量胡萝卜素，摄入后可以变成维生素 A。但是，炒胡萝卜时放醋，加热后，醋酸会破坏胡萝卜素，造成营养浪费。但凉拌胡萝卜时放醋，则不会破坏胡萝卜的营养成分。

【选购指南】

胡萝卜质地要以脆嫩、多汁、味甜，具有芳香气味的为佳，以色正、光滑、形状整齐、无分裂开叉、心柱细小为佳。

西红柿

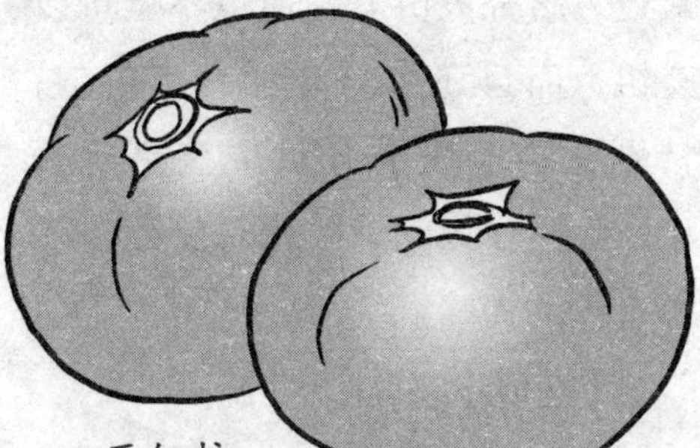
西红柿

【释义】西红柿，又名洋柿子、番茄。在国外又有“金苹果”“爱情果”之美称。16 世纪时，西红柿并不是红色的、既可做菜又可当水果吃的诱人果实，当时的西红柿是黄色的，大不过樱桃，只供观赏，不敢品尝。在经历了近 200 年的培育之后，意大利人终于把这小小的“金苹果”培植成了一种稍大点儿的红色果实。西红柿是亦蔬亦果的菜品，含有丰富的β-胡萝卜素、维生素 B 和维生素 C，尤其是维生素 P 的含量居蔬菜之首，是 10 大健康食品之一。

【性味】味甘、酸，性微寒。

【功效】生津止渴，健胃消食。适用于口渴、食欲不振等症。

【相克食物】番茄＋咸鱼

咸鱼含有对人体有害的亚硝酸盐，经常与番茄一起吃，易产生致癌物，不利于人体健康。因此不宜常吃。

【选购指南】

以色正，大小均匀，端正味纯，无破裂，自然成熟，无病虫害者为优。

南 瓜

【释义】南瓜，又称倭瓜、饭瓜，是葫芦科植物，包括中国南瓜、印度南瓜和西葫芦等。在我国，南瓜是一种既可当菜又可代粮的植物，特别是在饥荒年间普受欢迎。最近，研究人员发现南瓜不但可以充饥，而且还有一定的食疗价值，特别适合于肥胖和糖尿病患者食用，因此少人问津的南瓜受到现代都市人的青睐。

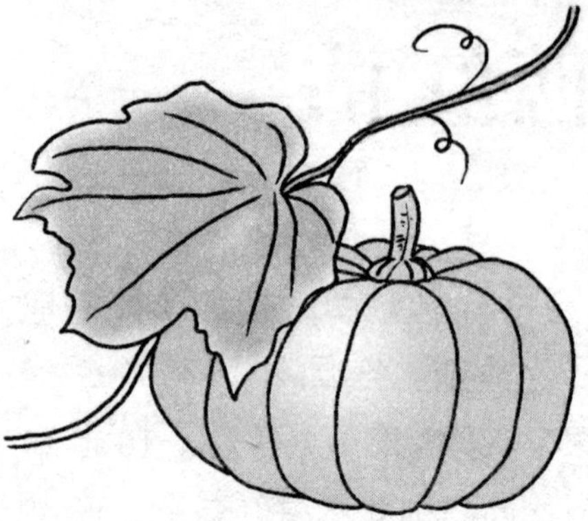

南瓜

【性味】味甘，性温。

【功效】补中益气，消炎止痛，解毒杀虫。

【相克食物】南瓜＋辣椒

南瓜中含有丰富的维生素C分解酶，与辣椒同食，会破坏辣椒中的维生素C。

【选购指南】

优质的南瓜以果实结实，老熟健壮，瓜形整齐，组织致密，瓜腔小，瓜肉肥厚，瓜瓤紧密，瓜皮坚硬有白粉，无腐烂斑点，色正味纯为标准。

冬瓜

【释义】为葫芦科植物的果实，我国各地均产。冬瓜古称水芝、地芝，因其形状如枕，又叫枕瓜。冬瓜早春寒冷时播种、收获于夏季。为什么

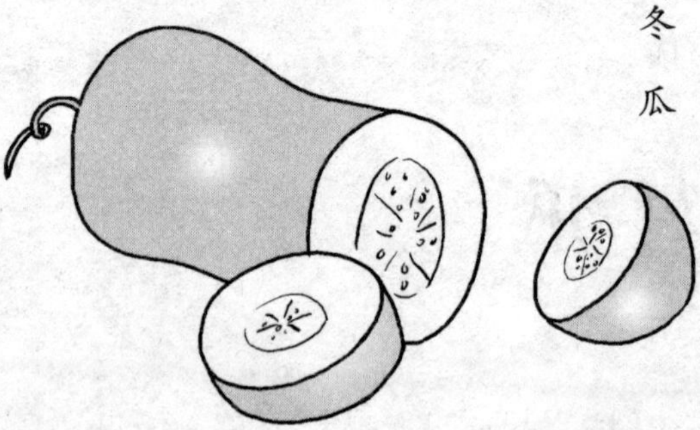

冬瓜

夏季所产的瓜取名为冬瓜呢？这是因为冬瓜成熟后，表面有层白色的粉状物，像是冬天所结的白霜；另一方面，冬瓜耐贮存，是北方冬季的主要蔬菜之一。现代医学研究，冬瓜是一种非常有效的减肥食物，常食冬瓜，对肥胖症有明显的疗效。

【性味】味甘、淡，性凉。

【功效】利水消痰，清热解毒。适用于水肿、脚气、淋病、痰喘、喘咳、暑热烦闷、消渴、泻痢、痈肿、痔漏，并解鱼、酒之毒等。

【相克食物】冬瓜＋盐

冬瓜利尿、止咳，具有益肺补肾的功效，但若加盐过量，则会影响到化痰止咳的功效。

【选购指南】

以果形端正，肉质充实，无结疤，不软不烂，无裂口，无损伤的为优。

苦瓜

【释义】苦瓜，又叫癞瓜、凉瓜，原产于印度尼西亚，大约在宋元时传入中国。历史上吃苦瓜最有名的人物算是明末清初的画家石涛。其自号苦瓜和尚，餐餐不离，甚至于在案头供奉都离不开苦瓜。

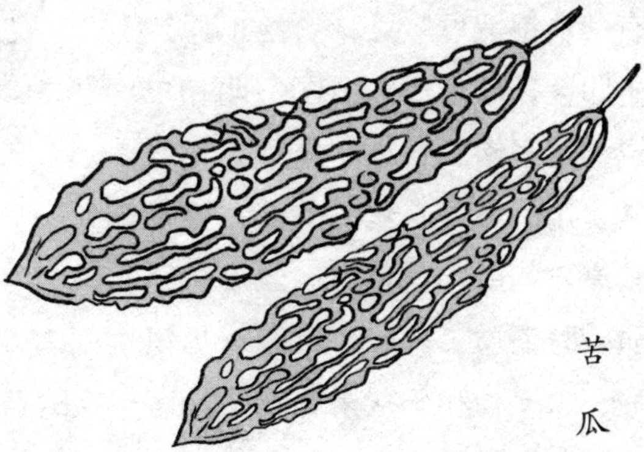
苦瓜

苦瓜虽具有特殊的苦味，但依然受到大家的喜爱，这个不仅仅因为它的口味特殊，而是它具有一般蔬菜无法比拟的神奇作用。苦瓜虽苦，它却从不会把苦味传给“别人”，如用苦瓜烧鱼，鱼块绝不沾苦味，所以苦瓜又有“君子菜”的雅称。

【性味】味苦，性寒。

【功效】清暑除热，明目解毒。适用于热病烦渴引饮、中暑、痢疾、赤眼疼痛、痈肿丹毒、恶疮等症。

【相克食物】苦瓜+螃蟹

苦瓜和螃蟹都属于寒性食物，最好不要同吃。尤其是易腹泻体质，这类人若螃蟹和苦瓜同吃，有腹泻的可能。

【选购指南】

以果形端正，鲜嫩，青边白肉，片薄，籽少者为优；无花斑点的要比有花斑点的好。

丝瓜

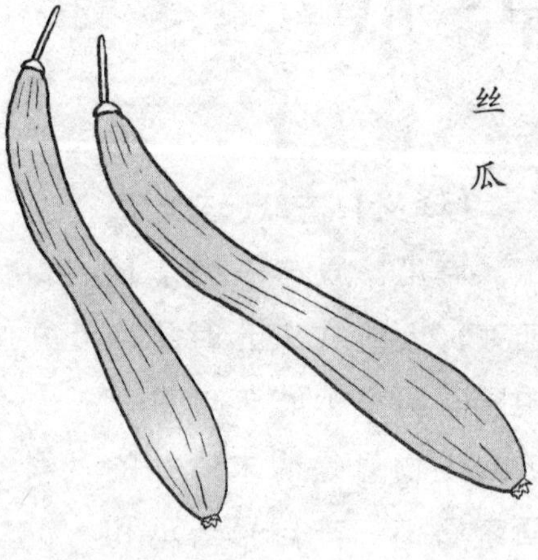

丝瓜

【释义】丝瓜又称吊瓜，因其老熟后的瓤子网络如丝，故名。用它可以洗涤饮具，所以又有“洗锅罗瓜”之称。丝瓜原产于印度，唐末传入我国，明初广泛种植于南北各地，成为人们经常食用的蔬菜。丝瓜的药用价值较高，如所含皂苷类、丝瓜苦味质、黏液质、木胶、瓜胶、瓜氨酸、木聚糖和干扰素等物质具有一定的药用和保健功效。

【性味】味甘，性凉。

【功效】清热化痰，凉血解毒。适用于热病身热烦渴、痰喘咳嗽、肠风痔漏、崩漏、带下、血淋、疔疮、乳汁不通、痈肿等症。

【相克食物】丝瓜+黄瓜

黄瓜中含有一种维生素C分解酶，而丝瓜中含有丰富的B族维生素和维生素C。两者同食，虽对人体没有危害，但会降低人体对维生素C的吸收。如果你需要补充维生素C，那么最好不要与它同吃了。

【选购指南】

以果形端正，皮色青绿，有光泽，新鲜柔嫩，无损伤的为优。

黄瓜

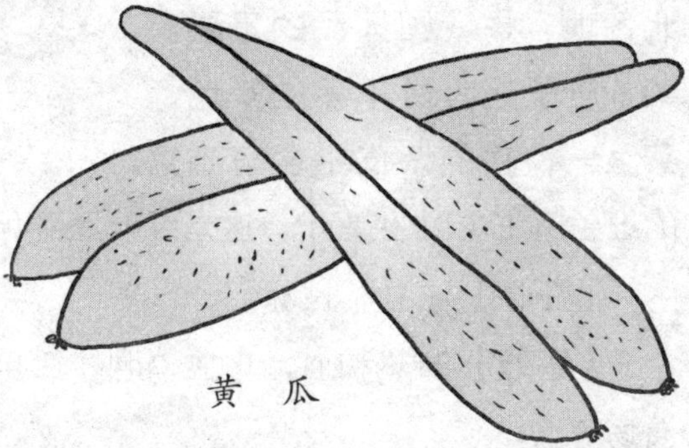

黄瓜

【释义】 黄瓜又名胡瓜，原产于印度。汉代张骞出使西域时被引进我国，在我国已有两千多年的栽培历史了。黄瓜是夏季的时鲜蔬菜，含水量高达96%～98%，现在一年四季均有。黄瓜不但脆嫩适口，味道鲜香，而且营养十分丰富，是消暑、美容、减肥的佳蔬。

【性味】 味甘，性凉。

【功效】 清热解毒，利水消肿。适用于烦渴、咽喉肿痛、美容、减肥、烫火伤等。

【相克食物】 茄子＋辣椒

黄瓜中含有一种维生素C分解酶，如果与富含维生素C的食物如辣椒（或番茄）等同食，黄瓜中的维生素C分解酶就会破坏其他食物的维生素C，降低人体对维生素C的吸收。

【选购指南】

以鲜嫩，色青，身条细直，条头均匀，无弯沟畸形，无苦味者为优。

茄 子

【释义】茄子又名茄瓜、昆仑瓜、矮瓜、吊菜子。古名为酪酥，茄子是俗名。茄子原产印度，已有四千多年的栽培历史，后向东传入中国，在我国栽培已达两千年之久，遍及南北各地，是我国人民的重要蔬菜。茄子是为数不多的紫色蔬菜之一，它的紫皮中含有丰富的维生素E和维生素P，这是绿叶蔬菜所不及的。

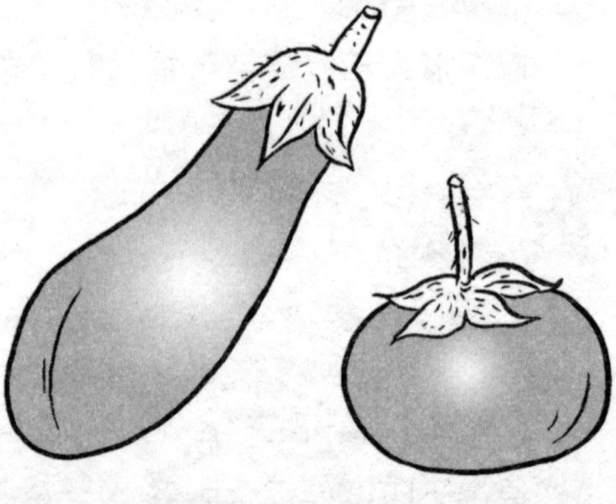

茄 子

【性味】味甘，性凉。

【功效】清热和血，止血消肿。适用于肠风下血、热毒疮痈、皮肤溃疡等。

【相克食物】茄子＋螃蟹

蟹肉性寒，茄子甘寒滑利，两者同属寒性，如果一起吃的话，容易损伤肠胃，严重的可能导致腹泻，特别是脾胃虚寒的人更应忌食。

【选购指南】

茄子以深紫色有光泽、粗细均匀、无斑、无皱缩、无虫眼的新鲜茄子为佳，如果没有光泽，说明不是新鲜茄子。

第五节 水果类

葡萄

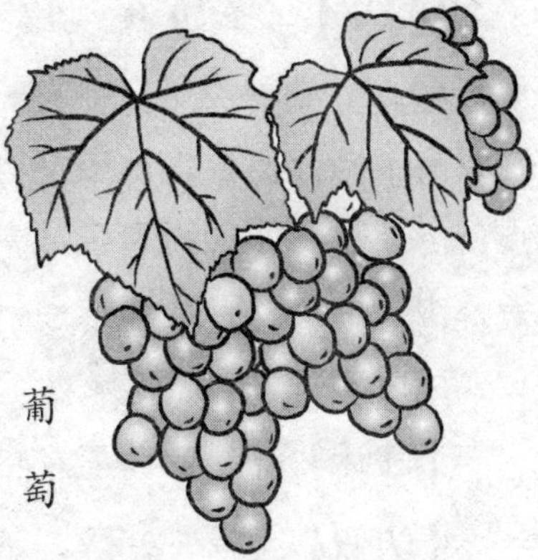

葡萄

【释义】葡萄，又名草龙珠、山葫芦等，原产西亚，据说是汉朝张骞出使西域时由中亚经丝绸之路带入我国的，历史已有两千年之久。葡萄果实为圆形或椭圆形，成熟后为紫色或黄绿色，味酸甜，多汁，大者如乒乓球，小者如珍珠，葡萄的含糖量达8%～10%。此外它还含有多种无机盐、维生素以及多种具有生理功能的物质。葡萄含钾量也相当丰富。

【性味】味甘、酸，性平。

【功效】补气血，强筋骨，利小便。用于气血虚弱、肺虚咳嗽、心悸盗汗、风湿痹痛、淋病、水肿等症。

【相克食物】葡萄＋海鲜

海鱼、虾、藻类含丰富的蛋白质和钙，如果与含有鞣酸的葡萄同食，不仅会降低蛋白质的营养价值，且易使海味中的钙质与鞣酸结合成一种新的不易消化的物质。但如果吃了富含蛋白质的鸡蛋之后，或者吃了富含钙的豆腐之后，再吃葡萄，并不会像吃海鲜后那样引起强烈的反应（腹痛、呕吐、恶心及腹泻）。因此，如果胃肠比较弱的人，应尽量避免在食用海鲜之后吃大量葡萄。老年人脾胃虚弱，消化功能不怎么好，以吃完海鲜4小时后再吃水果为宜。

【选购指南】

优质葡萄以果穗完整、颗粒均匀、大而饱满，皮色光亮有弹性，表皮有粉状物，果柄清鲜，而且拿起来抖一抖葡萄粒不会掉下来的为上品。挑选时可以摘取靠近果柄部位的果粒，如果是甜的，则整串葡萄就是甜的。

梨

【释义】梨，又称快果、玉乳等。原产我国，古人称梨为“百果之宗”，在果品中地位重要，适应性比苹果还要广泛。梨一般外皮为青色或黄色、白色等，肉质白色。因其鲜嫩多汁，酸甜适口，所以又有“天然矿泉水”之称。

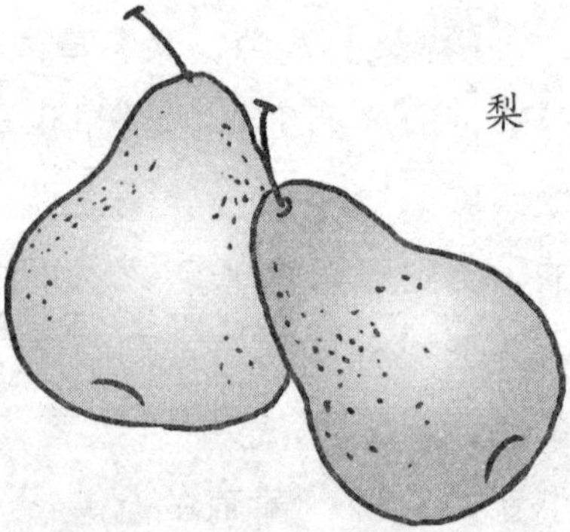
梨

【性味】味甘、微酸，性凉。

【功效】生津，润燥，清热化痰。用于热病津伤口渴、消渴、热痰咳嗽、惊狂、噎膈、便秘等症。

【相克食物】梨+螃蟹

蟹肉与梨同为寒凉之物，两者同食，易伤肠胃，并引发腹泻。因此两者最好不要同食，尤其是脾胃虚寒者，更要注意。

【选购指南】

梨以果实大、果形圆整、果面光滑、皮薄、肉细、香甜、清脆、汁多、味鲜、核小、无渣者为佳。

樱 桃

【释义】樱桃，又名含桃、莺桃和荆桃等，是上市最早的一种乔木果实，号称“百果第一枝”。据说黄莺特别喜啄食这种果子，因而又名

“莺桃”。每年春末夏初，当其他果树还在开花时，樱桃就已经先百果而熟，光彩夺目了。樱桃的果实虽小似珍珠，但色泽红艳光洁，个个犹如体态玲珑的玛瑙宝石一样，十分惹人喜爱。樱桃的味道甘甜而微酸，备受人们的青睐。除了可以鲜食外，又可腌制或作为其他菜肴食品的点缀，很受欢迎。

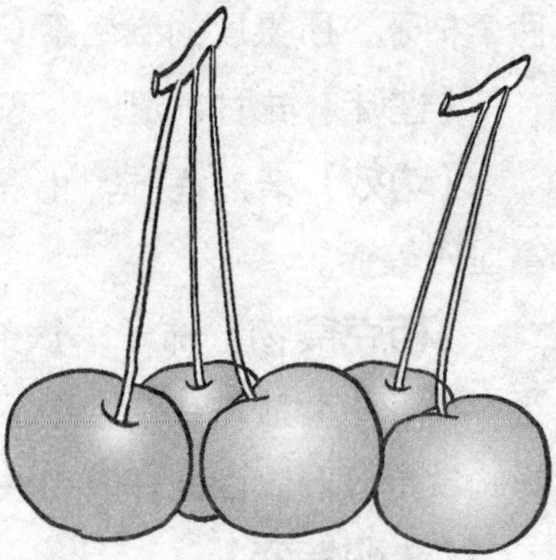

樱　桃

【性味】味甘，性温。

【功效】益气，美颜，祛风湿。适用于瘫痪、四肢不仁、风湿腰腿酸痛、冻疮、面色不华等。

【相克食物】樱桃＋牛肝

牛肝中含有丰富的铜、铁离子，极易使樱桃中的维生素C氧化，所以两者不宜搭配食用。

【选购指南】

以个体较大且均匀，色泽鲜艳，熟度适中，无青果、烂果的为好。

柿 子

【释义】柿子原产我国，栽种历史至少有两千五百年。柿子的文字记载最早见于《礼记·内侧》篇。柿子是我国北方的水果，营养丰富，甜度适口，在冬季吃冻柿子、柿饼，别有一番滋味。柿子所含维生素和糖分比一般水果高1～2倍。每天吃

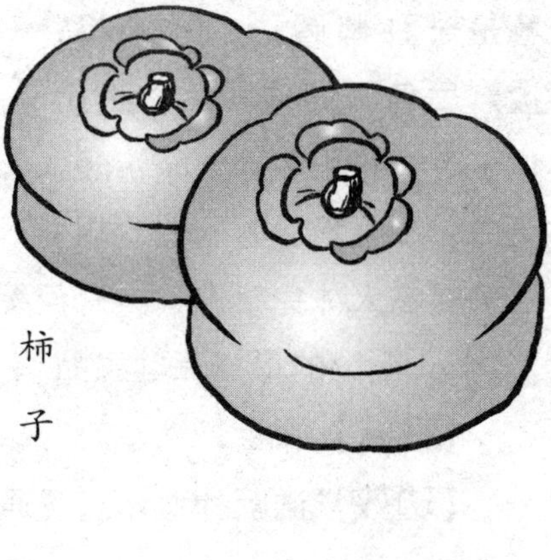

柿子

两个柿子，所摄取的维生素 C，就能满足机体对维生素 C 的需要量。

【性味】味甘、涩，性寒。

【功效】清热润肺，止渴涩肠。适用于热渴、咳嗽、吐血、口疮、高血压等症。

【相克食物】柿子＋铁剂

柿子中鞣酸与铁结合成沉淀物，可引起胃肠不适，甚至绞痛，同时影响铁剂吸收。因此，服用铁剂时不宜吃柿子。

【选购指南】

熟柿子以色泽鲜亮，无涩味，果面致密光滑、完整、不萎缩，纤维少，无核，味浓甜者为优。

桑葚

【释义】桑葚又名桑果，早在两千多年前，桑葚已经是中国皇帝御用的补品。桑树生长在特殊的环境里，所以桑果具有天然无污染的特点，被称为“民间圣果”。桑葚是一种椭圆形的小浆果，成熟后色深红或黑紫，大小似小枣，味甜多汁，略带酸味，风味独特，营养丰富，含有丰富的活性蛋白、维生素、氨基酸、胡萝卜素、矿物质等成分，具有多种功效，能显著提高人体免疫力，具有延缓衰老，美容养颜的功效。被医学界誉为“二十一世纪的最佳保健果品”。

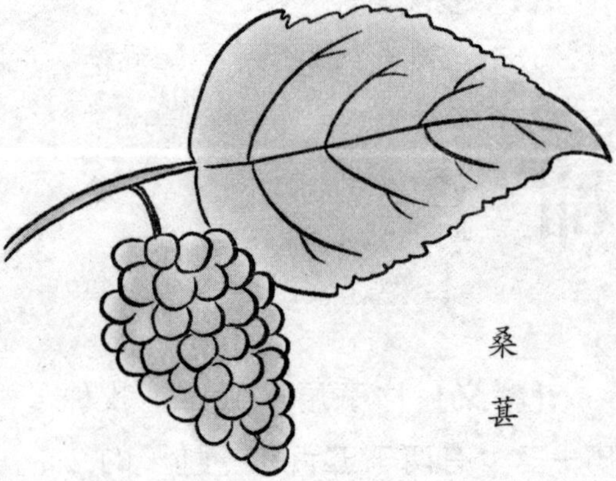

桑葚

【性味】味甘，性寒。

【功效】滋阴补血，润肠通便。适用于肝肾阴亏之眩晕、耳鸣、须发早白、消渴、便秘、瘰疬、关节不利等症。

【相克食物】桑葚+虾/螃蟹

虾、螃蟹与含鞣酸较多的桑葚同食，会使海鲜中的钙质沉淀，影响营养的吸收和利用。

【选购指南】

新鲜桑葚，以紫红色已熟者为佳。成熟的桑葚质油润，酸甜适口，黑中透亮，买来后可用清水浸泡一会儿，洗净直接食用或使用。

甘 蔗

【释义】甘蔗，别名竿蔗。甘蔗都种植在地里，丛生。茎似竹而内充实，长六七尺，粗数寸，根下节密，向上渐疏。八九月收茎，可留过三四个月，作果品用。

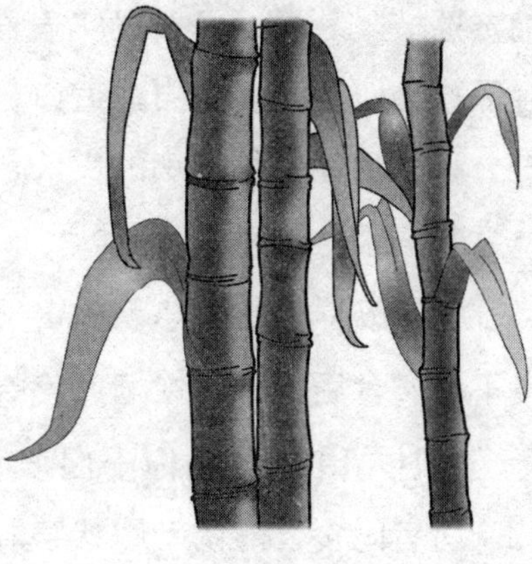
甘 蔗

【性味】味甘，性寒。

【功效】清热生津，润燥，下气。适用于热病伤津、心烦口渴、反胃呕吐、肺燥咳嗽、大便燥结，并可解酒毒。

【相克食物】甘蔗+白酒

醉酒后适量饮用甘蔗汁，可以解酒醒酒，但甘蔗汁不宜与白酒同时大量饮用，否则易生痰。

【选购指南】

新鲜甘蔗质地坚硬，瓤部呈乳白色，有清香味；瓤部颜色略深、呈淡褐色，闻之无味或略有酒糟味。

杨 梅

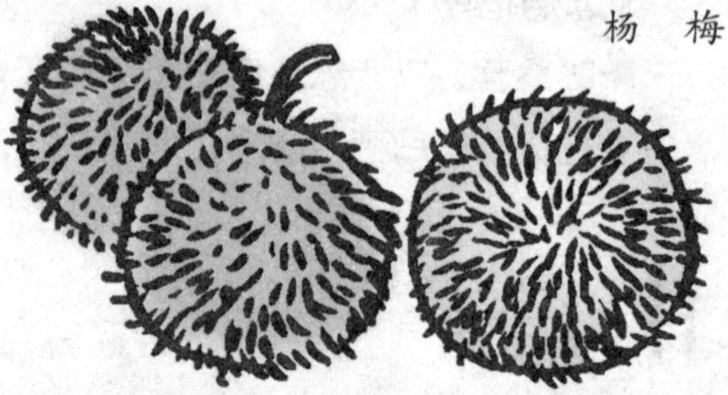

杨　梅

【释义】杨梅，又名龙睛、朱红，它和梅子并没有关系，只是因其形似水杨子、味道似梅子，因而才取名杨梅。杨梅是我国特产水果之一，主产地只有浙江、福建和苏南，素有“初梅一颗值千金”之美誉，在吴越一带，又有“杨梅赛荔枝”之说。杨梅果实表面有粒状突起物，果皮为白色或紫红色，色泽鲜艳，汁液多，甜酸适口，营养价值高。杨梅不仅是江南佳果，也是一味可治疗多种疾病的良药，其实用价值较梅子要大。

【性味】味酸，性温。

【功效】生津止渴，和胃消食。适用于胃阴不足、津伤口渴，或饮食不消、食后饱胀、饮酒过度等症。

【相克食物】杨梅＋白萝卜

两者同食，能诱发甲状腺肿大。

【选购指南】

上等的杨梅应该色泽鲜艳，果实饱满，果面干燥，成熟度适中，圆刺，汁多，味甜，核小。过熟或过生，肉质酥软，有出水痕迹的属下品。

菠 萝

【释义】菠萝，又称凤梨或肚兜子，原产巴西，16 世纪传入我国。

是热带和亚热带地区的著名水果之一，与香蕉、荔枝、柑橘同为我国华南的四大名果。菠萝果形美观，呈现黄色或黄青色，外皮有许多类似鱼鳞的圆孔，孔中生有毛刺。果肉汁多味甜，有特殊香味，是深受人们喜爱的水果。如果在室内放上一个，能消除异味使满屋清香。

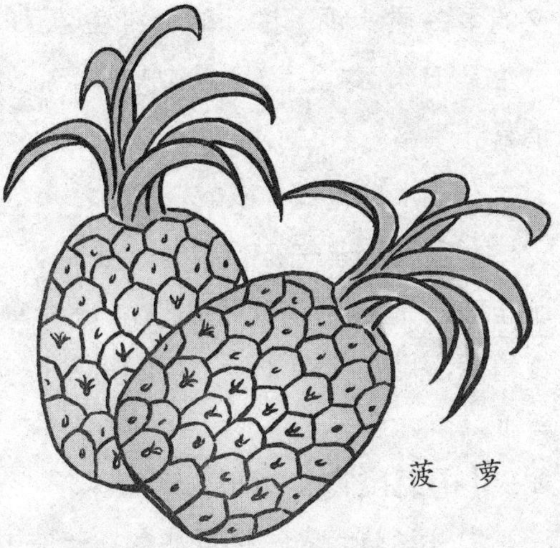

菠　萝

【性味】味甘、微酸，性平。

【功效】生津止渴，开胃消食，祛暑热，壮精神。适用于胃阴不足、口干烦渴及消化不良、少食纳呆等症。

【相克食物】菠萝汁＋牛奶

如果饮用菠萝汁（工业化生产的）同时饮用牛奶，有可能影响人体对牛奶中蛋白质的消化吸收，因为这种菠萝汁是经过调味和其他食品加工工艺处理的。

【选购指南】

以果实大，有重量感，果色新鲜，果实成熟，无损伤、腐烂的品质最好。

橘 子

【释义】橘子，又名橘、桔，常与柑子一起统称为柑橘，颜色呈红色或黄色，皮薄光亮，果肉有七瓣，酸甜可口，是日常生活中最常见的水果之一。它含有丰富的糖类、苹果酸、柠檬酸、琥珀酸、并富含维生素 B_1、维生素 B_2 和维生素 C、胡萝卜素及钙、磷、铁等矿物质。它所含的蛋白质、钙、铁、磷、维生素 B_1、维生素 B_2 和维生素 C 是梨的数倍，可谓营养丰富。

【性味】 味甘、微酸，性凉。

【功效】 理气开胃，生津止渴，润肺止咳。适用于消化不良、呕逆少食、或胃阴不足、口中干渴，以及肺热咳嗽等症。

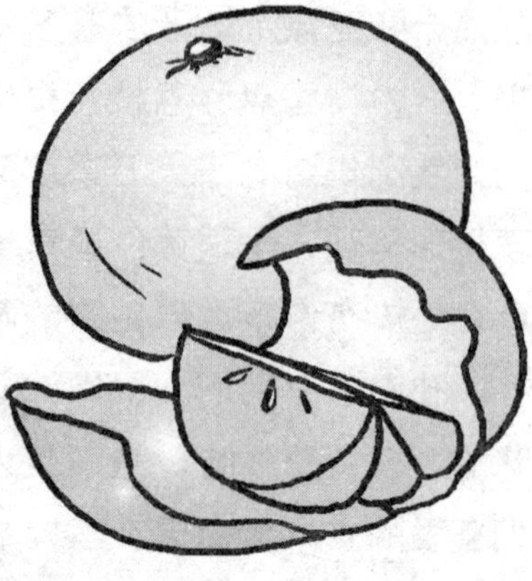

橘　子

【相克食物】 橘子＋螃蟹

中医学认为，柑、橘的食物药性虽有偏温偏寒之别，但都有聚湿生痰的特性，而螃蟹性寒凉，若与柑、橘同食，易导致痰凝而气滞。特别是气管炎患者，更要忌两物共食。

【选购指南】

以果实大小均匀、呈浓橙黄色，皮质新鲜有光泽、易剥离，果肉柔软而多汁者为品质极上。

甜瓜

【释义】 甜瓜，别名甘瓜、果瓜。中原及北方处处都有，有青、白两种，入药用的早青瓜蒂为上等。二三月下种，延蔓而生，叶大数寸，五六月瓜成熟。瓜的种类繁多，有圆有长，有尖有扁，有棱没有枝，大的可超过一尺，小的接近一寸。

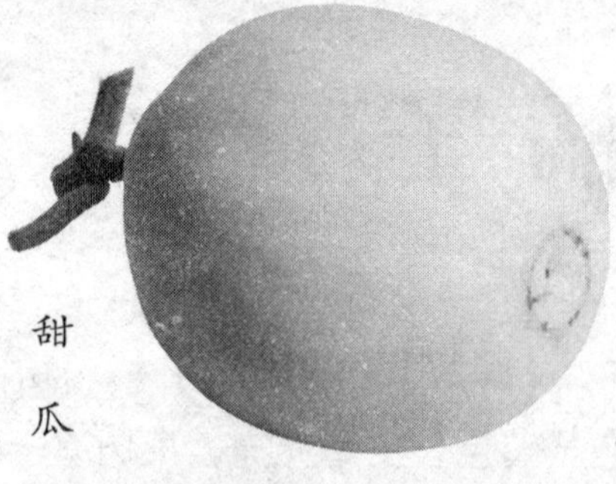

甜瓜

颜色有青有绿，或黄斑、糁斑，或白道、黄路。瓜瓤或白或红，瓜子或黄或红，或白或黑。

【性味】味甘，性寒。

【功效】清暑热，解烦渴，利小便。适用于口鼻疮、风湿麻木、四肢疼痛等症。

【相克食物】甜瓜＋螃蟹

甜瓜与蟹肉都属于寒性食物，同时食用对胃肠道刺激很大，有可能导致腹泻。

【选购指南】

1. 看皮肉，皮厚的甜瓜含糖量高，吃起来口感更脆，也更甜。

2. 摸瓜蒂，要注意比较一下果柄，如果果柄过粗，可能沾了较多生长素，口味自然差。用手揪瓜蒂，根茎自然掉下，留下一个小坑，说明瓜是自然成熟。

3. 闻香味，香气浓郁的瓜较好。

石榴

【释义】石榴，原名安石榴，原产于西域，由汉代时传入我国，主要有玉石子、玛瑙石榴、粉皮石榴、青皮石榴、白皮石榴等不同品种。成熟的石榴皮色鲜红或粉红，常会裂开，露出晶莹如宝石般的籽粒，石榴籽富含糖、苹果酸、枸橼酸以及维生素 C 和磷、钙等矿物质，其汁酸甜，回味无穷。因其色彩鲜艳、籽多饱满，具有象征多子多福、子孙满堂的含义，常被用作喜庆水果。

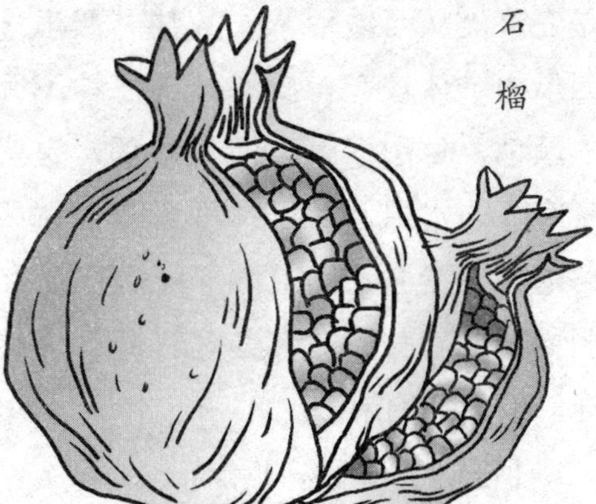

石榴

【性味】味酸、甘、涩，性温。

【功效】适用于滑泻、久痢、崩漏、带下。

【相克食物】石榴＋海鲜

石榴含鞣酸较多，海鲜中的鱼、虾、海藻类含有丰富的蛋白质和钙，如果与石榴同食，不仅会降低其营养价值，也易使钙质与鞣酸结合成鞣酸钙，使人腹痛、呕吐、恶心及腹泻。建议胃肠比较弱的人，应当尽量避免在食用海鲜之后进食大量含鞣酸的水果（葡萄、柿子、橄榄、石榴、山楂等）。

【选购指南】

以果大皮薄，色泽鲜艳、籽粒饱满，酸甜适度不涩口，无腐烂无虫蛀者为佳。

西瓜

【释义】西瓜，又叫夏瓜、寒瓜，原产非洲，有“瓜中之王”之称，因是在汉代从西域引入，故称“西瓜”。西瓜的个体较大，皮和瓤有各种不同的颜色，甘甜多汁，清爽解渴，是盛夏绝好的水果。西瓜几乎含有人体所需的各种营养元素（除了不含脂肪和胆固醇），是一种最富有营养、最纯净、最安全的果品。

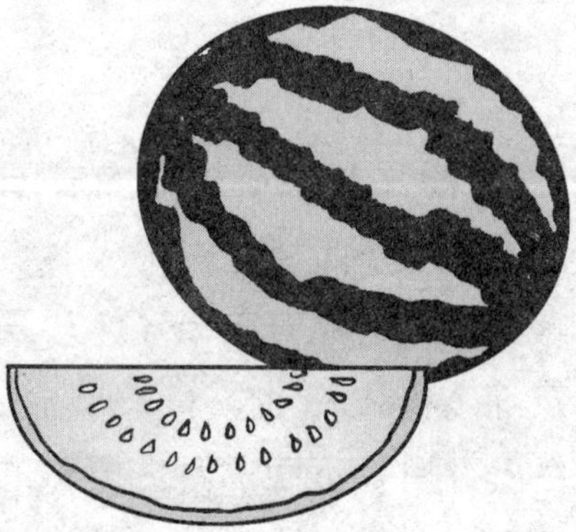

西　瓜

【性味】味甘，性寒。

【功效】清热解暑，止渴除烦，利小便。适用于暑热烦渴、热盛津伤、小便不利、喉痹、口疮等症。

【相克食物】西瓜＋羊肉

羊肉性热、补气；西瓜性淡寒、顺气，同时食用可引起腹胀、腹痛、腹泻等症状，伤人体元气。因此，最好不要同吃。

【选购指南】

品质以瓜形饱满匀称，脐部和瓜蒂内陷而四周饱满光滑，成熟适度切时易破，肉质清爽新鲜，沙瓤，蜜甜，皮较薄的为优，而且杂交的品种优于传统的品种。

芒果

【释义】芒果原名蜜望，又名沙果梨、檬果等，因芒果树高数丈，花开极繁，蜜蜂望之而喜，故名蜜望。原产于热带地区，这几年在北方市场上也颇为常见。芒果的外形很有趣：有的为鸡蛋形，也有圆形、肾形、心形；皮色有浅绿色、黄色或深红色，大小形似木瓜或鸡蛋；果肉为黄色，有纤维，味道酸甜不一，有香气，汁水多而果核大。芒果集热带水果精华于一身，被誉为“热带果王”。

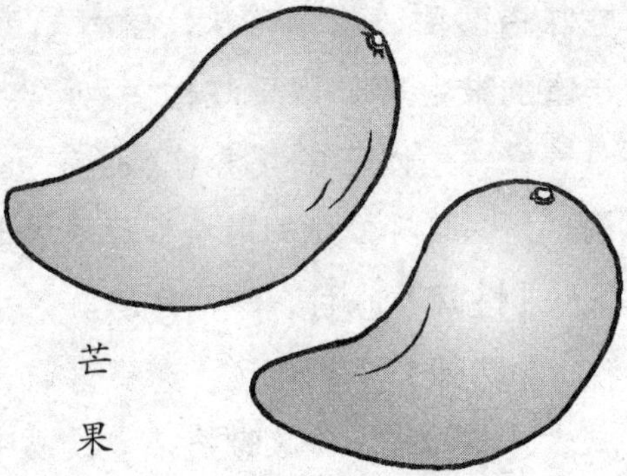

芒果

【性味】味甘、酸，性凉。

【功效】生津止渴，去痰止咳，益胃，利尿。常食可润泽皮肤，预防眼病。

【相克食物】芒果＋大蒜

芒果甘酸而凉，大蒜辛温而散，一凉一热，性味功能皆相背，故不相宜。

【选购指南】

芒果以果实个大，肉质细嫩，色泽鲜艳而均匀，形状微扁，果皮无黑病斑、压擦伤，核小、薄，纤维少或无者为佳。

柚子

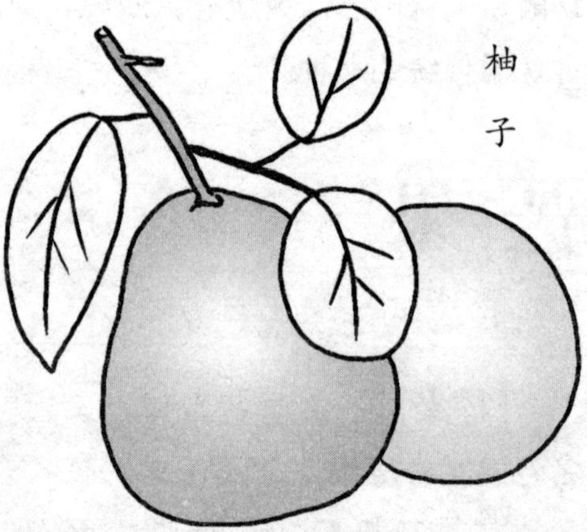

柚子

【释义】柚子，又叫文旦、雪柚、香抛，产于我国的南方。柚子与柑、橘、橙相比，个头特别大，呈扁圆形或梨形，熟后果皮较厚呈黄色或橙色，果肉多为白色，种子多而粒大，它味道酸甜，略带苦味，含有丰富的维生素C以及其他多种营养素，所以它的营养比较全面，是医学界公认的最具食疗效果的水果。

【性味】味甘、酸，性寒。

【功效】消食化痰，芳香健胃，行气解酒。适用于消化不良、食欲减少、脘腹胀满、咳嗽痰多、饮酒中毒等症。

【相克食物】柚子＋某些药物

目前认为不能与柚子同服的药物，一是他汀类药物，如洛伐他汀、血脂康、辛伐他汀（舒降之）、阿托伐他汀（立普妥）；二是钙拮抗剂，如硝苯地平、尼群地平、尼莫地平、尼索地平、非洛地平；三是安定类药物，如艾司唑仑（舒乐安定）、阿普唑仑（佳乐定）；四是抗组胺药，如特非那丁；五是免疫抑制剂，如环孢素等。此外，医学研究还显示，柚子还会阻碍女性对避孕药的吸收。如果服用了避孕药的妇女在性生活后食用1～2个柚子，或者直接用一大杯柚子汁送服避孕药，那么就有可能造成避孕失败。因此，为安全起见，药理学家建议，服药前3天和服药后6小时都应避免吃柚子或喝柚子汁。

【选购指南】

以颜色纯正，果品新鲜，无干疤、无腐烂的为好。柚子品种较多，同一品种以体大，果重的为好。肉白类的柚子要优于红肉类的柚子。广西的沙田柚和福建的文旦柚风味品质俱佳，是柚子中的极品。

猕猴桃

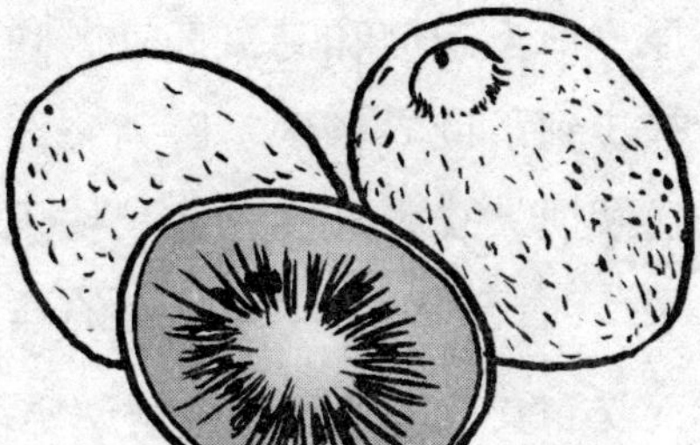
猕猴桃

【释义】猕猴桃又名毛桃、藤梨、猴子梨。因猕猴桃是猕猴喜爱的一种野生水果，故名猕猴桃。它是我国的一种特产，因此为中华猕猴桃。其形体大小如鸡蛋，外皮绒毛丛生，果肉青绿似翡翠，清香多汁，酸甜可口。它的维生素C的含量很高，一颗猕猴桃所含的维生素C，是人日需求量的两倍还多，被誉为“维C之王”，猕猴桃是维生素缺乏者的首选水果。猕猴桃营养均衡全面，还含有良好的可溶性膳食纤维，被誉为“水果金矿”。

【性味】味甘、酸，性寒。

【功效】健胃调中，活血理血，生津润燥，清热解毒，消炎催乳，镇咳祛痰，祛风利湿功效。适用于呕吐、食欲不振、消化不良、跌打损伤、烧伤及烫伤、风湿性关节炎、产后乳汁不下、哮喘、高脂血症及动脉硬化，预防癌症。

【相克食物】猕猴桃＋虾

猕猴桃和橙子一样，因为其富含维生素C，和虾同时吃，如果吃得太多的话会产生三价砷即砒霜，容易引起中毒。不过如果吃得少的话，一般不会出现不良反应。

【选购指南】

以果体中等大小，果皮上绒毛均匀，果实不软化，且耐贮藏的为好。

香蕉

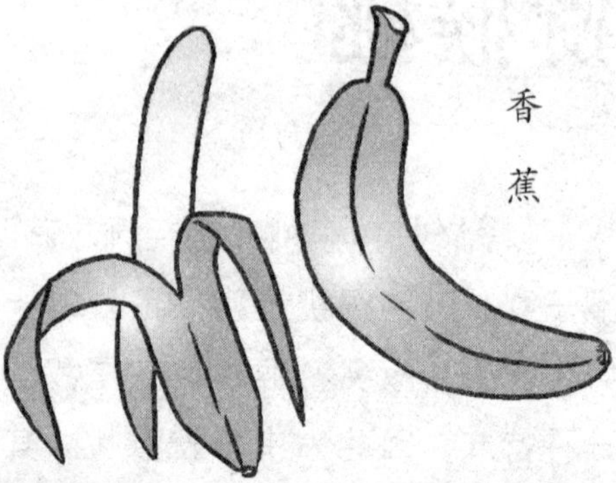

【释义】香蕉是人们喜爱的水果之一，因为生长时一叶舒展，一叶枯焦，所以又叫蕉果，原产地为印度和马来西亚，随后被传到了世界各地。因为它能排忧解烦，欧洲人称它为“快乐水果”，香蕉因为具有减肥的作用而受到女孩子的喜爱。据说佛祖释迦牟尼是吃了香蕉而获得智慧的，所以香蕉又被称为“智慧水果”。香蕉的香味清幽，肉质软糯，甜蜜可口，是许多人喜爱的水果，而且香蕉营养丰富，含钠很少、不含胆固醇，热量较低，含钾量很丰富，对高血压患者十分有益，含有称为“智慧之盐”的磷，又有丰富的蛋白质、糖、维生素 A、维生素 B、维生素 C 和维生素 E，还含有大量的微量元素镁和铁等，同时纤维素也多，堪称相当好的营养食品。香蕉上市时间长，便于运输，因此与苹果、梨以及柑橘一起并称世界“四大水果”。

【性味】味甘，性寒。

【功效】滋阴润肠，清热解毒。适用于热病烦渴、便秘、痔血。

【相克食物】香蕉＋芋头

两者同时食用，易导致腹胀。因为芋头含有较多的淀粉，一次吃得过多会导致腹胀。最好吃完一种后，另外一种相隔几个小时再吃，避免引起身体不适。

【选购指南】

选购香蕉时，要求果实肥大，果形整齐美观，色泽鲜艳，香气芬芳，皮薄，无损伤、霉烂柄、冻伤等。

枣

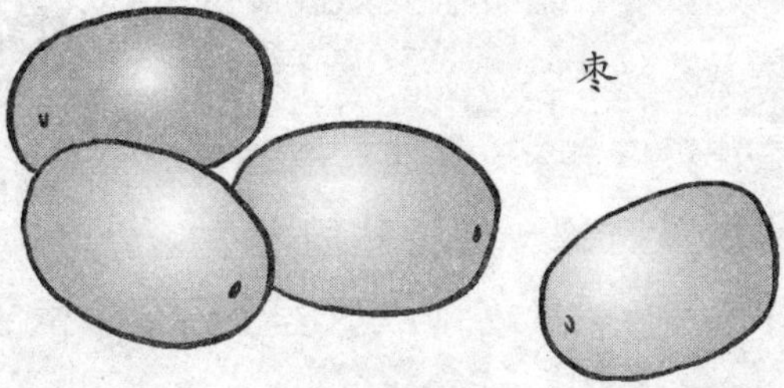

【释义】大枣，又名红枣。自古以来就被列为“五果”（桃、李、梅、杏、枣）之一，约有两千五百年的历史。大枣一般农历七月中旬上市，首先是清脆或红嫩的鲜枣上市，而后是红干枣上市。大枣最突出的特点是维生素含量高，有“天然维生素丸”的美誉。据现代医学临床研究证明，经常吃大枣的病人，健康恢复比单纯吃维生素药剂的人快3倍以上。

【性味】味甘，性平。

【功效】补益脾胃，滋养阴血，缓解药性。用于脾气虚所致的食少、泄泻，阴血虚所致的妇女脏躁症。

【相克食物】红枣＋大蒜

两者同食，引起消化不良，影响胃肠功能，甚至产生便秘。

【选购指南】

上等的鲜枣应该果肉肥厚，清脆香甜，皮红肉青，没有皱纹，没有虫害；上等的干枣应该周身老红，个大匀称，肉多核小，味道甘甜，没有任何病虫害，没有霉斑，没有伤痕。

荔枝

【释义】荔枝又称丹荔、妃子笑等，是我国特产的一种水果，为中国南方四大珍果之一，有“岭南果王”之称。荔枝的果实为圆形或心脏形，外皮有鳞状突起物，呈鲜红、紫红、青绿或清白色，果肉为半透明状的凝脂物，柔软多汁，含有丰富的糖分、蛋白质、多种维生素、脂肪、柠檬酸、果胶以及磷、铁等，是有益人体健康的水果。荔枝饱含浆汁，落口融化，香甜爽口，味道极佳，是北方水果所没有的一种特殊型夏季珍果。当年杨贵妃“一骑红尘妃子笑”的故事更令荔枝的声名远播海内外。

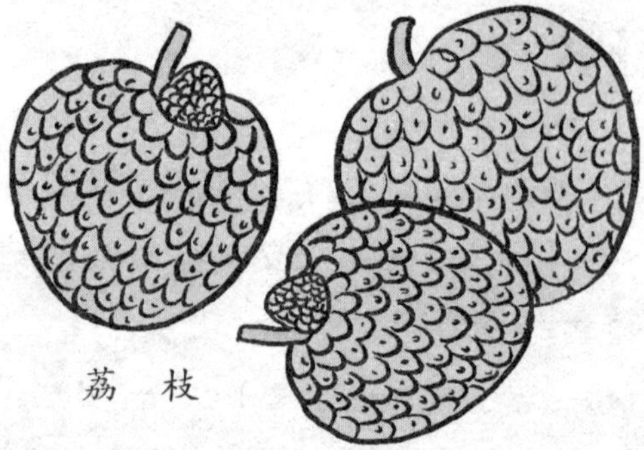

荔 枝

【性味】味甘、酸，性温。

【功效】生津，养血，理气止痛。用于烦渴、呃逆、胃痛、瘰疬、疔肿、外伤出血。

【相克食物】荔枝＋黄瓜

荔枝肉含有丰富的维生素C和蛋白质，黄瓜含有维生素C分解酶，两者同食会降低营养。

【选购指南】

荔枝以果实全红鲜艳，个大核小，肉厚洁白似水晶，汁多味甜，入口清香，果皮不破者为佳。

龙眼

【释义】龙眼有桂圆、益智、骊珠等别称，因其种子圆黑光泽，种脐突起呈白色，看似传说中的“龙”的眼睛，所以得名。龙眼树春季开花，终年长绿，秋季结果，桂月

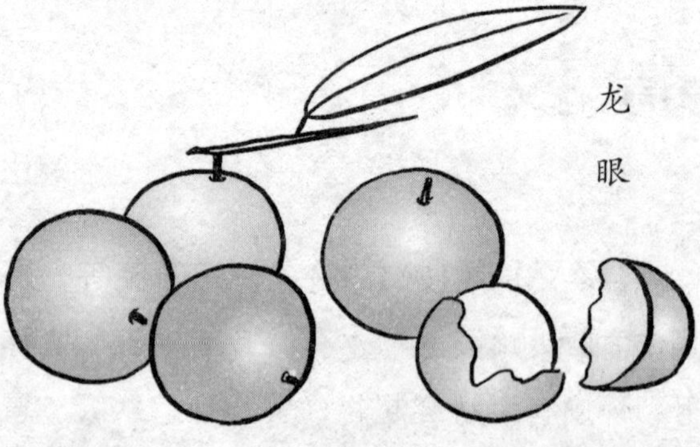

龙眼

(农历八月)成熟，故又称桂圆。龙眼大小似荔枝，剥去外壳后即可见到乳白色的果肉，透明，多汁，味甜。新鲜的龙眼肉质极嫩，汁多甜蜜，美味可口，实为其他果品所不及。

【性味】味甘，性平。

【功效】补益脾胃，补血安神。用于食欲不振、水肿、心悸、失眠、健忘等症。

【相克食物】龙眼+枸杞

桂圆性温热，不宜与枸杞同食。

【选购指南】

上等的龙眼要求果皮色泽黄褐色，可略带青色，壳薄而平滑，果实柔软而富有弹性，肉质莹白，呈半透明，味香甜，离核，核黑小，无破壳、软壳和流汁果。

山楂

【释义】山楂，又名山里红、红果、胭脂果，有很高的营养和医疗价值，味道甘酸，能够开胃，中老年人常吃山楂制品能增强食欲，改善睡眠，保持骨和血中钙的恒定，预防动脉粥样硬化，使人延年益寿，故山楂被人们视为"长寿食品"，一般用于制药或制成糖葫芦、山楂饼、山楂片、山楂糕、山楂丸等制品。

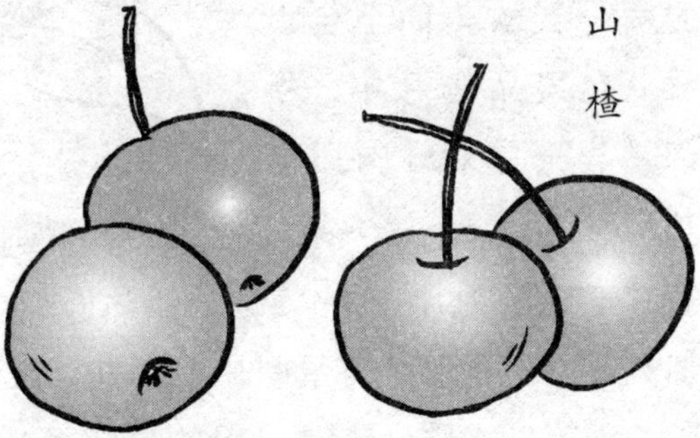

山楂

【性味】味酸、甘，性微温。

【功效】消食健胃，行气散瘀。适用于肉食积滞、胃脘胀痛、泻痢腹痛、瘀血闭经、产后瘀阻、疝气疼痛、高脂血症等症。焦山楂消食导滞作用增强。适用于肉食积滞、泻痢不爽。

【相克食物】 山楂+海鲜

山楂中含鞣酸较多，海鲜中含有丰富的蛋白质和钙，两者同食，易使钙质与鞣酸结合成鞣酸钙，影响营养吸收，甚至会让人腹痛、呕吐、恶心及腹泻。因此，山楂不宜与海鲜同食，以间隔 4 小时后再吃为宜。

【选购指南】

山楂以个大而均匀，色泽深红而鲜艳，果点明显，有香气，无蛀虫，无损伤，无皱皮为最佳。

桃子

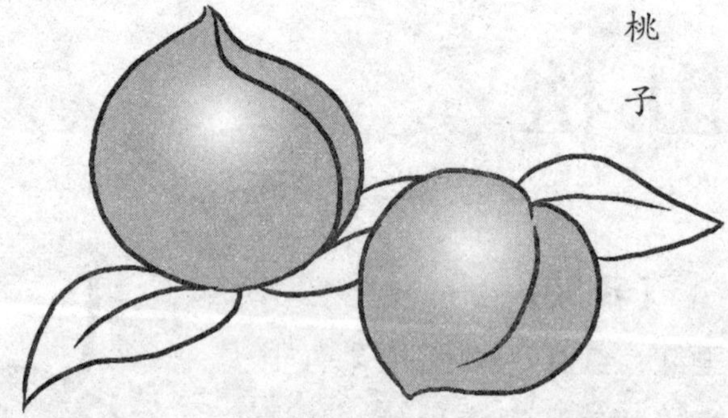

桃子

【释义】 桃子原产于我国，在汉武帝时沿着丝绸之路，传入波斯和印度，而后传入希腊，经罗马及欧美而至全世界。在果品资源中，桃以其果形美观、肉质甜美被称为“天下第一果”。千百年来人们总是把桃作为福寿祥瑞的象征，有“寿桃”“仙桃”的美称。俗话说鲜桃养人，主要是因桃子的营养价值高。桃子不仅含有蛋白质、脂肪，还含有多种维生素、果酸以及钙、磷、铁等矿物质，值得一提的是桃子的含铁量为苹果和梨的 4～6 倍，对缺铁性贫血大有补益。桃仁更是一味良药，有破血祛瘀、润燥顺肠的功效。

【性味】 味甘、酸，性温。

【功效】 生津，润肠，活血，消积。适用于伤津口渴、肠燥便秘、瘀血作痛、积滞内停等症。

【相克食物】桃子+烧酒

桃子性温，和烧酒同食，易导致上火。

【选购指南】

以皮薄、个大、甘甜或清香、果汁多、肉质厚、果味鲜美为佳。

苹果

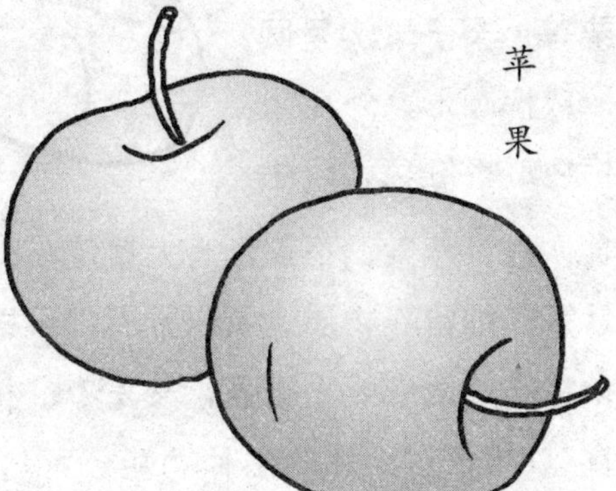
苹果

【释义】苹果，古称柰，酸甜可口，营养丰富，是世界上产量最多的水果，老幼皆宜。它的营养价值和医疗价值都很高，被越来越多的人称为“大夫第一药”，国外有句俗语叫“每天吃苹果，医生远离我”，中国人则常说“饭后吃苹果，老头赛小伙”。苹果越来越成为想要变得苗条人士的宠物，许多美国人把苹果作为瘦身的必备食品，每周要有一天，只吃苹果，号称“苹果日”。

【性味】味甘，性凉。

【功效】补心益气，润肺除躁，生津止渴，解暑醒酒，开胃通便。适用于消化不良、气壅不通者。挤汁服之，可消食顺气。

【相克食物】苹果+红薯

吃完红薯会分泌大量胃酸，再吃苹果，胃中生成不易溶解的凝块，肠胃常生不适。

【选购指南】

以个大匀称，色泽鲜嫩，无病虫害，酸甜适度，肉质硬脆，果味纯正为上品。对于红苹果来说，着色越多，品质越高。

第六节 坚果类

栗子

【释义】栗子，又名板栗、毛栗、风栗等，栗子果实呈圆形或椭圆形，外皮为棕色或棕红色，可生食，也可熟食，不仅含有大量淀粉，而且含有蛋白质、脂肪、B族维生素等多种营养物质，所以素有“干果之王”的美称。栗子历史悠久，分布极广，适应能力极强，又与枣、柿子被并称为“铁杆庄稼”“木本粮食”。栗子对人体的滋补功能，可与人参、黄芪、当归等媲美，对肾虚有良好的疗效，故又称为“肾之果”，是一种价廉物美、营养丰富的滋补品及补养的良药。

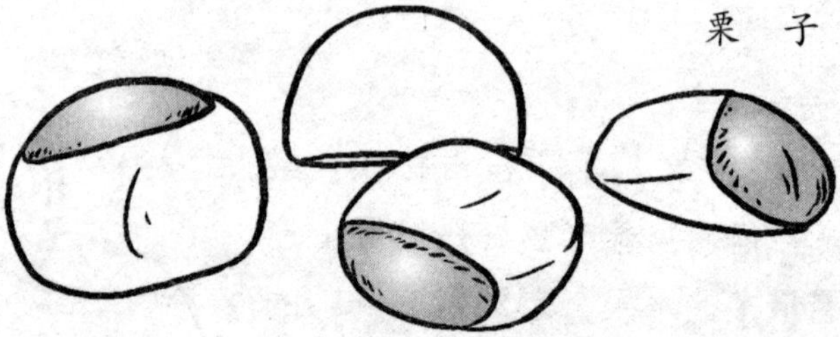

栗　子

【性味】味甘，性温。

【功效】补肾气，强筋骨，健脾胃，活血止血。用于反胃、泄泻、腰脚软弱、吐、衄、便血、疔疮、折伤肿痛、瘰疬。

【相克食物】板栗＋牛肉

板栗中的维生素E和牛肉中的微量元素发生反应，会削弱板栗的营养价值，且不易消化。

【选购指南】

质量好的栗子应该果实饱满，颗粒均匀，色泽正常，没有虫蛀，没有闷伤，没有霉烂，肉质细，甜味浓，带糯性。

花 生

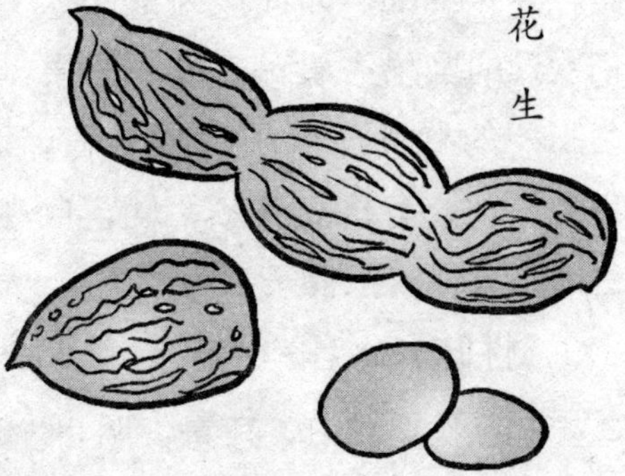

花生

【释义】花生又名落花生、地果等。花生能滋养补益，有助于延年益寿，所以民间称其为“长生果”。花生被全世界公认为是一种植物性高营养食品，被称为“绿色牛乳”，营养价值比粮食高，可与鸡蛋、牛奶、肉类等一些动物性食品媲美。花生含有大量的蛋白质和脂肪，特别是不饱和脂肪酸的含量很高，很适宜制成各种营养食品，和黄豆一样被誉为“植物肉”“素中之荤”。

【性味】味甘，性平。

【功效】养血补脾，润肺化痰，止血增乳，润肠通便。用于燥咳、反胃、脚气、乳妇奶少。

【相克食物】花生仁＋螃蟹

花生仁脂肪含量高达45%，属于油腻之物，当它遇寒凉之物螃蟹时易致腹泻。因此螃蟹与花生仁不宜同食，肠胃虚弱的人尤其要忌食。

【选购指南】

花生嫩吃时，嫩、小、稍白一些的油脂较少，味道较甜而不腻；熟吃以有胖香甘者为佳。

榛 子

【释义】榛子，又称为山板栗、尖栗、棰子等。它果形似栗子，卵圆形，外壳坚硬，黄褐色，果仁肥白而圆，有香气，含油脂量很大，吃起来味道像栗子，特别香美，余味绵绵，因此成为最受人们欢迎的坚果类食品，有“坚果之王”的称呼。榛子营养丰富，富含脂肪，有抗衰养颜之功，自古以来人们就把榛子视为珍果。

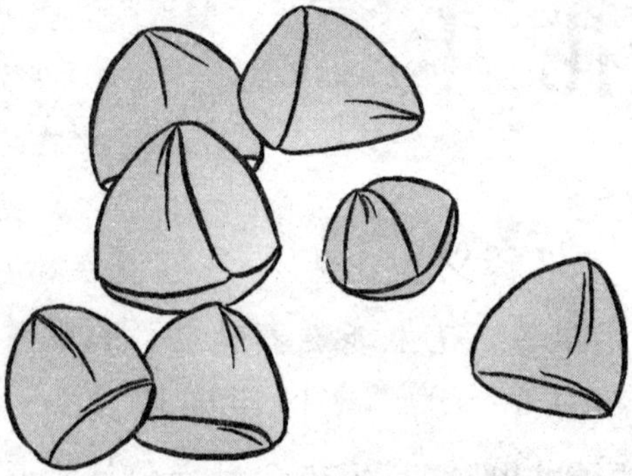
榛　子

【性味】味甘，性平。

【功效】调中，开胃，明目。适用于饮食减少、体倦乏力、易疲劳、眼花、肌体消瘦等症。

【相克食物】榛子+羊肉

两者本都不易消化，一起炖着吃或炒着吃，都不相宜，甚至还会引起呕吐。

【选购指南】

以粒大饱满，身干，色泽洁净光亮，空壳、坏仁少，无虫蛀者为佳。

核桃

【释义】核桃，又称胡桃、羌桃，原产我国西北，汉代张骞出使西域时带到中原栽培，因当时西北称为胡羌，故此得名。核桃春季开花，秋季结果，果实如乒乓球大小，晒干后有壳，壳内有果仁，可以生食、炒食，也可以榨油、配制糕点、糖果等，不仅味美，而且营养价值也很高，所以又被称做

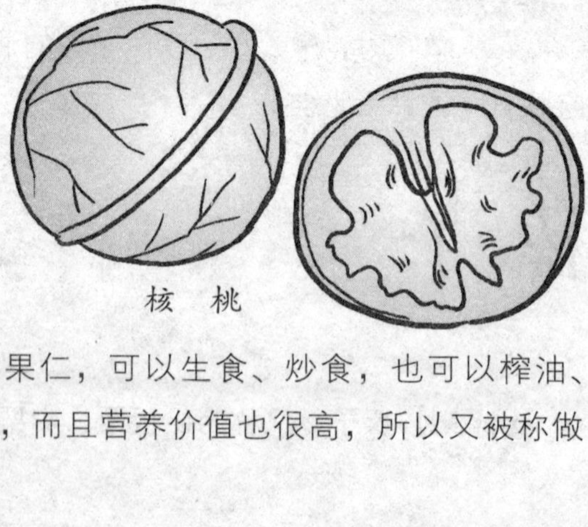
核　桃

“万岁子”“长寿果”。并与扁桃、腰果、榛子并称为世界著名的“四大干果”。

【性味】味甘，性温。

【功效】补肾纳气，滋阴润燥，化石通淋，补血益髓，治疗肾阳不足的咳嗽、气喘；阴液不足的便秘和肌肤干燥、须发早白、头晕、目花、腰膝酸软等症。

【相克食物】核桃仁+酒

核桃仁性热，多食生痰动火，而白酒甘辛大热，两者同食，易导致血热。特别是有咯血宿疾的人，更应忌食。如支气管扩张、肺结核患者，饮白酒即可引起咯血，不与核桃共食，也可致病。

【选购指南】

上等的核桃应该外壳鲜亮、白净、干燥，没有虫蚀和霉烂，外壳不是特别的坚硬，用手一捏即可破碎。

莲子

【释义】莲子，又名莲实、蓬莲子、藕实，大小如弹子，呈青色或青褐色，含有蛋白质、碳水化合物，并含有丰富的维生素和钙、磷、铁等矿物质，它有很好的滋补作用，是常见的滋补之品，对它的品评是“享清芳之气，得稼穑之味，乃脾之果也”。用它制成的冰糖莲子汤、银耳莲子羹，或者八宝粥，有很好的补养效果。莲子自古以来被视为补益的佳品，古人认为经常服用，百病可祛。

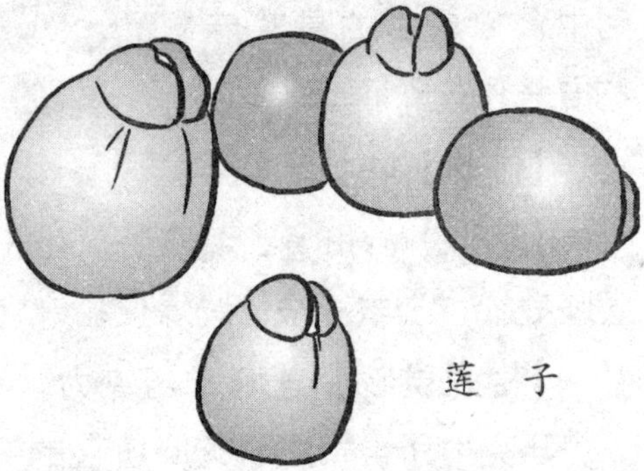

莲　子

【性味】味甘、涩，性平。

【功效】补虚损，养心安神，健脾止泻，补肾止遗。用于心虚或心肾不交所致的失眠、心悸、脾虚泄泻、遗精、尿频、白浊、带下等症。

【相克食物】莲子＋甲鱼

可引起中毒。

【选购指南】

以颗粒饱满、粒大均匀、种仁洁白、干燥者为优。

芝麻

【释义】芝麻又叫胡麻、脂麻等，是西汉张骞出使西域时带回的品种。芝麻既可食用又可榨油。古代养生学家陶弘景对它的评价是“八谷之中，惟此为良”。芝麻有两种，白芝麻以食用为好，黑芝麻补益药用较佳。人们日常生活中食用最多的是芝麻制品，即芝麻酱和芝麻油。

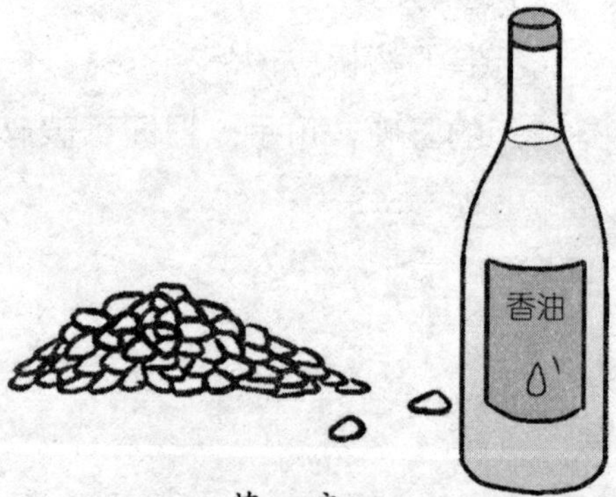

芝 麻

【性味】味甘，性平。

【功效】补肝肾，润五脏。用于肝肾精血不足的眩晕、须发早白、腰膝酸软、步履艰难、肠燥便秘等症。

【相克食物】芝麻＋巧克力

巧克力所含草酸与芝麻所含的钙容易形成不被人体吸收的草酸钙，从而影响消化和吸收。

【选购指南】

选购芝麻时，选购无杂质者，颗粒均匀的为佳。食用以白芝麻为好，补益药用则以黑芝麻为佳。

松子

【释义】松子，又叫罗松子、海松子、红松果等。唐代的《海药本草》中就有“海松子温胃肠，久服轻身，延年益寿”的记载。是老少皆宜的食物。松子状如米粒，大者如小栗子，为三角棱形。古人认为，松子是延年益寿的长寿果，有“多食松子，其寿如松”之说，故松子被视为“长寿果”，被称为“坚果中的仙品”，为人们所喜爱，对老人最为有益。

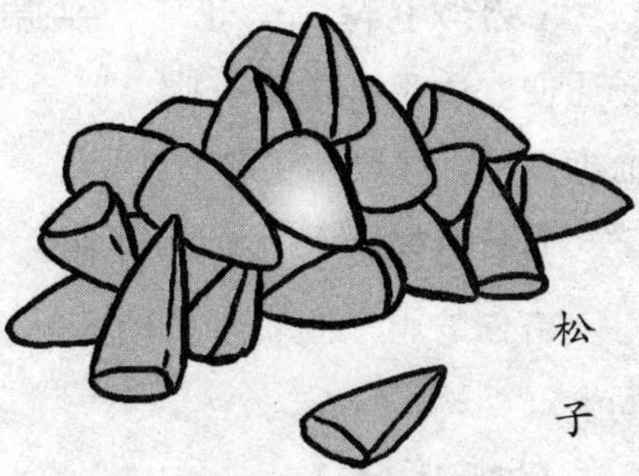
松子

【性味】味甘，性微温。

【功效】滋阴，息风，润肺，滑肠。用于风痹、头眩、燥咳、吐血、便秘等症。

【相克食物】松子＋黄豆

松子富含蛋白质，与含胰蛋白酶抑制剂的黄豆同食，能阻碍蛋白质的吸收，引发恶心、呕吐等症。

【选购指南】

优质的松子应该外壳色泽光亮，呈浅褐色，果仁肉质色白。

杏仁

【释义】杏仁是杏或山杏的种仁，有苦、甜两种。苦杏仁（山杏仁）可入药，甜杏仁可食用。杏仁含有蛋白质、脂肪、维生素和无机盐等营养成分以及人体必需的其他微量元素，其营养价值高，是一种健康的保健食品。

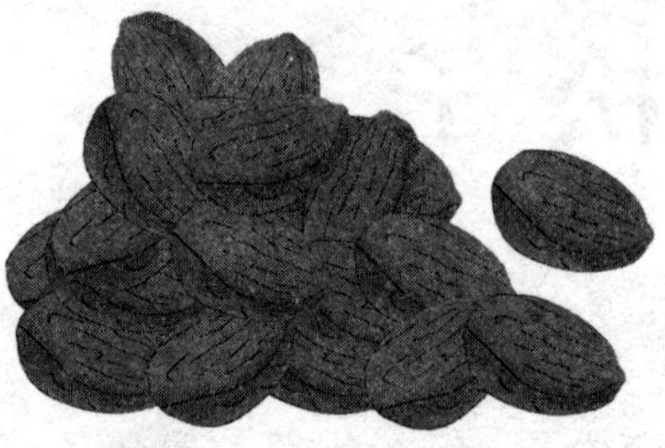

杏 仁

【性味】性温，味苦，有毒。

【功效】降气，止咳，平喘，润肠通便。适用于咳嗽气喘、胸满痰多、血虚津枯、肠燥便秘等症。

【相克食物】杏仁十小米

杏仁与小米同食，可使人吐泻，因此肠胃不好的人应尽量避免两者同食。

【选购指南】

以颗粒大、均匀、饱满、有光泽、皮纹清楚不深、仁肉白净者为佳。

葵花子

【释义】葵花子，又名向日葵子、天葵子等，在人们生活中是不可缺少的零食，可以生食，也可以熟食，是瓜子中的佼佼者。葵花子的品种很多，不但可以作为零食，而且还可以作为制作糕点的原料。葵花子含有丰富的油脂，是重要的榨油原料。葵花子油是营养学家大力推荐的高档健康油脂。

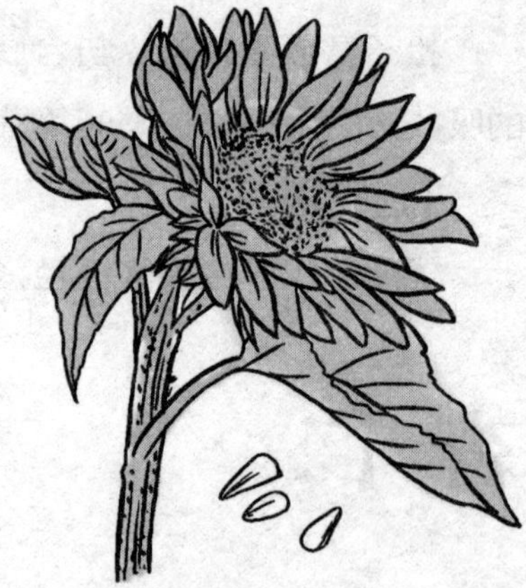

葵花子

【性味】味淡，性平。

【功效】滋阴，止痢，透疹。适用

于食欲不振、虚弱头风、血痢、麻疹不透及抗衰老作用。

【相克食物】 葵花子＋甜椒

葵花子中的维生素 E 遇到甜椒中的铁，会妨碍维生素 E 的吸收，不宜经常搭配食用。

【选购指南】

葵花子以子粒大而饱满，身干，无霉烂，无哈喇味，无嫩皮、蛀粒者为佳。

第七节　菌类

香菇

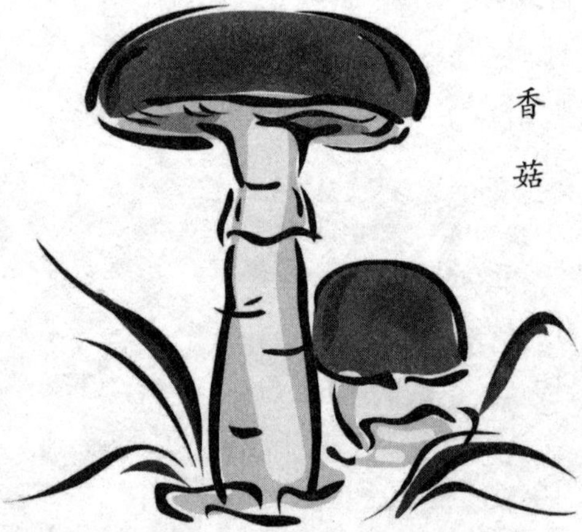

【释义】香菇又称香菌、冬菇。由于香菇的菌肉呈白色，肥厚，质滑嫩，有韧性，味道独特鲜美，香气沁人，营养丰富，不但位列草菇、平菇之上，而且素有“植物皇后”之誉，为“山珍”之一。香菇的营养非常丰富，具有高蛋白、低脂肪、多糖、多种氨基酸和多种维生素的营养特点，而且香菇中含有一般食品中罕见的伞菌氨酸、口蘑酸等，故味道特别鲜美，被称为“干菜之王”。

【性味】味甘，性平。

【功效】补气益胃，和血化瘀。适用于脾胃气虚所致的纳少便溏、不耐劳累、易感冒、气血两虚所致的少气乏力、头晕目花、夜寐欠佳等症，以及胃癌、冠心病、肝硬化等症。

【相克食物】香菇＋冷水

香菇不宜用冷水浸泡，因为香菇的鲜味是由于含有核糖酸的缘故。核糖酸只有在 60～80℃的热水中慢慢浸泡，才容易被水解成具有鲜味的乌苷酸，这样的香菇口感最好。把香菇泡在热水里，一定把有香菇蒂一面朝下浸泡，等香菇回软后，用手捏住香菇的柄轻轻旋转搓洗，这样可以使香菇里的泥沙沉下去。在热水里加点白砂糖，可以加快水分渗透香菇的速度。

【选购指南】

以菇香浓，菇肉厚实，菇面平滑，大小均匀，色泽黄褐或黑褐，菇面稍带白霜，菇褶紧实细白，菇柄短而粗壮，干燥，不霉，不碎的为优良品质。长得特别大的鲜香菇不要吃，因为它们多是用激素催肥的，大量食用可对机体造成不良影响。

银 耳

【释义】银耳，又叫白木耳、白耳子和雪耳，质量上乘者称作雪耳，因它形似人耳并呈银色而得名。它即是名贵的营养滋补佳品，又是扶正强壮之补药，其药用的价值历来与人参、鹿茸齐名，被人们誉为“菌中之冠”“山珍”，历代皇家贵族将银耳看做是嫩肤美容、“延年益寿”之上品。

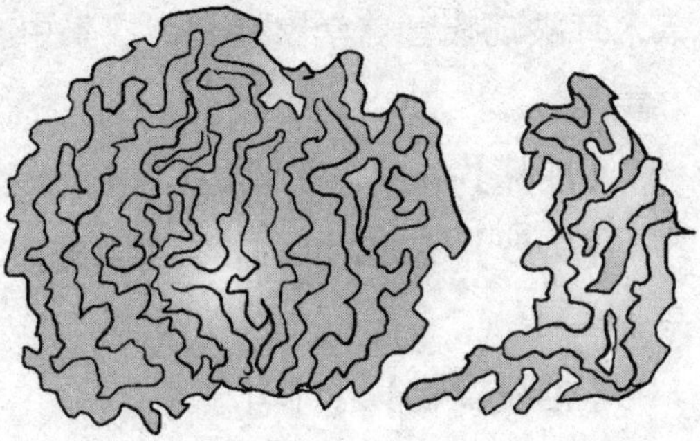

银 耳

【性味】味甘，性平。

【功效】滋阴润燥。用于肺胃阴虚所致的口干渴、便秘、咽喉干燥、干咳、咯血、阴虚液亏虚之症等。

【相克食物】银耳＋菠菜

两者搭配食用，会影响维生素C的吸收。

【选购指南】

以干燥、色白微黄、朵大体轻而有光泽、胶质厚，耳根已去除无杂质的为佳。

黑木耳

【释义】黑木耳，又称云耳、树耳、黑菜等，因形似人耳而得名。色泽黑褐，质地呈胶质状半透明，薄而有弹性，味道鲜美，营养丰富，可素可荤，其营养价值可与动物性食物相媲美。黑木耳能养血驻颜，祛病延年。黑木耳被现代营养学家盛赞为“素中之荤”。

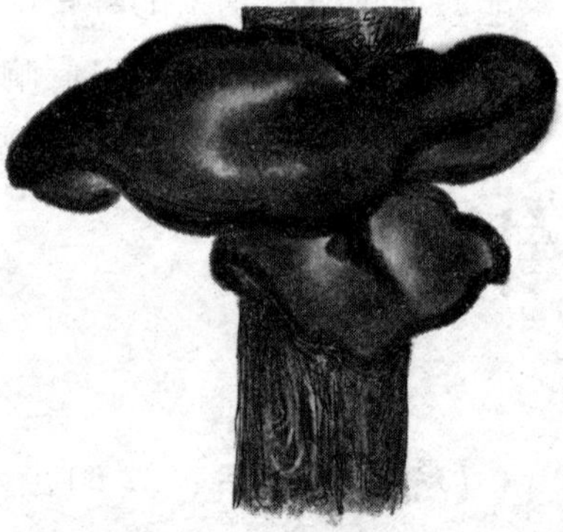
黑木耳

【性味】味甘，性平。

【功效】凉血，止血，补血。适用于肠风、血痢、血淋、崩漏、痔疮等症。

【相克食物】黑木耳＋茶

黑木耳中富含铁质，与含有单丁宁酸的茶同食，就会降低人体对铁的吸收。因此，不宜同吃。

【选购指南】

以色泽纯正、朵大肉厚、大小均匀、水发性好的春木耳为优。

第八节　调味品类

醋

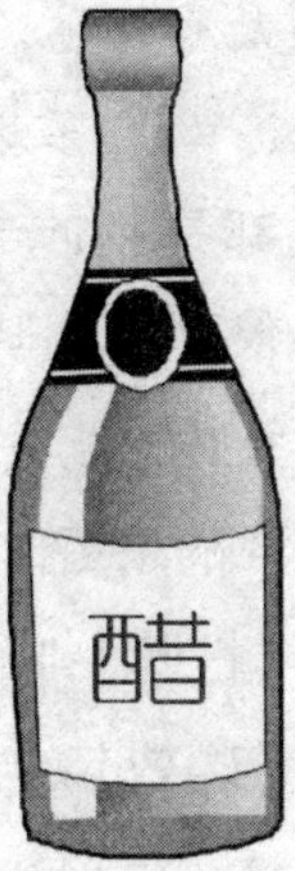

醋

【释义】食醋，古时写作醯，也称酢、苦酒、“食总管”等，其主要由高粱米、大米、酒糟发酵制成。在我国至少已有三千多年的食用历史。醋的种类很多，其中以醋和陈醋为日常食用的主要醋型。

【性味】味酸、苦，性温。

【功效】散瘀，止血，解毒，杀虫，调味。适用于产后血晕、黄疸、吐血、衄血、大便下血、阴部瘙痒、痈疽疮肿等症。醋还有一定的解药和解食物中毒的作用。

【相克食物】醋＋青菜

青菜中的叶绿素在酸性条件下加热极不稳定，其分子中的镁离子可能被酸中氧离子取代，而生成一种黯淡无光的橄榄脱镁叶绿素，使其营养价值大大降低。因此，烹炒青菜时不要放醋。

【选购指南】

1. 看标签：按照国家标准的要求，食醋产品标签上应标明总酸的含量。总酸含量是食醋产品的一种特征性指标，其含量越高说明食醋酸味越浓。看清生产日期，不要购买过期产品。

2. 看色泽、体态：酿造食醋具有琥珀色或红棕色，有光泽者为佳品。体态澄清、浓度适当，无悬浮物、沉淀的产品质量较好。

3. 闻香气、尝滋味：好的食醋应有食醋特有的香气和醋香，不得有不良气味。酸味柔和，回味绵长，有醇香，不涩，无异味。

葱

【释义】葱是人们喜爱的调味品，上部为青色的葱叶，下部为白色的葱白。北方以大葱为主，多用于煎炒烹炸，南方多以小葱为主，一般都是生吃或拌凉菜用。它不仅可作调味之品，有特殊的香味，能去荤、腥膻等油腻厚味及各种异味；而且还能防治疫病，有很强的杀菌作用，可谓佳蔬良药。

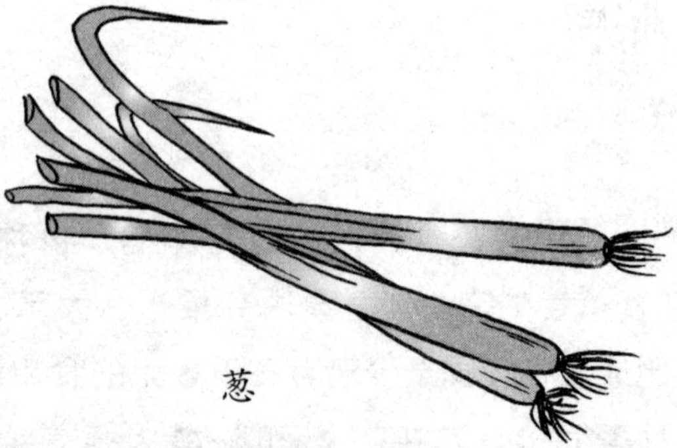
葱

【性味】味辛，性温。

【功效】发表，升阳，解毒，调味。适用于风寒感冒头痛鼻塞、虚寒腹痛、虫积、二便不通、痢疾、痈肿等症。作为调料使用，可增加特殊的香味，消除腥膻味，增进食欲，并能解鱼、肉之毒。

【相克食物】葱＋狗肉

狗肉性热，助阳动火；而生葱辛温助火；故狗肉最好不要与生葱同食，否则易上火而伤身。平时经常流鼻血的人，尤其应当忌葱与狗肉同食。

【选购指南】

上等的葱应该葱白较长，这样的容易保存。

大蒜

【释义】大蒜，又名蒜头，是烹饪中不可缺少的调味品，南北风味的菜肴都离不开大蒜。大蒜原产欧洲南部及中亚细亚，大约是汉朝张骞出使西域后才引进中国的。大蒜可调味，增加菜肴及汤类的香味，因而是全世界范围内使用率最高的调味品之一；又能防病健身，防止多种疾病，常被人们称誉为“天然抗生素”。

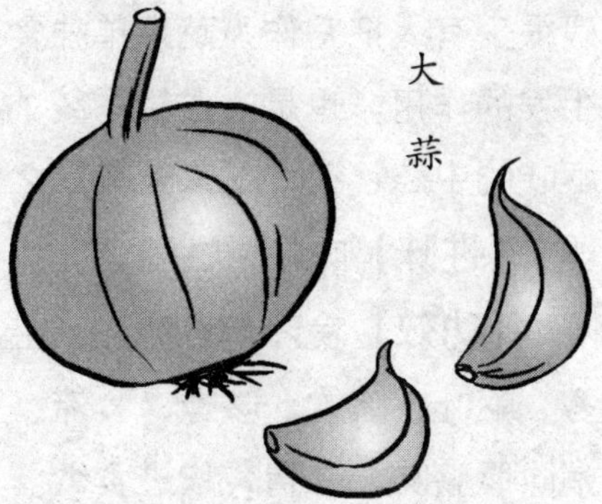

【性味】味辛，性温。

【功效】行气，温胃，消积，解毒，杀虫。适用于饮食积滞、脘腹冷痛、腹泻、痢疾、疟疾、百日咳、痈疽肿毒等症。并能防治感冒。作为调料使用，可以增加特有的香辣味，消除腥膻味，开胃，增进食欲。

【相克食物】大蒜+葱

两者都有强烈的刺激性，如果一起生吃，易导致腹痛、腹泻等症状。但是，两者在加热之后，其中具有强烈刺激性的二硫化物被分解，产生的甜味物质没有刺激性，用作炒菜时的调味品，是完全无须担心的。

【选购指南】

大蒜以瓣大、无病虫害、没有损坏的为优。

姜

【释义】姜又称生姜，原产东南亚，我国的种植史可追溯到战国以前，是一种极为重要的调味品。它可将自身的辛辣味和特殊芳香渗入到菜肴中，使之鲜美可口，味道清香，所以成为人们餐桌上一种重要的调味品，吃饭不香或饭量减少时吃上几片姜或者在菜里放上一点嫩姜，都能改善食欲，增加饭量，所以俗话说：“饭不香，吃生姜”。姜一

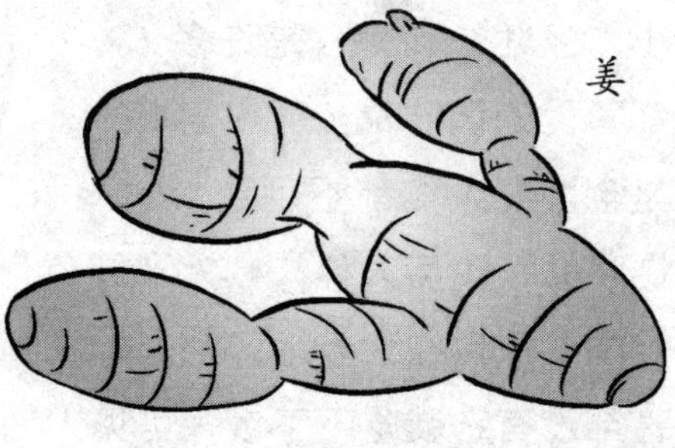

般很少有人把它作为蔬菜单独食用，不过它却是一味重要的中药材，有生发的作用，也是心血管系统的有益保健品。生姜是传统的治疗恶心、呕吐的中药，有“呕家圣药”之誉。

【性味】味辛，性温。

【功效】发汗解表，温肺止咳，温中止呕，调味。适用于感冒风寒、呕吐、痰饮、咳嗽、食滞、腹泻等症。调料用姜可以增加香辣味，消除腥膻味，开胃，增进食欲。

【相克食物】狗肉＋姜

狗肉和姜都是性温的食物，同食容易上火，尤其是阴虚内热者忌两者同食。

【选购指南】

上等的姜以块大饱满，色泽微黄，有香气的为佳。

辣椒

【释义】辣椒，又名尖椒、海椒，有辣、甜两种，甜辣椒个大、色青、皮厚，可以作为蔬菜食用，辣椒个小、色红、皮薄，是许多人都喜爱的调味品。干红辣椒是全世界人们都不可缺少的调味品，印度人称辣椒为“红色牛排”；墨西哥人将辣椒视为国食。在我国，辣椒在许多地区都是非常重要的调味品，在湖南、四川等地方，甚至没有它就吃不下饭，可见人们对它的钟爱。

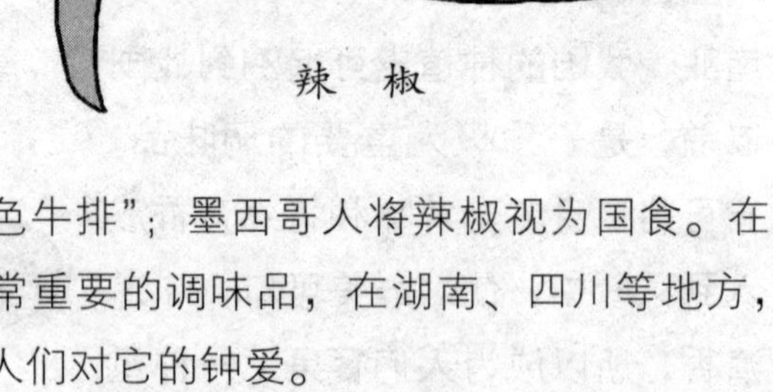

辣　椒

【性味】味辛，性热。

【功效】温中散寒，开胃消食，调味。适用于寒滞腹痛、呕吐、泻痢、冻疮、疥癣等症。调料用辣椒能增加香辣味，消除腥味，上色，开胃，增进食欲。

【相克食物】辣椒＋南瓜

南瓜中含有维生素 C 分解酶，能破坏辣椒中的维生素 C，所以两者不宜配食。

【选购指南】

辣椒以新鲜、色泽鲜艳、没有霉烂变质的为上品。

胡椒

【释义】胡椒又名昧履支、玉椒等，原产于印度、马来西亚、泰国等地，有黑、白两种。黑胡椒尤比白胡椒的辛辣味浓。其种子含有挥发油、胡椒碱、粗脂肪、粗蛋白等，是人们喜爱的调味品。胡椒气味芳香，有刺激性及强烈的辛辣味。

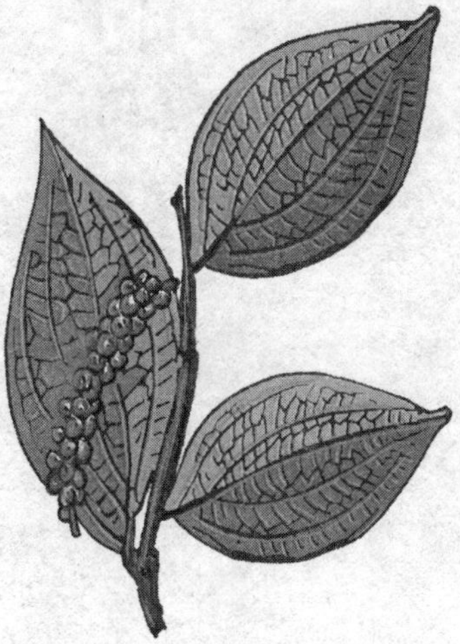

胡　椒

【性味】味辛，性热。

【功效】温中下气，消痰，解毒，调味。适用于寒痰食积、脘腹冷痛、呕吐清水、反胃腹泻等症。用作调料时能增加香辣味，消除腥味，增进食欲。

【相克食物】胡椒＋芥末

两者都是性热、味辛辣的香料，若同时过量食用，会刺激眼睛和胃肠黏膜，进而引起发炎。

【选购指南】

黑胡椒气芳香，味辛辣。以粒大、个圆、坚实、色白、气味强烈者为佳。

第三章

制作药膳常用的中药原料

药膳中的另一个原料来源便是中药，中药有着数千年的悠久历史，大部分的中药来自野生植物，小部分的取自动物。由于每味中药都具有独特的性能，与食物搭配时，其功效往往会相互影响，使原有的功效有所改变，因此，我们对药物的性味、功效和药理成分有详细的了解，依法则配伍，才能够安全食之。

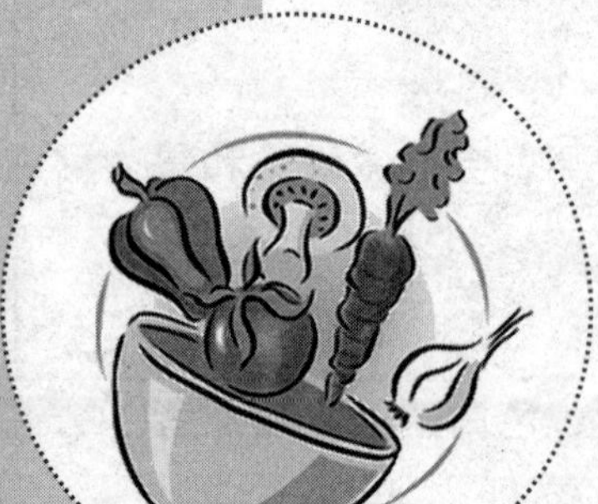

本章看点

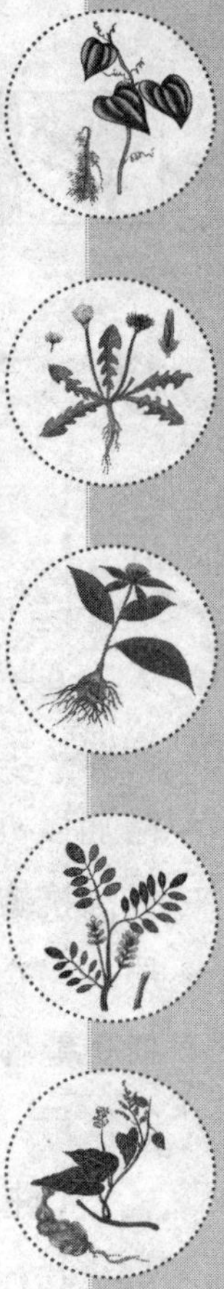

- 补气药
- 补血药
- 补阴药
- 补阳药
- 止咳化痰药
- 消食理气药
- 清热解毒药
- 利水消肿药
- 活血化瘀药
- 芳香化湿药

第一节　补气药

人参

【药理成分】含人参皂苷、人参酸、挥发油、糖类、胆碱、烟酸、维生素 B_1、维生素 B_2 等。能加强机体对有害刺激的抵抗力，提高抗疲劳能力；能增强大脑皮质的兴奋过程，有强心及促进造血机能作用，并有促进性腺机能的作用。

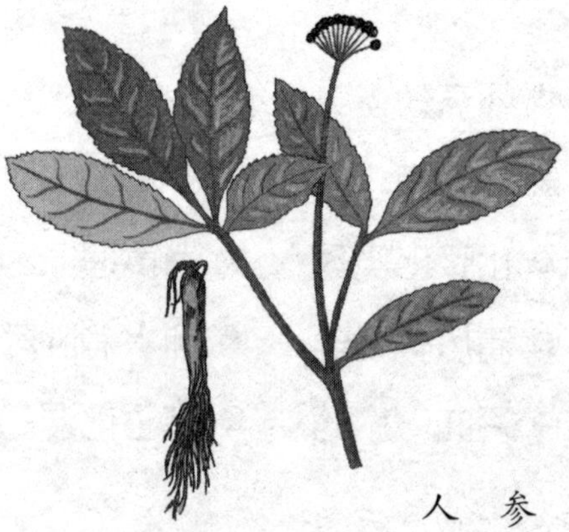
人　参

【性味】味甘、微苦，性温。

【功效】大补元气，补脾益肺，宁神益智，生津止渴。用于虚脱、心衰、气短、喘促、自汗肢冷、心悸与怔忡、久病体虚、神经衰弱等症。

【宜忌】本品服量过大，有兴奋、眩晕、皮肤瘙痒等不良反应。服人参应忌食萝卜、茶叶。

党参

【药理成分】含皂苷、蛋白质、维生素 B_1、维生素 B_2、蔗糖、菊糖、生物碱等。对神经系统有兴奋作用，能增强网状内皮系统的吞噬功能，提高机体抗病能力；能增强红细胞及血红蛋白而有补血作用；有降压及升高血糖作用；对化疗和放射疗法引起的白细胞下降，有使其升高的作用。

【性味】味甘，性平。

【功效】补中益气，养血补肺。用于气短、心悸、体倦乏力、食少便溏等症。

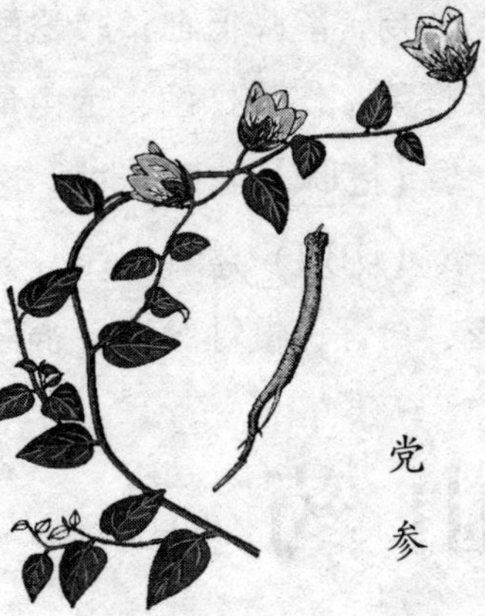

党参

西洋参

【药理成分】含人参皂苷、树脂、挥发油等。有强壮作用和镇静作用。

【性味】味甘、苦，性凉。

【功效】益气生津，润肺清热。用于阴虚所致少气、口干、口渴、乏力等症。

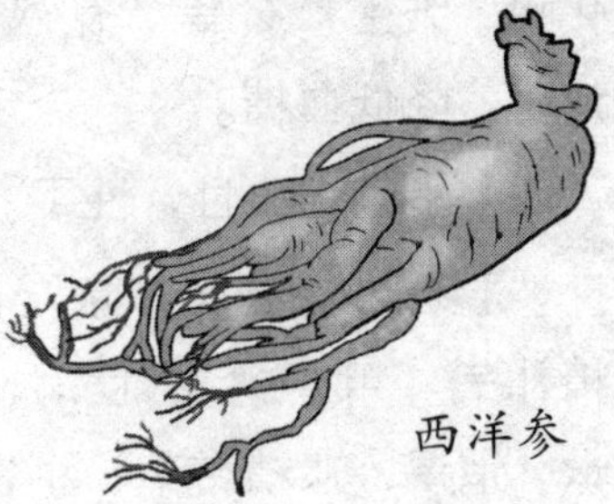

西洋参

五味子

【药理成分】含五味子素、苹果酸、柠檬酸、酒石酸、维生素 C、挥发油、糖类、树脂、鞣质等。能调节中枢神经系统的兴奋过程与抑制过程，使之趋于平衡，故能提高工作效率，减轻疲劳；有强心、降压及兴奋呼吸、兴奋子

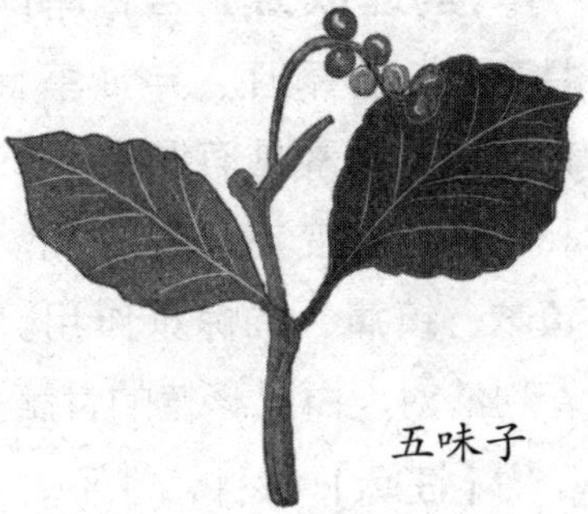

五味子

宫作用，能降低血清转氨酶，对肝脏有一定保护作用；对绿脓杆菌、痢疾杆菌、伤寒杆菌、金色葡萄球菌、人型结核杆菌等有抑制作用。

【性味】味酸、甘，性温。

【功效】益气生津，补肾养心，收敛固涩。用于肺虚喘嗽、津亏口渴、自汗、慢性腹泻、神经衰弱等症。

山药

【药理成分】含皂苷、黏液质、胆碱、淀粉、糖、蛋白质、自由氨基酸、多酚氧化酶、维生素C等。有营养作用，并能助消化，降低血糖。

【性味】味甘，性平。

【功效】健脾，除湿，益肺固肾，益精补气。用于脾虚泄泻、久痢、虚劳咳嗽、消渴、遗精带下、小便频数等症。

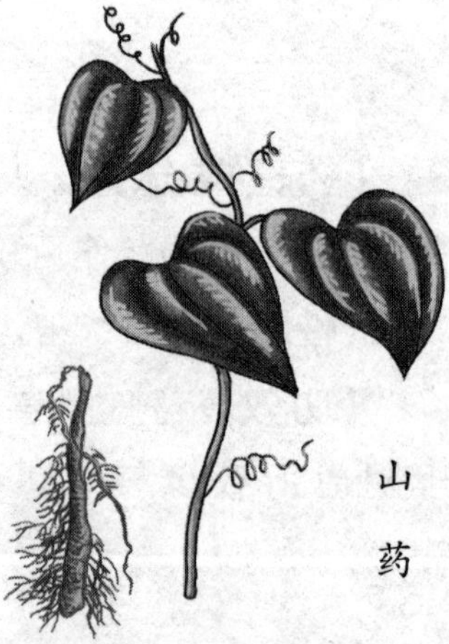

山药

甘草

【药理成分】含甘草酸、甘草素、异甘草素、甘草苷、异甘草苷等。动物实验证明，甘草素具有肾上腺皮质激素样作用和抗炎、抗变态反应作用。此外，尚具有镇咳、镇痛、抗惊厥作用。甘草所含的甘草次酸对大白鼠移植的骨髓瘤有抑制作用。

【性味】味甘，性平。

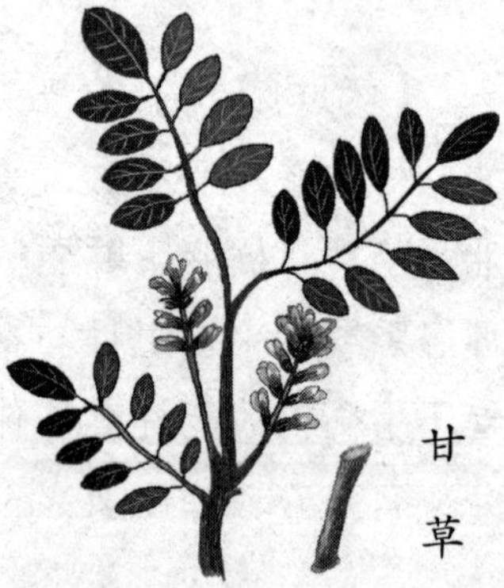

甘草

【功效】补脾和中，缓急止痛，润肺止咳，解毒，调和诸药。用于脾胃虚弱、脘腹疼痛、咳嗽、心悸、疮疡肿毒、中毒等症。

【宜忌】①湿邪内停所致的脘腹胀满、恶心呕吐、苔厚腻等症忌用。②甘草反大戟、芫花、甘遂、海藻。

白术

【药理成分】含挥发油，维生素A。有利尿，降血糖，抗凝血及强壮作用。

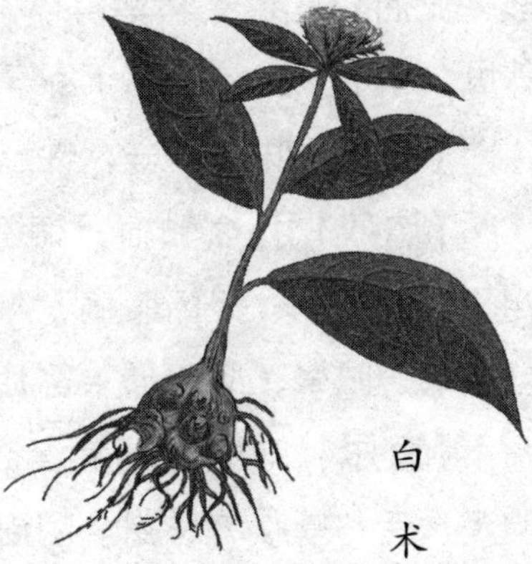

白术

【性味】味甘、苦，性温。

【功效】腱脾益胃，燥湿利水，益气止汗。用于脾胃虚弱、不思饮食、倦怠、少气、水肿、泄泻、自汗、胎动不安、小便不利等症。

【宜忌】阴虚燥渴及气滞胀满者忌用。

第二节　补血药

当归

【药理成分】含挥发油、蔗糖、维生素 B_{12}、维生素 A 类物质、棕榈酸、硬脂酸、不饱和油酸、亚油酸、β-谷甾醇等。具有调节子宫收缩，保肝，镇静，抗维生素 E 缺乏症及抗菌等作用。

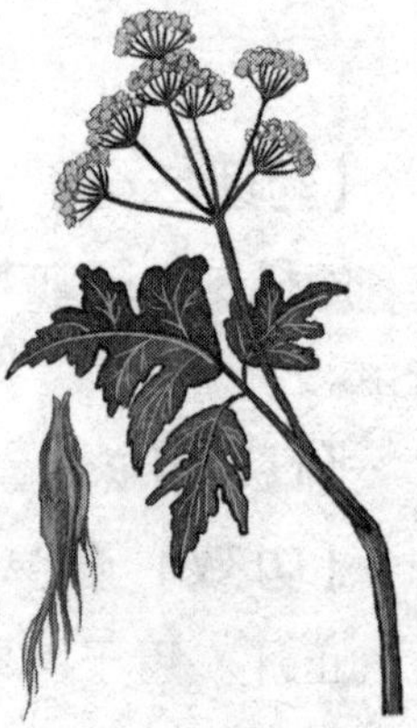

当　归

【性味】味甘、辛，性温。

【功效】补血和血，调经止痛，润燥滑肠。用于月经不调、经闭腹痛、癥瘕结聚、崩漏、血虚头痛、眩晕、肠燥便难等症。

【宜忌】脾虚湿盛之食欲不振，脘腹胀满、腹泻、舌苔厚腻者忌用。阴虚火旺盛者慎用。

熟地

【药理成分】含樟醇地黄素、糖类、维生素 A、甘露醇、氨基酸。有强心、利尿、降血压作用。

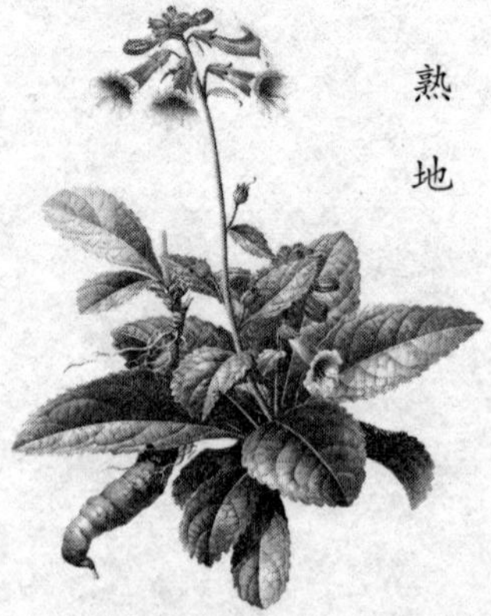

熟地

【性味】味甘，性微温。

【功效】滋阴补血。用于血虚及肺肾阴虚、腰膝痿弱、劳嗽骨蒸、遗精、月经不调、耳聋、目昏等症。

【宜忌】脾虚食少、气滞痰多及便溏者不宜用。

鸡血藤

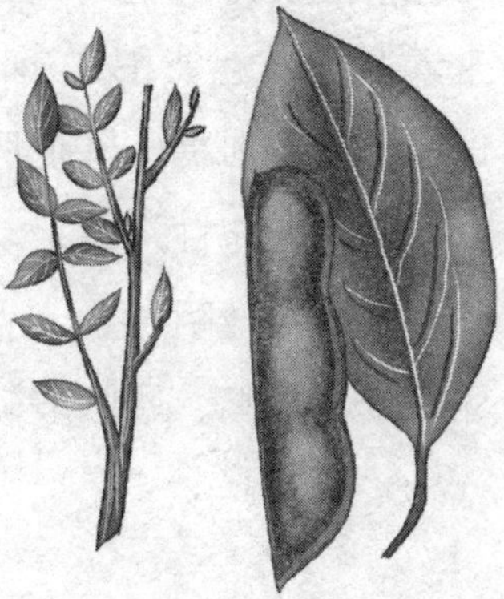
鸡血藤

【药理成分】含鸡血藤醇。煎剂对实验性贫血家兔有补血作用。

【性味】味甘、涩，性平。

【功效】行血补血，通经活络，强筋骨。用于腰膝酸痛、麻木瘫痪、月经不调等症。

何首乌

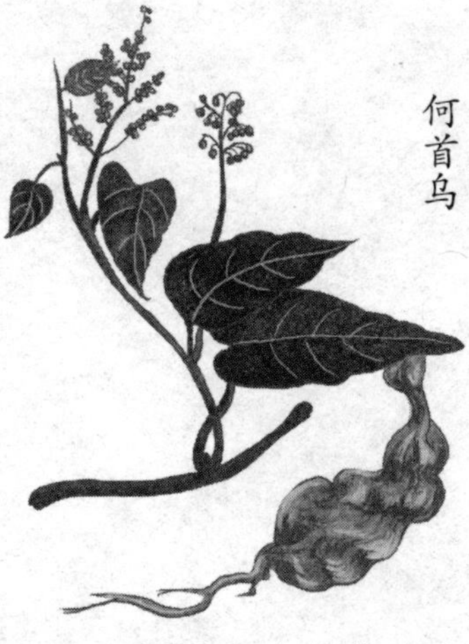
何首乌

【药理成分】含蒽醌类（主要为大黄酚、大黄素、大黄酸）、卵磷脂、淀粉、粗纤维等。能降低血清胆固醇，缓解动脉粥样硬化形成；卵磷脂有强壮神经作用，有缓泻作用，有肾上腺皮质激素样作用，对人型结核杆菌、福氏痢疾杆菌有抑制作用。

【性味】味甘、苦、涩，性微温。

【功效】制首乌补肝肾，益精血，乌须发。用于头晕耳鸣、头发早白、腰膝痿软、肢体麻木、高脂血症等。生首乌解毒、通便。用于便秘、痈疽、瘰疬等症。

【宜忌】①本品生用与制用功能有别。②忌用铁器煎药。

枸杞子

【药理成分】含胡萝卜素、维生素 C、维生素 B_1、维生素 B_2、烟酸、β-谷甾酸等。有保肝、降低血糖、降低胆固醇作用。

【性味】味甘，性平。

【功效】滋阴补血，益精明目。用于目昏、眩晕、耳鸣、腰膝酸软、糖尿病等。

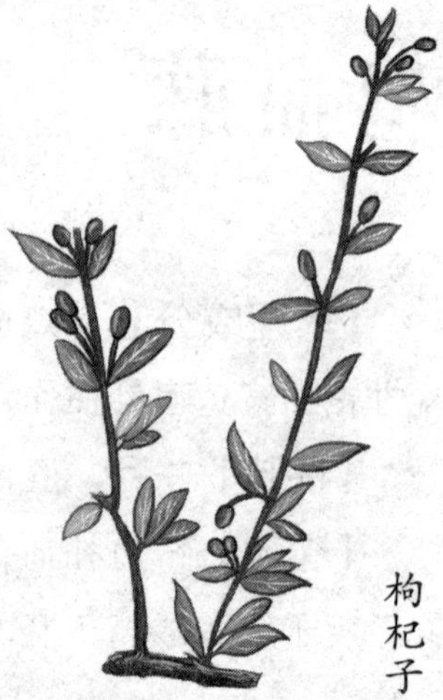

枸杞子

第三节　补阴药

玄参

【药理成分】含生物碱、糖类、甾醇、氨基酸、脂肪酸、挥发油、胡萝卜素等成分。有降血压、降血糖、解热和强心作用。

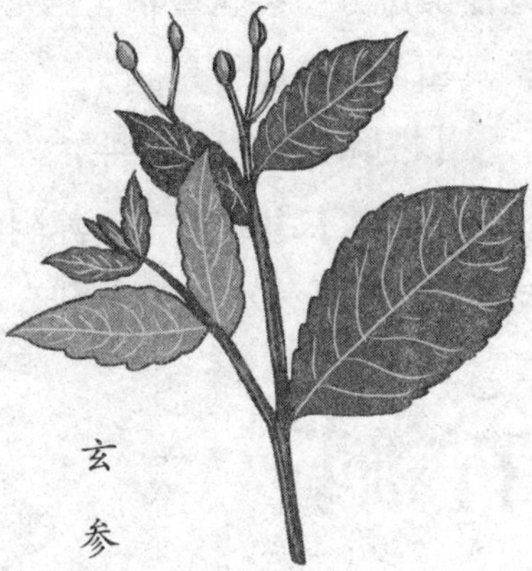

玄参

【性味】味苦、甘、咸，性微寒。

【功效】滋阴降火，除烦解毒。适用于热病伤阴、骨蒸劳热、温毒发斑、津伤便秘、咽喉肿痛、痈肿疮毒、瘰疬等症。

【宜忌】脾胃有湿及孕妇脾虚便溏者忌服。不宜与藜芦同用。

玉竹

【药理成分】含铃兰苷、铃兰苦苷及山萘酚、槲皮素和维生素 A、烟酸、淀粉、黏液质。小量有强心作用，大量能抑制心脏并能降血糖。

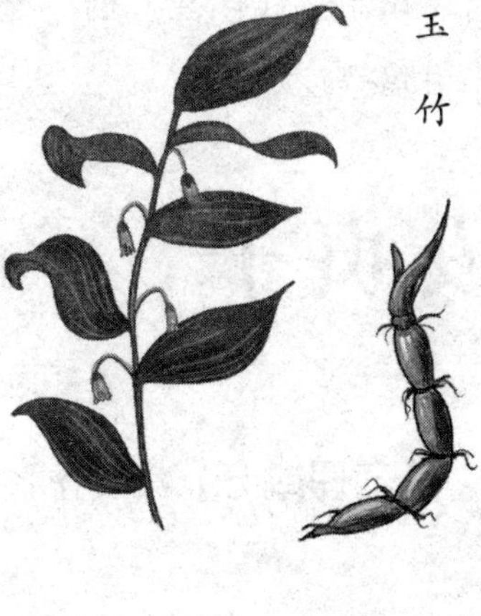

玉竹

【性味】味甘，性平。

【功效】养阴润燥，生津止渴。治热病伤阴、咳嗽、烦渴、虚劳发热、小便频数等症。

黄精

【药理成分】黄精含烟酸、黏液质、蒽醌类成分；多花黄精含强心苷。有抗菌、抗真菌、降血压作用。

【性味】味甘，性平。

【功效】补中益气，养阴润肺。用于体虚乏力、心悸气短、肺燥干咳、糖尿病等。

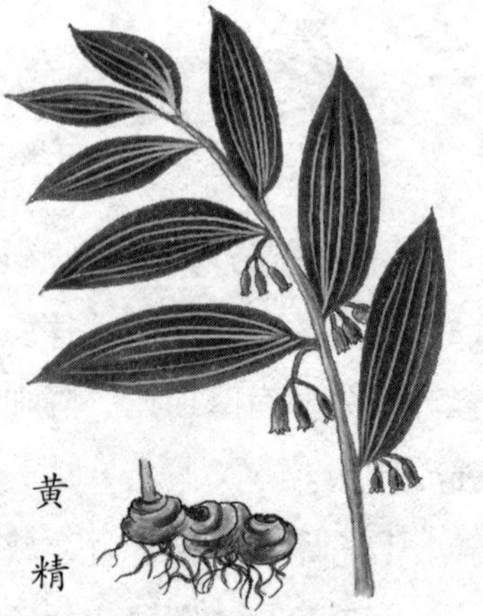
黄精

石斛

【药理成分】含黏液质、石斛碱、石斛次碱、石斛胺等。石斛碱有解热、镇痛作用，煎剂内服能促进胃液分泌而助消化。

【性味】味甘、淡，性微寒。

【功效】益胃生津，养阴清热，益精明目。用于热病伤津、口干烦渴、病后虚热、阴伤目暗等症。

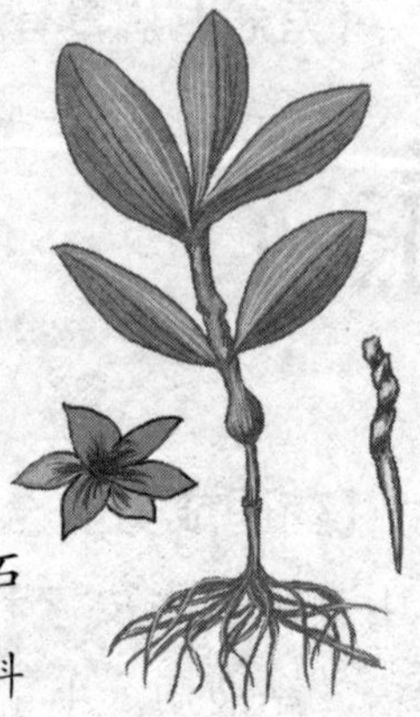
石斛

女贞子

【药理成分】果实含齐墩果酸、甘露醇、葡萄糖、脂肪酸。

【性味】味甘、苦，性微寒。

【功效】补肝肾，强腰膝，明目。用于阴虚内热、头晕、目花、耳鸣、腰膝酸软、须发早白等症。

【宜忌】脾胃虚寒泄泻及阳虚者忌服。

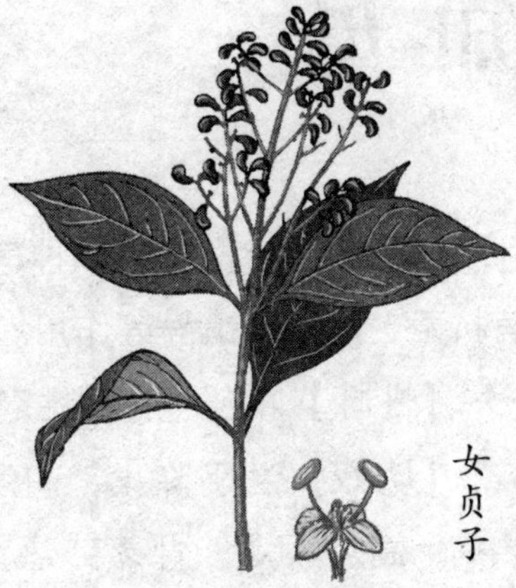

女贞子

旱莲草

【药理成分】含皂苷、挥发油、鞣质、维生素 A、旱莲草素。有止血作用。

【性味】味甘、酸，性凉。

【功效】养阴补肾，凉血止血。用于肝肾阴虚之眩晕、须发早白、吐血、衄血、尿血、便血、血痢、带下、淋浊等症。

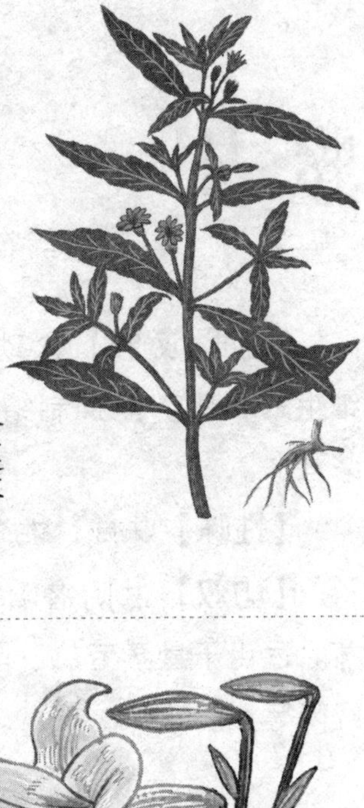

旱莲草

百 合

【药理成分】含多种生物碱、淀粉、蛋白质、脂肪等。煎剂对小鼠有止咳作用，并使肺灌流量增加。

【性味】味微苦，性平。

【功效】润肺止咳，清心安神。用于阴虚久咳、痰中带血、虚烦惊悸等症。

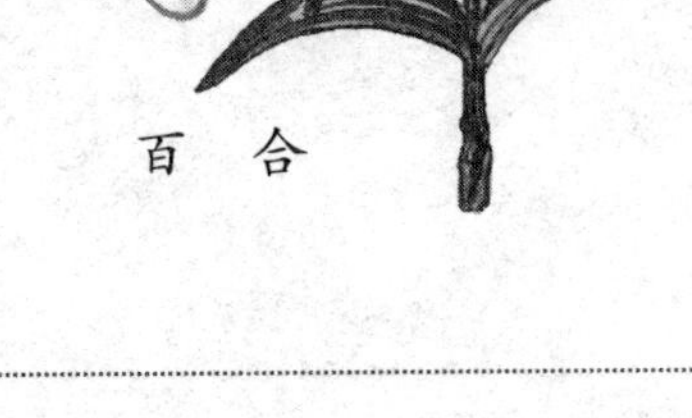

百 合

知母

【药理成分】含有多种皂苷、烟酸、黏液质。有抗菌、解热、镇静等作用。

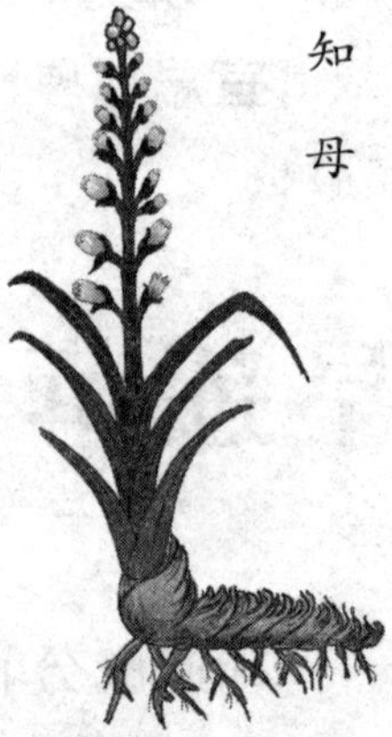

【性味】味苦、甘，性寒。

【功效】滋阴降火，润燥滑肠。适用于外感热病、高热烦渴、骨蒸劳热、肺热咳嗽、大便燥结、小便不利。

【宜忌】脾胃虚寒、大便溏泻、胃气亏损者忌用。

鳖甲

【药理成分】含动物胶、角蛋白、碘、维生素D等。能抑制结缔组织增生，增加血浆蛋白。

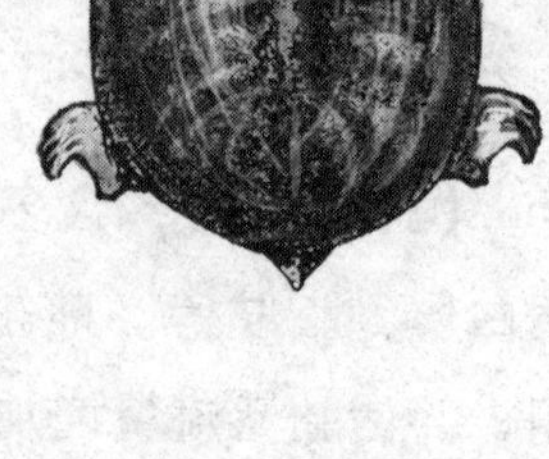

【性味】味咸，性微寒。

【功效】滋阴潜阳，软坚散结，退热除蒸。适用于骨蒸劳热、阴虚发热、虚风内动、经闭等症。

第四节　补阳药

山茱萸

【药理成分】含维生素 A、山茱萸甙、皂苷、鞣质、熊果酸、没食子酸、苹果酸、酒石酸等。有利尿及降压作用；对痢疾杆菌、金黄色葡萄球菌及某些皮肤真菌有抑制作用；对因化学疗法及放射疗法引起的白细胞下降有升高作用。

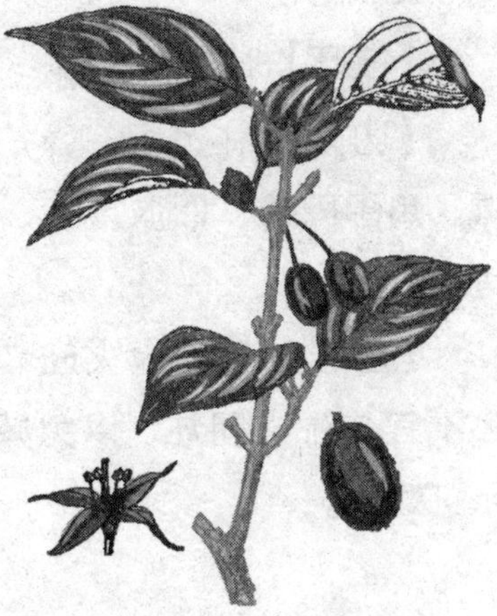

山茱萸

【性味】味甘、酸，性微温。

【功效】补益肝肾，敛汗涩精。用于耳鸣眩晕、腰膝酸软、自汗盗汗、小便频数、遗精、月经过多等症。

淫羊藿

【药理成分】含羊藿苷、植物甾醇、挥发油、鞣质、油脂、维生素 E 等。能兴奋性机能；有降压作用；对金黄色葡萄球菌、肺炎双球菌、结核杆菌有抑制作用。

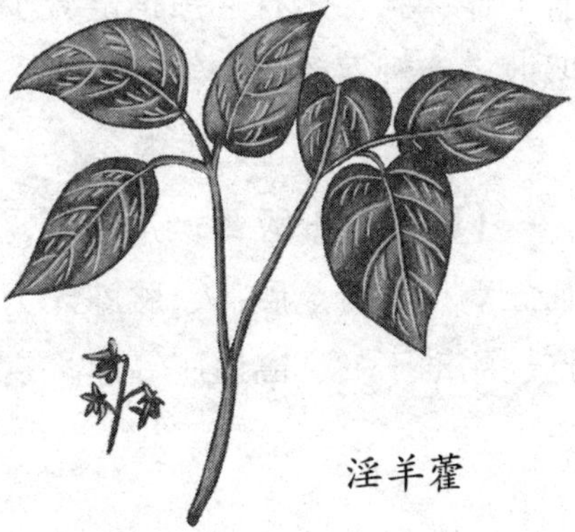

淫羊藿

【性味】味辛、甘，性温。

【功效】补肾壮阳，强筋骨，

祛风湿。用于阳痿、腰膝痿弱、四肢麻痹、健忘等症。

仙茅

【药理成分】含树脂、鞣质、脂肪、淀粉等。

【性味】味辛，性热，有小毒。

【功效】补肾阳，强筋骨，祛寒湿。用于阳痿、四肢麻痹、腰膝冷痛等症。

【宜忌】凡阴虚火旺者忌服。本品不宜与牛肉同炖，以免减效。用量不可过大。

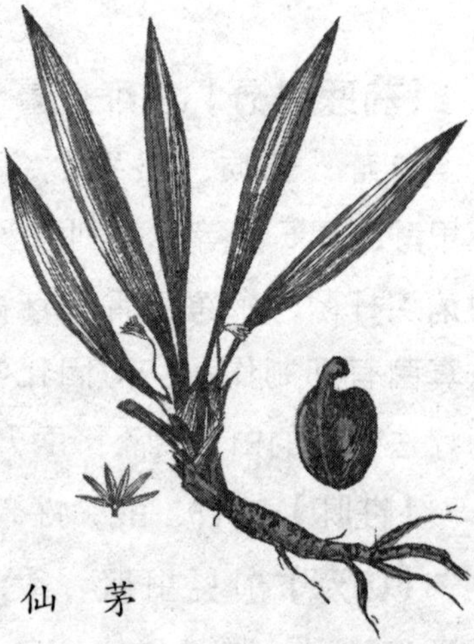

仙　茅

杜仲

【药理成分】含杜仲胶、树脂、糖甙、有机酸等。有降压作用。炒杜仲比生杜仲作用强，炒杜仲煎剂能减少胆固醇的吸收，有利尿作用和镇静作用。

【性味】味甘，性温。

【功效】补肝肾，强筋骨，安胎，降血压。用于肾虚腰痛、腰膝无力、先兆流产、胎动不安、高血压等症。

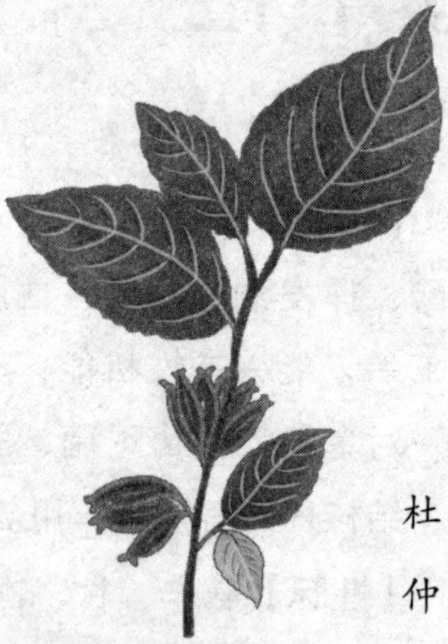

杜仲

锁阳

【药理成分】含花色苷、三萜皂苷、鞣质等。

【性味】味甘，性温。

【功效】补肾壮阳，润肠通便。用于腰膝酸软、阳痿、滑精、肠燥便秘等症。

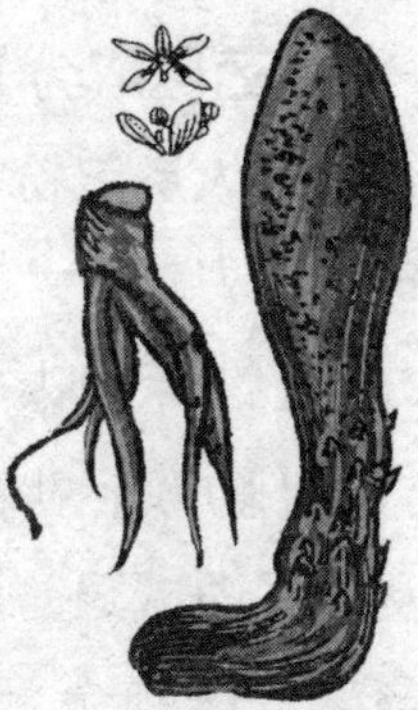

锁阳

肉苁蓉

【药理成分】含微量生物碱及结晶性中性物质等。有降压、促进唾液分泌等作用。

【性味】味甘、咸，性温。

【功效】补肾益精，强筋健骨，润肠通便。用于腰膝酸软、阳痿、女子不孕、肠燥便秘等症。

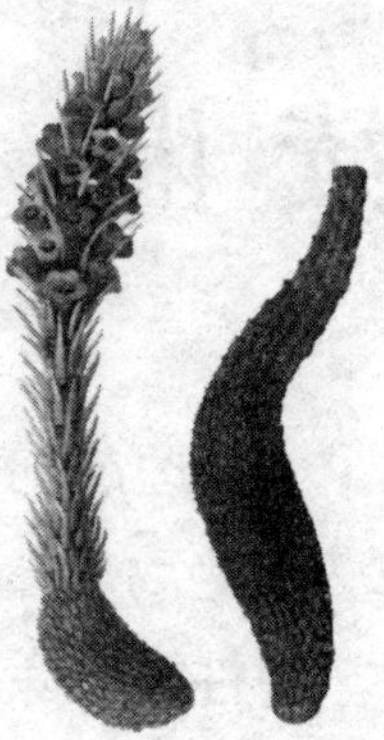

肉苁蓉

骨碎补

【药理成分】含葡萄糖、淀粉、柚皮苷等。在试管内能抑制葡萄球菌的生长。煎剂与硫酸链霉素同用，能明显减轻硫酸链霉素的毒性反应。

【性味】味苦，性温。

【功效】补肾，接骨，活血，生发。用于跌打损伤及肾虚、牙齿松动、耳鸣，外治斑秃。

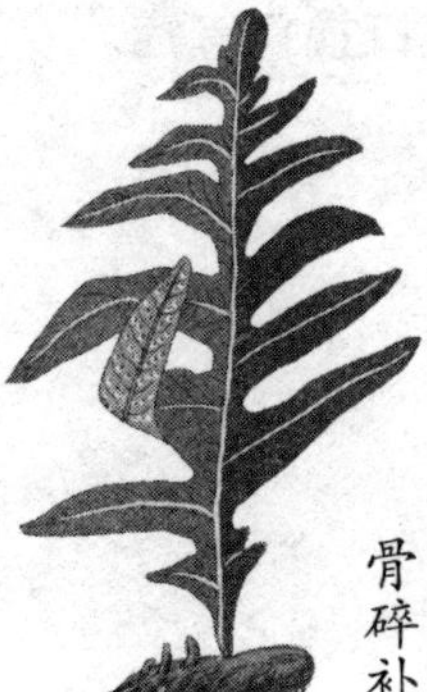

骨碎补

菟丝子

【药理成分】含树脂样配糖体、维生素A、大量淀粉等。能增强离体蟾蜍心脏的收缩力；对犬的离体子宫有收缩作用。

【性味】味辛、甘，性平。

【功效】补肾益精，养肝明目，安胎。用于视力减退、耳鸣、阳痿、遗精、腰膝酸软、尿频余沥、先兆流产、胎动不安等症。

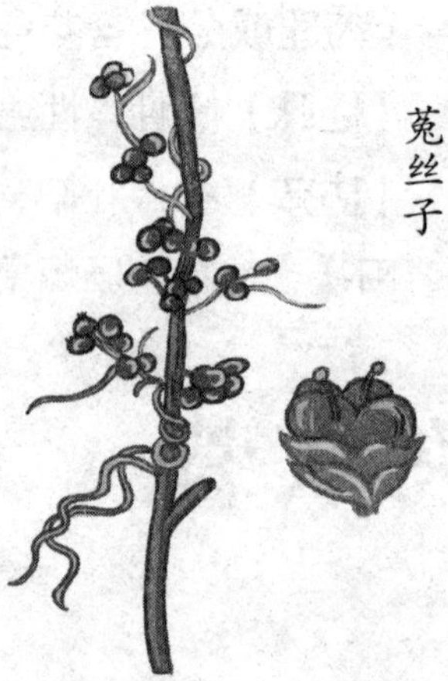
菟丝子

续断

【药理成分】含续断碱、挥发油、维生素E及有色物质等。对肺炎球菌有抑制作用。

【性味】味苦、辛、甘，性微温。

【功效】补肝肾，强筋骨，通血脉，安胎。用于腰膝酸软、关节酸疼、崩漏、先兆流产、跌打损伤等症。

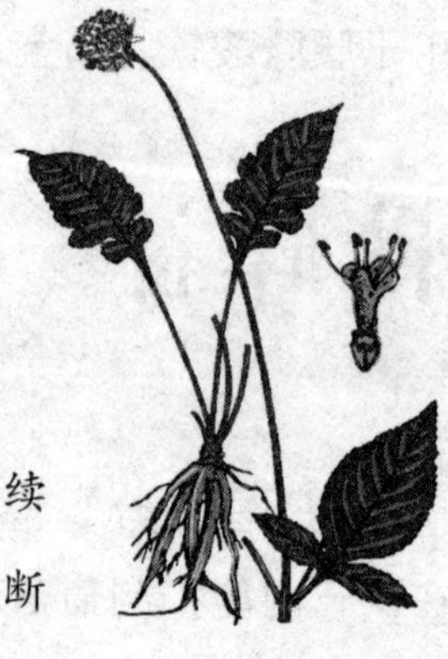
续断

第五节 止咳化痰药

桔梗

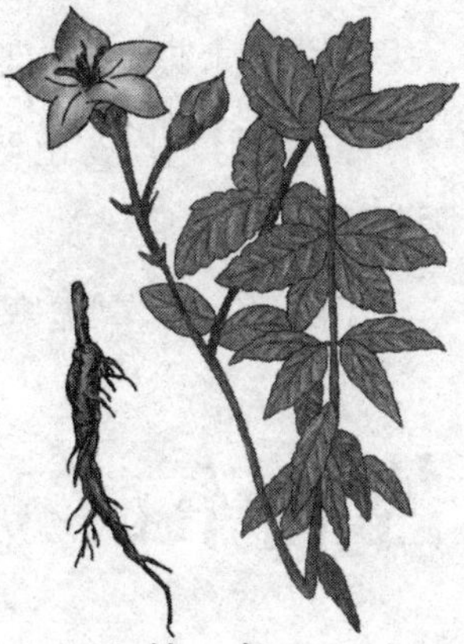

桔 梗

【药理成分】含桔梗皂苷、桔梗酸等成分。具有祛痰、抗炎、降胆固醇等作用。

【性味】味甘、苦，性微温。

【功效】宣肺祛痰，利咽，排脓。适用于咳嗽痰多、胸闷不畅、咽痛声嘶、肺痈吐脓、疮疡脓肿等症。

【宜忌】胃溃疡、胃出血者忌大量内服。

半夏

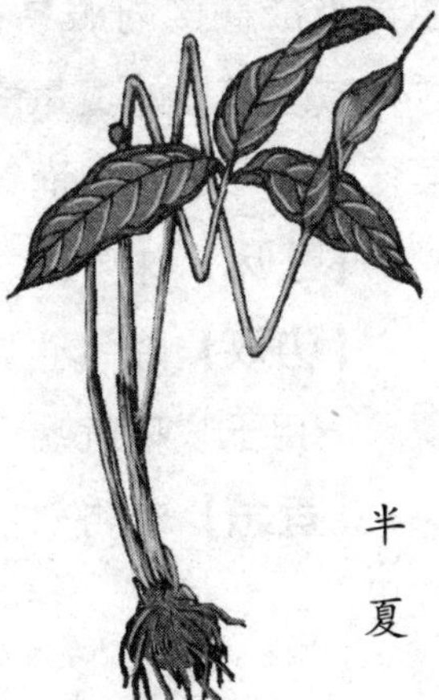

半夏

【药理成分】含挥发油、氨基酸、β-谷甾醇、胆碱、生物碱、葡萄糖苷和醛类等。具有镇咳、祛痰及止吐等作用；所含的葡萄糖醛酸的衍生物有显著的解毒作用。

【性味】味辛，性温，有毒。

【功效】燥湿化痰，降逆止呕，消痞散结。适用于湿痰咳嗽、呕吐反胃、胸膈胀满、眩晕不眠等症。

【宜忌】一切血证及阴虚燥咳、津伤口渴者忌服。

川贝母

【药理成分】含贝母碱、西贝母碱等多种生物碱。具有降低血压作用。

【性味】味苦、甘，性微寒。

【功效】化痰止咳，润肺散结。适用于阴虚燥咳、咳痰带血。

【宜忌】脾胃虚寒及湿痰者不宜用。

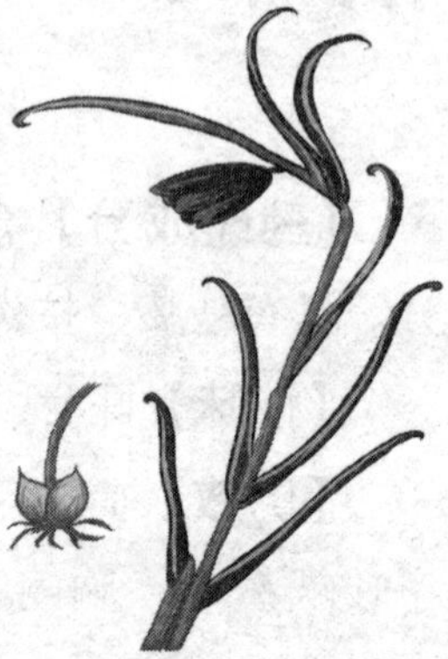

川贝母

苦杏仁

【药理成分】含苦杏仁苷等成分。苦杏仁苷经苦杏仁酶水解，产生氢氰酸和苯甲酸，氢氰酸是剧毒物质。所以苦杏仁直接内服易中毒，煎熬后毒性大减。微量的氢氰酸不致引起中毒，可作用于呼吸中枢而镇咳平喘。

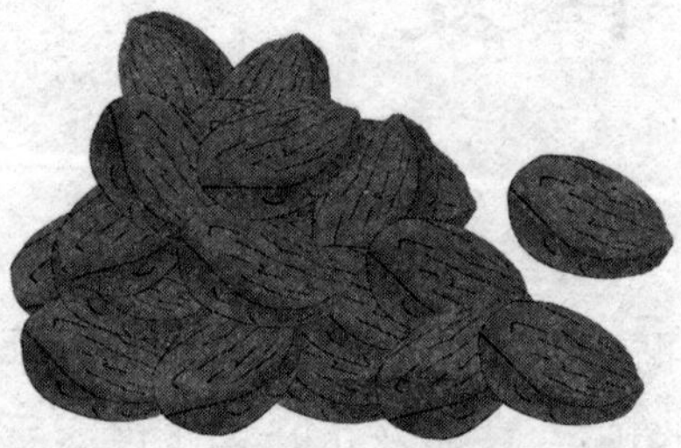

苦杏仁

【性味】味苦，性微温，有小毒。

【功效】降气止咳平喘，润肠通便。适用于咳嗽气喘、胸满痰多、血虚津枯、肠燥便秘等症。

【宜忌】苦杏仁有小毒，用量宜控制。阴虚咳嗽及大便溏泻者不宜用。

香附子

【药理成分】含挥发油、酚类物质、葡萄糖、果糖、淀粉等。能抑制子宫平滑肌收缩，并能缓和其肌张度；水煎剂有降低肠管紧张性和拮抗乙酰胆碱的作用；对某些真菌有抑制作用；有镇痛作用。

【性味】味甘、辛、微苦，性平。

【功效】疏肝理气，调经止痛。适用于肝胃不和气郁不舒、胸肋脘腹胀痛、痛经、月经不调、肝郁食积等症。

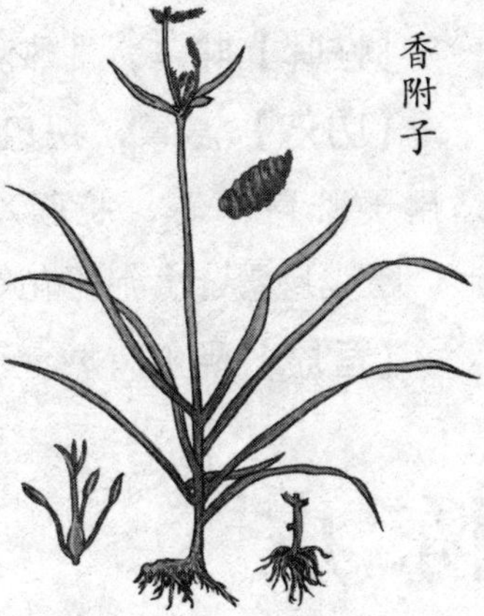
香附子

茴香

【药理成分】含挥发油（茴香油）等，能增强胃肠蠕动，排除胃肠中积气，因而有助于缓解痉挛，减轻疼痛。

【性味】味辛，性温。

【功效】祛寒止痛，行气健脾。适用于胃寒胀痛、小腹冷痛、痛经、疝痛、睾丸肿痛、鞘膜积液等症。

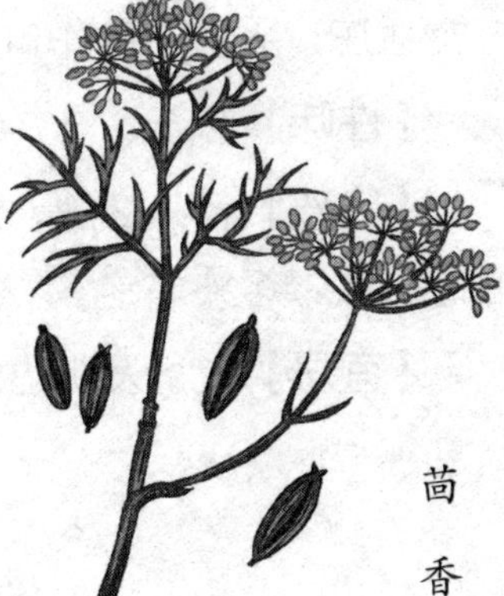
茴香

高良姜

【药理成分】根茎含挥发油、黄酮类、高良姜素、山柰素、山柰酚、槲皮素、高良姜酚等。煎液对多种细菌有不同程度的抗菌作用。

【性味】味辛，性热。

【功效】温胃，祛风，行气，止痛。适用于脾胃中寒、脘腹冷痛、呕吐、泻泄、噎膈反胃、食滞不化等症。

【宜忌】阴虚有热者忌服。

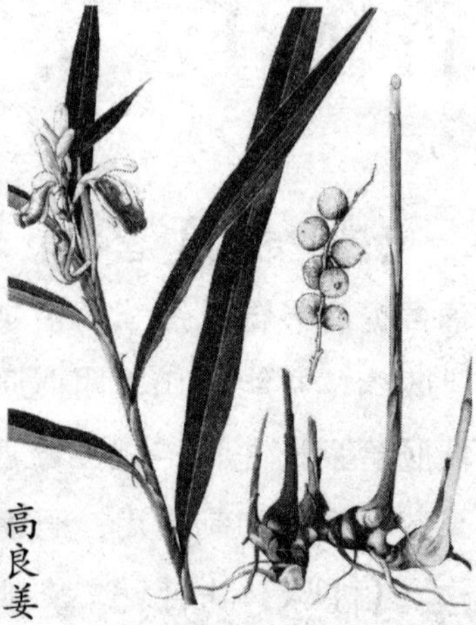
高良姜

陈 皮

【药理成分】含挥发油、橙皮苷、维生素 B_1、维生素 C 等。挥发油对消化道有缓和作用，利于胃肠积气的排出；能促进胃液分泌，有助于消化；能刺激呼吸道黏膜，使分泌增多，痰液稀释，有利于排出；有升高血压、兴奋心脏作用；橙皮苷有降胆固醇作用。

【性味】味苦、辛，性温。

【功效】行气健脾，燥湿化痰，降逆止呕。适用于脘腹胀满、嗳气呕吐、咳嗽多痰等症。

【宜忌】气虚及阴虚燥咳患者不宜用。

木香

【药理成分】含挥发油、生物碱、菊糖等。云木香对支气管平滑肌及小肠平滑肌有解痉作用；有降压作用；对伤寒杆菌、痢疾杆菌、大肠杆菌、多种真菌有一定抑制作用。

【性味】味辛、苦，性温。

【功效】行气止痛，温中和胃。适用于中寒气滞、胸肋胀痛、呕吐、泻痢、里急后重等症。

麦芽

【药理成分】含淀粉、转化糖酶、蛋白分解酶、维生素B、维生素C、脂肪、糊精、卵磷脂、麦芽糖、葡萄糖、大麦芽碱类等。有助消化作用。

【性味】味甘，性温。

【功效】消食健脾，回乳。适用于食积不化、脘腹胀满、乳胀不消等症。

第七节　清热解毒药

菊花

【药理成分】含挥发油、胆碱、腺嘌呤、菊苷、氨基酸、黄酮类及少量维生素 B_1。具有抗炎，扩张冠状动脉及增加冠状动脉血流量、降压、降脂、抗动脉硬化、降转氨酶、解铅中毒等作用。

【性味】味甘、苦，性微寒。

【功效】散风清热，平肝明目。适用于风热感冒、头痛头昏、肝经风热、目赤肿痛、迎风流泪、高血压、疮痈肿毒等症。

【宜忌】气虚胃寒、食少泄泻者不宜用。

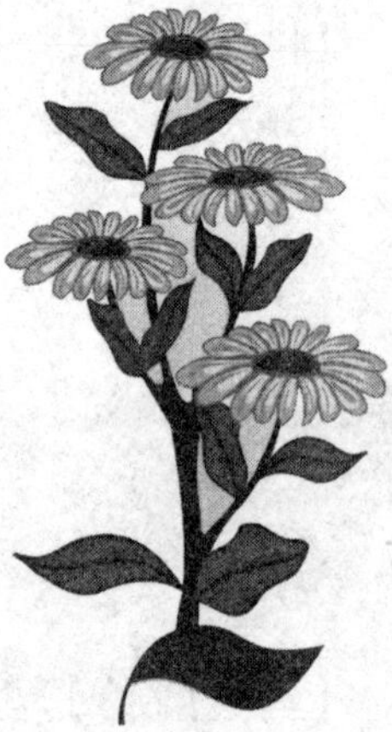

菊　花

桑叶

【药理成分】含芸香苷、槲皮素、异槲皮甙、微量β-谷甾醇、挥发油、有机酸、糖类、氨基酸及维生素 C、维生素 B_2 等。对伤寒杆菌、葡萄球菌有抑制作用；有降血糖作用；能降低毛细血管通透性而起止血作用；对气管有解痉作用。

【性味】味甘、苦，性寒。

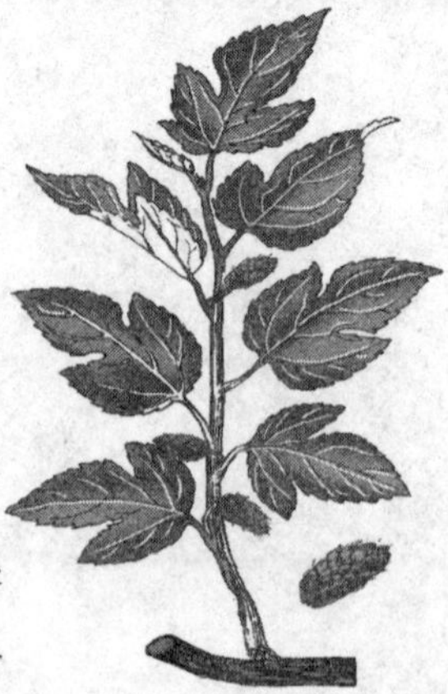

桑叶

【功效】疏风清热，清肝明目。适用于风热感冒、咳嗽、头晕头痛、目赤肿痛、视物昏花等症。

紫苏

【药理成分】含挥发油等。煎剂有微弱的解热作用；能抑制葡萄球菌的生长，紫苏油有升高血糖的作用。

【性味】味辛，性温。

【功效】解表，散寒，理气和胃。适用于风寒感冒、恶寒发热、咳嗽、气喘、胸腹胀满、胎动不安。并能解鱼蟹中毒。

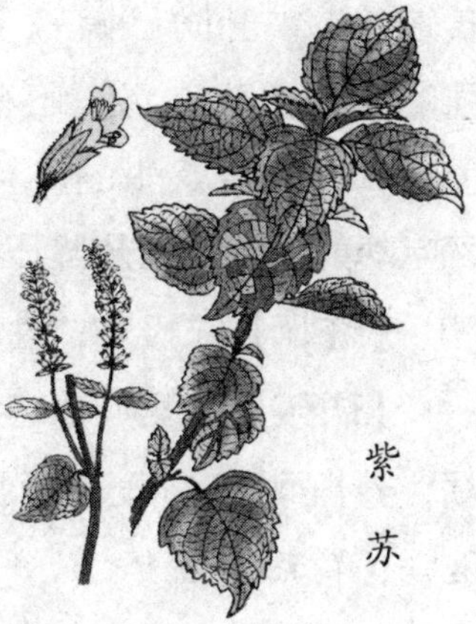
紫苏

蒲公英

【药理成分】含蒲公英甾醇、胆碱、菊糖和果胶等。具有利胆、保肝、消炎、利尿、抗癌等作用。

【性味】味苦、甘，性寒。

【功效】清热解毒，凉血散结，疏肝通乳，清肝明目。适用于目赤肿痛、乳汁不通、便秘、上呼吸道感染、肺炎、肝炎、乳痈、肠痈、疖肿、痄腮、急性结膜炎等症。

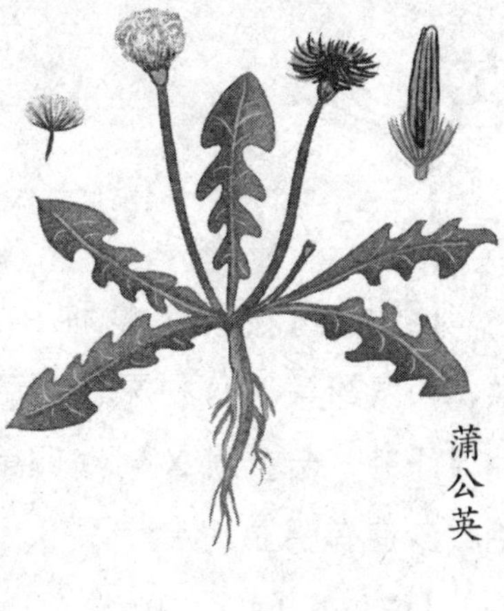
蒲公英

【宜忌】慢性胃炎，溃疡病，肠炎，肝炎，慢性腹泻及月经量少，月经后期痛经，忌单味药大量久服。

黄连

【药理成分】含小檗碱及黄连碱、甲基黄连碱、掌叶防己碱等多种生物碱。有较强的广谱抗菌作用。还有明显的利胆、保肝、降谷丙转氨酶的作用。有加强白细胞吞噬功能作用及清热降压作用。

【性味】味极苦，性寒。

【功效】清热燥湿，泻火解毒，清心除烦，养肝明目。适用于肠胃湿热的痢疾、泄泻；胃热胸脘痞满，呕吐吞酸，口舌生疮、目赤牙痛、尿赤、便秘；热盛所致的吐血、衄血、痔疮出血及热毒所致的疮痈、肿毒、湿疹等症。

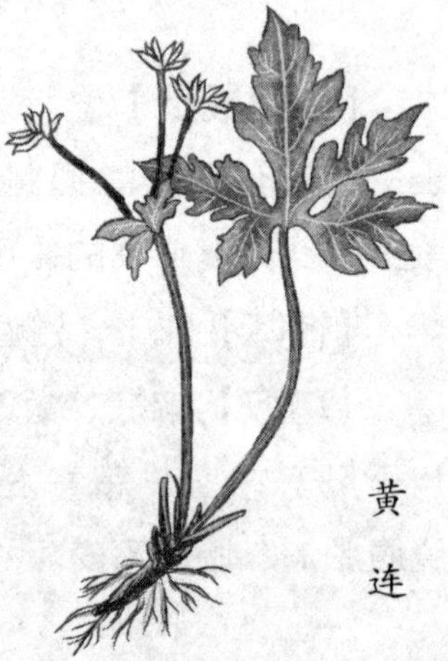

黄连

【宜忌】非湿热者忌内服黄连。

苦参

【药理成分】含多种生物碱、黄酮类、山萘酚等。有利尿、抗菌等作用。据现代研究，苦参对 X 射线照射所致的白细胞减少症有明显的治疗作用。

【性味】味苦，性寒。

【功效】清热燥湿，祛风止痒，利水

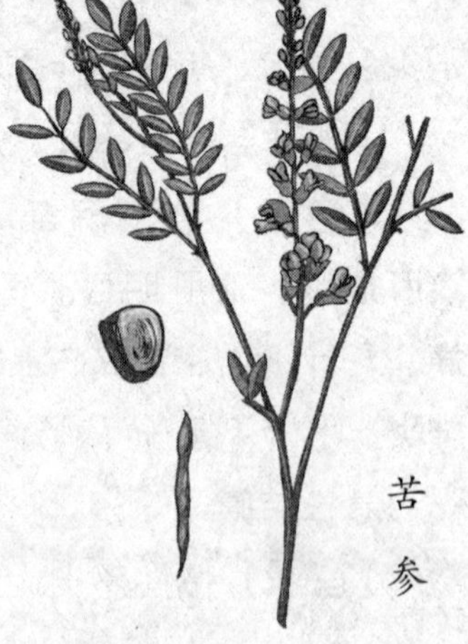

苦参

杀虫。适用于热毒血痢、肠风下血、黄疸、带下症；湿热蕴结的湿疹、荨麻疹、皮肤瘙痒、疥癣；风邪湿热所致的便血、阴道滴虫、中耳炎、急慢性肾炎等症。

【宜忌】不宜与藜芦同服。

决明子

【药理成分】含大黄酚、大黄素、芦荟大黄素等成分。有降压、抗菌作用。决明水浸液煎剂对动物有明显的降压作用，对葡萄球菌、白喉杆菌及伤寒、副伤寒杆菌、大肠杆菌等均有明显的抑制作用。

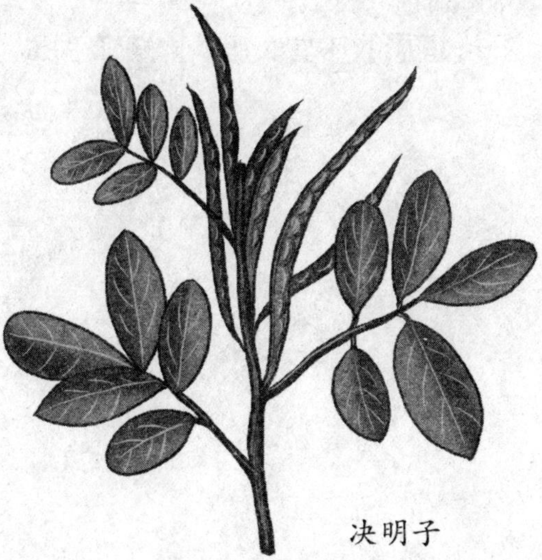
决明子

【性味】味甘、苦、咸，性微寒。

【功效】清热明目，祛风止痛，润肠通便。适用于风热头痛、目赤涩痛、畏光多泪、目暗不明、大便秘结、视神经炎、原发性高血压、肾性高血压病等。

【宜忌】慢性肠炎、腹泻、低血压者忌大量久服。用通便时不宜久煎。

鱼腥草

【药理成分】含挥发油、槲皮苷、鱼腥草素、蕺菜碱等成分。对卡他球菌、流感病毒、肺炎球菌、金黄色葡萄球菌有明显的抑制作用。具有抗病毒、利尿、镇痛、止血、促进组织再生等作用。

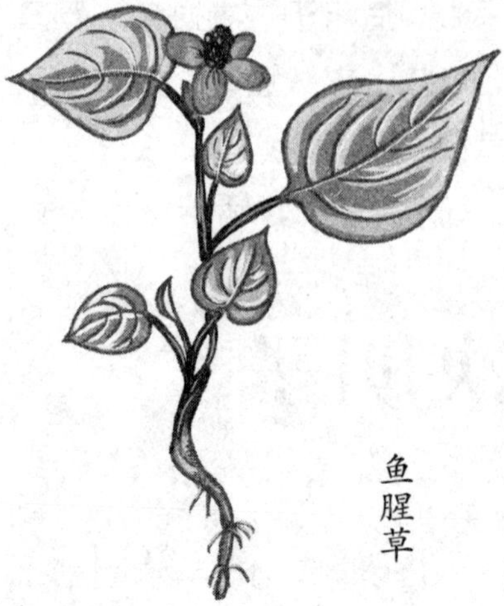
鱼腥草

【性味】味辛，性微寒。

【功效】清热解毒，消肿排脓，利尿通淋。适用于肺痈吐脓、痰热喘咳、热痢、热淋、痈肿疮毒等症。

【宜忌】不宜久服。虚寒证忌服。

第八节　利水消肿药

茯苓

【药理成分】含蛋白质、脂肪、甾醇、卵磷脂、组氨酸、胆碱、茯苓多糖、蛋白酶等。有强心、滋补、利尿、抗菌、降血糖、降血压和增强人体免疫功能等作用。茯苓多糖还能显著地抑制肿瘤细胞，与其他抗癌化学药物同用，能提高疗效。

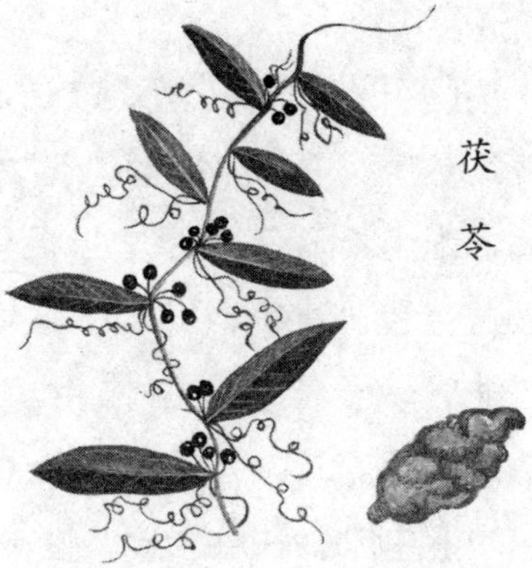
茯苓

【性味】味甘、淡，性平。

【功效】利水渗湿，健脾宁心。适用于水肿尿少、痰饮眩悸、脾虚食少、便溏泄泻、心神不宁、惊悸失眠等症。

【宜忌】茯苓偏于淡渗，对虚寒滑精和气虚下陷者应减少用量。

茵陈

【药理成分】含挥发油、脂肪油、氯原酸、香豆精等。能促进胆汁分泌，同时也能增加胆汁中胆酸和胆红素的排出量，促进肝细胞的再生；有较明显的解热作用，并能增加心脏冠状动脉的血流量；具有平喘作用。

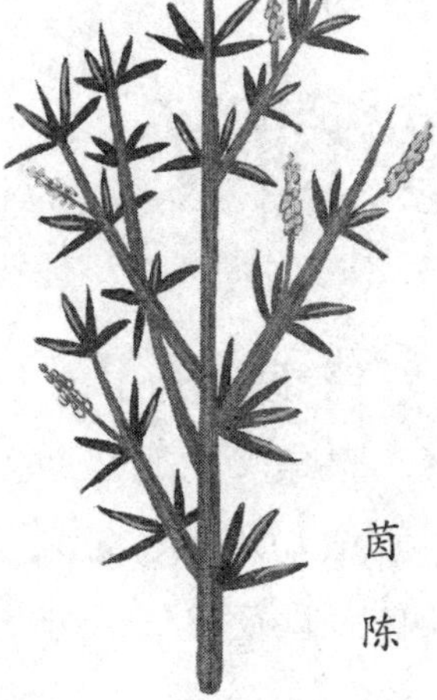
茵陈

【性味】味苦、辛，性微寒。

【功效】清热利湿，利胆退黄。适用于黄疸尿少、湿疹瘙痒、传染型肝炎、胆囊炎等。

【宜忌】非湿热引起的发黄忌服。

薏苡仁

【药理成分】含薏苡仁油、薏苡仁脂、薏苡仁素、β-谷甾醇，蛋白质，糖类，脂肪，维生素B等。能增强机体免疫功能，降低血糖和血清钙，抑制肿瘤细胞生长，对心脏血管、子宫有兴奋作用。有解毒、镇痛、镇静作用。

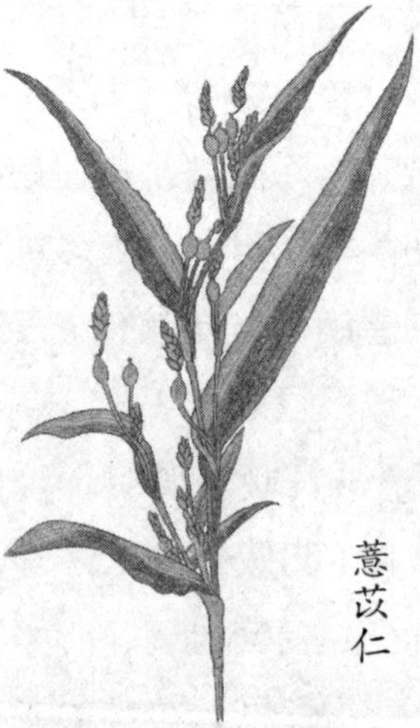

薏苡仁

【性味】味甘、淡，性微寒。

【功效】健脾渗湿，除痹止泻，清热排脓。适用于水肿、脚气、小便不利、湿痹拘挛、脾虚泄泻、肺痈、肠痈、扁平疣。

【宜忌】大便燥结、小便短少、因寒转筋、脾虚无湿者不宜用。妊娠禁用。

车前子

【药理成分】含多量黏液质、琥珀酸、腺嘌呤、胆碱等。具有利尿作用，并能增加尿素、氯化钠及尿酸的排泄，能使气管及支气管分泌物增加，呼吸运

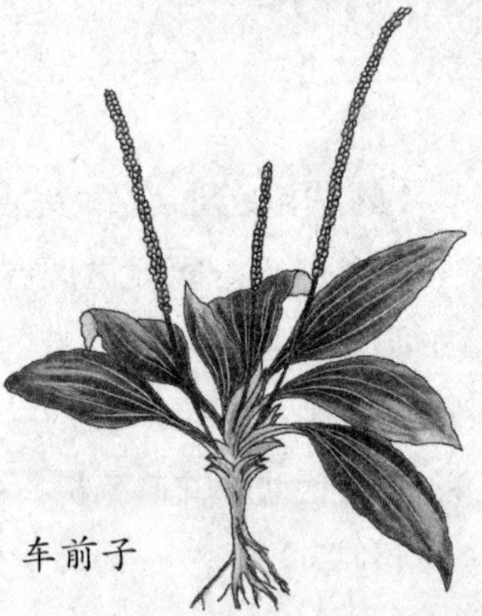

车前子

动加深变缓，有祛痰止咳作用。

【性味】味甘，性微寒。

【功效】清热利尿，渗湿通淋，明目，祛痰。适用于水肿胀满、热淋涩痛、暑湿泄泻、目赤肿痛、痰热咳嗽等症。

【宜忌】无湿热者及孕妇忌用。

玉米须

【药理成分】含脂肪、挥发油、树脂、苦味糖苷、皂苷、生物碱及维生素K、甾醇和有机酸等。有利尿、利胆、止血等作用。

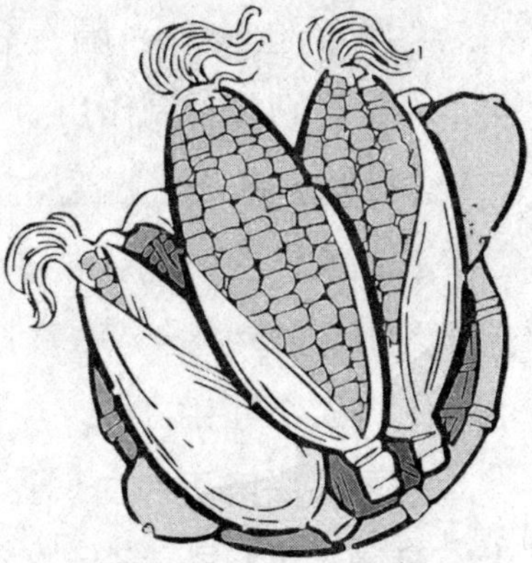
玉米须

【性味】味甘，性平。

【功效】利尿泄热，平肝利胆。适用于肾炎水肿、脚气、黄疸肝炎、高血压、胆结石、糖尿病、吐血、衄血等症。

第九节　活血化瘀药

红花

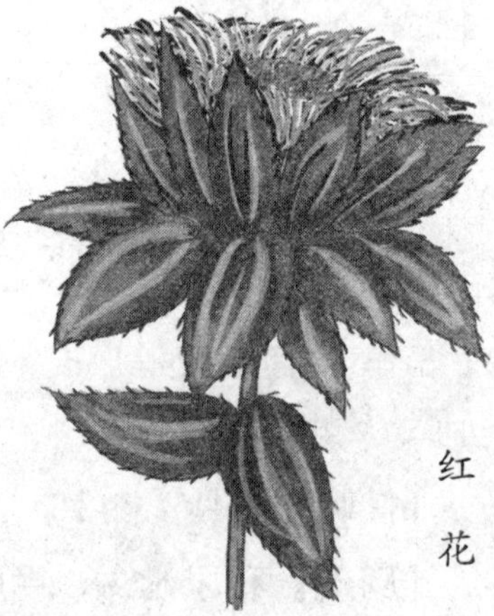
红花

【药理成分】含红花黄色素、红花油等成分。能使子宫发生紧张性或节律性收缩；有降血压和扩张冠状动脉作用。小剂量红花对心脏有轻度兴奋作用，大剂量则起抑制作用。

【性味】味辛，性温。

【功效】活血通脉，消肿止痛。适用于经闭、痛经、产后瘀阻腹痛、痈肿、跌打损伤等症。

【宜忌】用于和血调血时，用量宜小；用于行血破血时，用量稍大，崩漏及孕妇忌用。

丹参

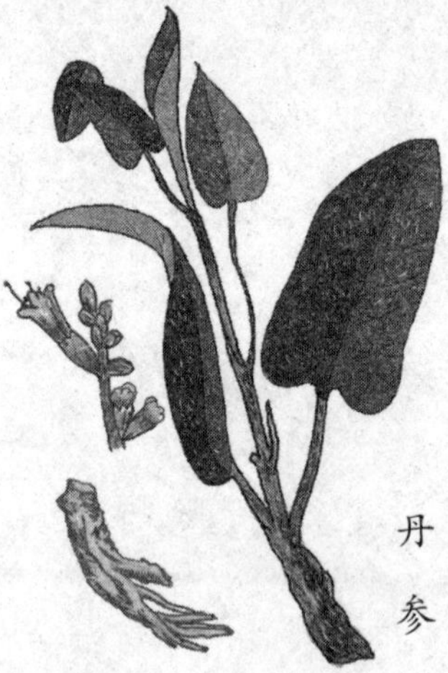
丹参

【药理成分】含丹参酮、丹参醇、维生素 E 等。能扩张冠状动脉、增加血流量、改善心肌收缩力、调整心律；能改善微循环，抗高机体的耐缺氧力；能促进组织的修复与再生；抑制过度增生的纤维母细胞瘤的生长；能降低血糖和血压，有镇静作用。

【性味】味苦，性微寒。

【功效】活血祛瘀，安神宁心，排脓止痛。适用于月经不调、经闭、宫外孕、肝脾肿大、心绞痛、心烦不眠、疮疡肿毒等症。

【宜忌】本品畏咸水，反藜芦，忌醋；大便不实者和无瘀血者慎服。

三七

【药理成分】含皂苷、五加皂苷A、五加皂苷B和葡萄糖。具有止血、抑菌等作用。

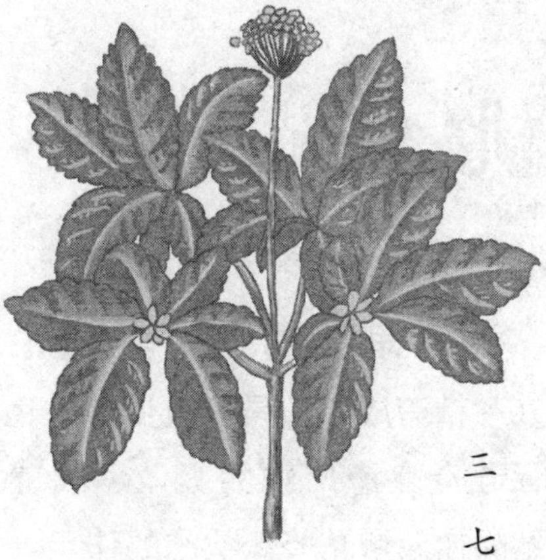

三七

【性味】味甘、微苦，性温。

【功效】散瘀止血，消肿定痛。适用于咯血、吐血、衄血、便血、尿血、崩漏、产后血瘀腹痛、跌打瘀血肿痛、外伤出血等。近年来三七还用于治疗冠心病、高脂血症、眼前房出血、颞下颌关节功能紊乱综合征、运动过度综合征等。

【宜忌】血虚无瘀者忌服，孕妇及血虚吐衄、血热妄行者忌服。

山楂

【药理成分】含有黄酮类、苷类、有机酸、糖类、维生素C等。有扩张血管、增加冠状动脉血流量、降低血压、降低血清胆固醇、强心、收缩子宫等作用；有增加胃液消化酶、帮助消化的作用；对各种痢疾及绿脓杆菌有明显的抑制作用。

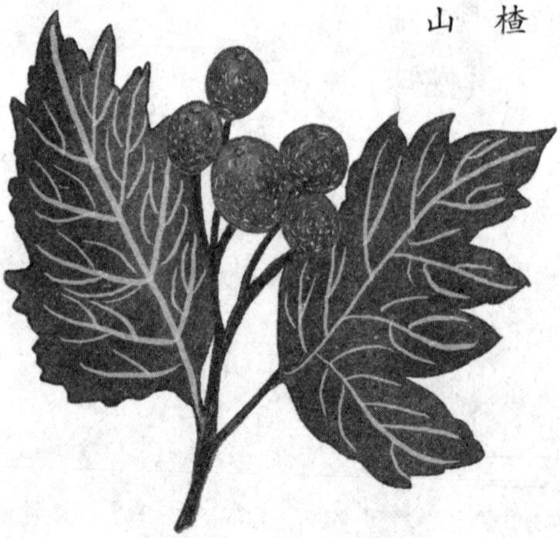

山 楂

【性味】味酸、甘，性微温。

【功效】消食积，散瘀血。适用于肉积、痰饮、痞满、吞酸、泻痢、高脂血症、血瘀痛经等。

【宜忌】生用多食，会使人嘈烦易饥，应慎用；有龋者慎食；产妇瘀血过多者禁用。

桃仁

【药理成分】含苦杏仁苷、脂肪、儿茶精等成分。具有减少血管通透性、促进炎症渗出物的吸收、改善血行、解除血液浓黏凝聚状态的作用。

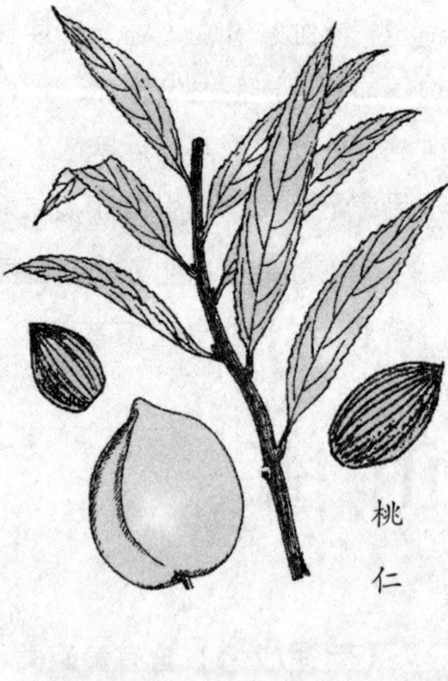

桃仁

【性味】味苦、甘，性平。

【功效】活血行瘀，润燥滑肠。适用于经闭、痛经、跌打损伤、肠燥便秘等症。

【宜忌】本品有伤气耗血之弊，不可过用，孕妇忌用，脾虚便溏者慎用。

怀牛膝

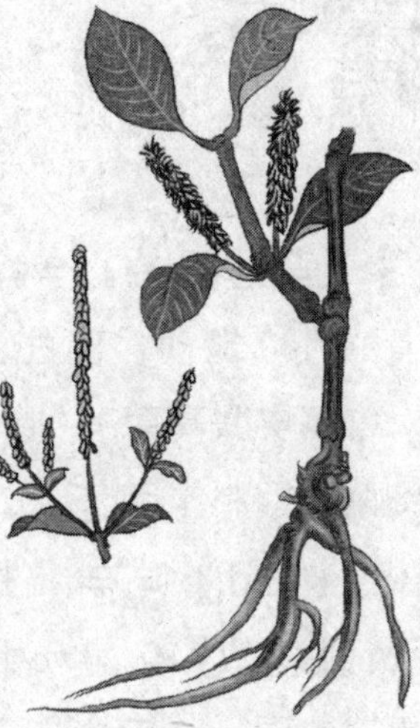

怀牛膝

【药理成分】含皂苷、牛膝甾酮等成分。具有降血压、利尿、兴奋子宫的作用。

【性味】味酸、苦，性平。

【功效】补肾，强筋骨，逐瘀通经，引血下行。适用于腰膝酸痛、筋骨无力、经闭腹痛、肝阳眩晕等症。

【宜忌】本品以宜导下行为主，又能堕胎，脾虚泄泻、梦遗滑精、妇女月经过多及孕妇忌用。

益母草

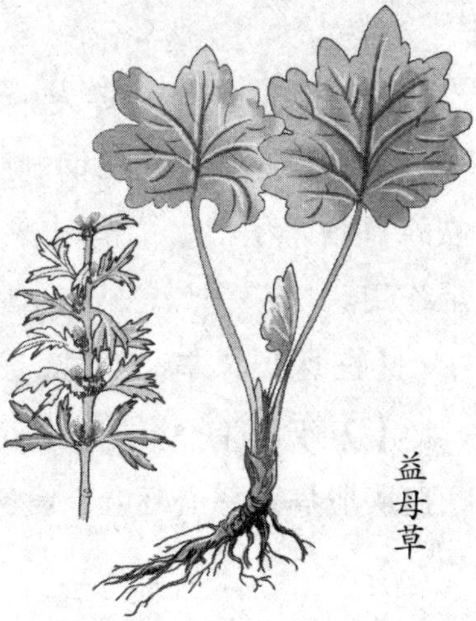

益母草

【药理成分】含益母草碱等多种生物碱及维生素 A 等成分。能兴奋子宫，有降压、利尿作用。

【性味】味苦、辛，性微寒。

【功效】调经活血，祛瘀生新，利尿消肿。适用于月经不调、痛经、经闭、恶露不尽、急性肾炎水肿等症。

【宜忌】气虚、阴虚、脾虚便溏者慎用。孕妇忌用。

第十节　芳香化湿药

藿香

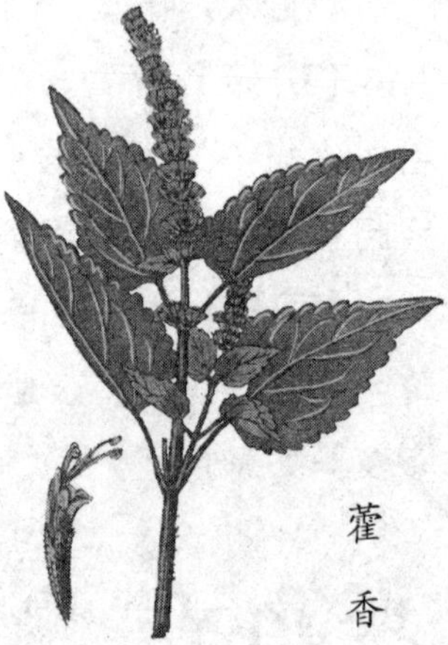
藿香

【药理成分】含挥发油等。能抑制胃肠道的过度蠕动，促进胃液分泌而帮助消化；对常见皮肤真菌有抑制作用；广藿香对多种细菌有抑制作用。

【性味】味辛，性微温。

【功效】化湿和中，祛暑解表。适用于暑湿感冒、胸闷食少、恶心呕吐、腹胀腹泻等症。

白豆蔻

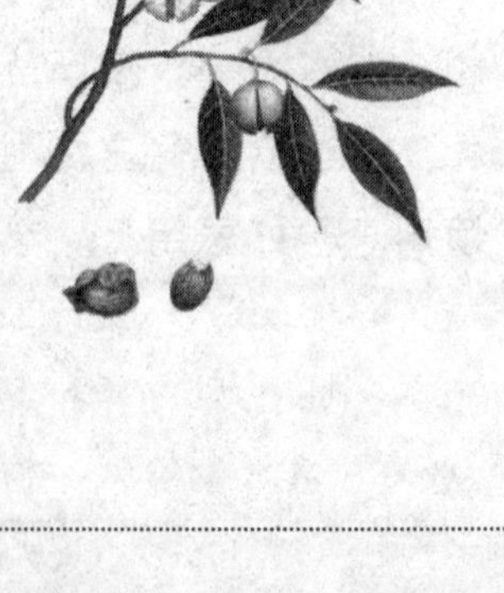
白豆蔻

【药理成分】含挥发油等。能促进胃液分泌、增强肠蠕动、抑制肠内异常发酵、祛除胃肠内积气，故有祛风健胃，并有止呕作用。

【性味】味辛，性温。

【功效】消食行气，温胃止呕。适用于脘腹胀痛、恶心呕吐、食欲不振等症。

草豆蔻

【药理成分】含挥发油等。0.25%～0.75%的水煎液对离体肠管呈兴奋作用；1%～1.25%水煎液和挥发油的饱和水溶液则呈抑制作用。

【性味】味辛，性温。

【功效】燥湿健脾，温胃止呕。适用于脘腹胀满冷痛、嗳气、寒湿、吐泻、呃逆等症。

砂仁

【药理成分】含挥发油，油中主要成分为樟脑、乙酸龙脑酯、龙脑、右旋樟脑、芳香醇、橙花叔醇等。阳春砂和缩砂仁0.25%～0.75%水煎液对人体肠管有兴奋作用，1%～1.25%水煎液和挥发油的饱和水溶液均呈抑制作用。

【性味】味辛，性温。

【功效】消食开胃，行气化湿，温脾止泻，温胃止呕，安胎。适用于脘腹胀痛、食欲不振、恶心呕吐、胎动不安等症。

第四章

保健美容药膳食谱

古人云『故智者之养生也』，养生从古至今从未间断，养生不仅可以延年益寿，对疾病还能做到未雨绸缪。养生不仅是运动，与人们日常的饮食密切相关，药膳不但可以对身体起到保健的作用，还可以增加抵抗力。

爱美之心人皆有之，美丽现在已不是现代女性孜孜以求的目标，一些年轻的男士也加入了这个行列，美容、美发、减肥等与人们的日常饮食密切相关，合理地食用药膳，让你离美丽越来越近。

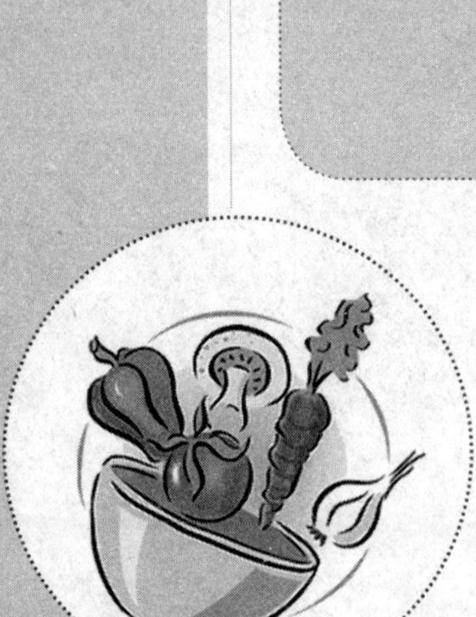

本章看点

- 美容药膳
- 保健药膳

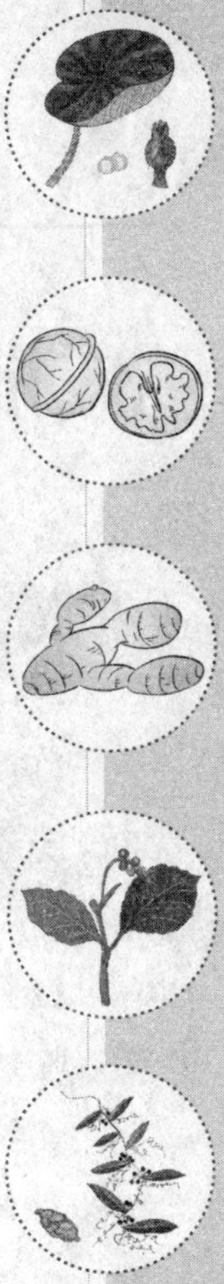

第一节 美容药膳

减肥药膳

方一 荷叶粥减肥

【原料】鲜荷叶 1 张（重约 200 克），粳米 100 克，白糖适量。

【制用法】米洗净，加水煮粥。临熟时将鲜荷叶洗净覆盖粥上，焖约 15 分钟，揭去荷叶，粥成淡绿色，再煮片刻即可。服时酌加白糖，随时可食。

【功效】具有清暑、生津、止渴、降脂减肥之功效。

方二 羊肉炒葱头减肥

【原料】瘦羊肉丝 200 克，葱头 100 克，素油 50 克，姜丝 10 克，花椒、辣椒少许，盐、味精、醋、黄酒各适量。

【制用法】将油放锅中烧热，加花椒、辣椒，炸焦后捞出，放入羊肉丝、葱头、姜丝煸炒，加入调料，熟透收汁即成。

【功效】温阳化湿、祛痰利水。对肢冷、畏寒、虚肿之阳虚肥胖者减肥效果较好。

方三 荷叶减肥茶减肥

【原料】鲜荷叶 5 克，山楂 5 克，生薏仁 3 克。

【制用法】沸水沏饮。

【功效】化食导滞、降脂减肥。适用于高血脂、肥胖症。

方四 豆苗豆腐减肥

【原料】豆腐 500 克，豌豆苗尖 500 克。

【制用法】将水煮沸后，把豆腐切块下锅；亦可先用菜油煎豆腐一面至黄，再加水煮沸；然后下豌豆苗尖，烫熟即起锅，切勿久煮。佐餐服食。

【功效】补气，通便，减肥。适用于气虚便秘的肥胖症。

方五 凉拌莴苣减肥

【原料】莴苣 250 克，食盐少许，料酒、味精各适量。

【制用法】将莴苣剥皮洗净，切成细丝，再加食盐少许，搅拌均匀去汁，把调料放入，拌匀即可食用。

【功效】具有健脾利尿，健美减肥之功效。

方六 茼蒿炒萝卜减肥

【原料】白萝卜 300 克，茼蒿 200 克，花椒、葱、姜、盐、味精、鸡汤、麻油各适量。

【制用法】白萝卜切条；茼蒿切段；花椒入油锅炸焦捞出，再加入葱、姜、萝卜条煸炒，加鸡汤少许，翻炒至七成熟，加入茼蒿、味精、盐，出锅，淋入麻油即可。佐餐食。

【功效】祛痰，宽中，减肥。适用于痰多、喘息、胸腹胀满和虚胖者。

方七 鸡丝冬瓜汤减肥

【原料】鸡脯肉 200 克，冬瓜皮 200 克，党参、黄芪各 3 克，盐、味精、黄酒适量。

【制用法】将鸡脯肉切丝，同党参、黄芪同放砂锅内，加水 500 毫升，以小火炖至八成熟，入冬瓜皮，加入调料，冬瓜熟透即可。经常佐餐食。

【功效】健脾补气、轻身减肥。对倦怠、嗜睡、食少、溏便，四肢水肿、头面虚胖者为适宜。

方八 芦笋煨冬瓜减肥

【原料】芦笋 250 克，冬瓜 300 克，葱末、姜丝、盐、味精、淀粉各适量。

【制用法】将罐头芦笋放在盘内；冬瓜削皮洗净切长条块，入沸水中烫透，凉水浸泡沥水，与芦笋、盐、葱、姜一起煨烧 30 分钟，放入味精，湿淀粉勾芡即可。佐餐食。

【功效】清热利水，滋补健身，减肥。适用于形体肥胖者。

美容药膳

方一 燕窝粥美容

【原料】糯米 100 克，燕窝 5～10 克（干品）。

【制用法】先用温水将燕窝浸润，去杂毛质，然后用清水洗净，与糯米文火煲 2 小时即可食。

【功效】大养肺阴，益气补脾。能使肺得滋补而皮毛润滑；中气足，气血生化旺盛，青春容颜常驻；糯米亦能和中益气，协助燕窝养颜驻容。

方二 银耳鸡汤美容

【原料】银耳 20 克，鸡汤 300 毫升，胡椒粉少许。

【制用法】银耳加水浸泡 6 小时，洗净，再置温水浸泡至完全膨胀。鸡汤中加入银耳，武火烧沸后倒入蒸锅中，用文火蒸 30 分钟，加少许胡椒粉即可食用。每日 1 次，常食有效。

【功效】益气补肺，滋阴润肤。适用于肌肤粗糙无华、早生皱纹等症。

方三 百合莲花汤美容

【原料】百合 100 克，莲子 50 克，黄花 15 克，冰糖 15 克。

【制用法】将百合、黄花用水洗净，装入盆内；莲子去掉两头及皮，捅掉心洗净，也放入汤盆内；汤盆内加入清水 500 克，上笼用大火蒸熟后，放入冰糖，再蒸片刻即成。早晚空腹服，每日 1 剂。

【功效】润肺止咳，养心安神，健肤美容。适用于肺热燥咳、健忘、早衰、皮肤粗糙、颜面皱纹增多等症。

方四 肉皮烧白菜美容

【原料】大白菜 250 克，胡萝卜 100 克，鲜猪肉皮 250 克，水发香菇 30 克，瘦猪肉 50 克，食用油、姜丝、葱花、精盐、味精各适量。

【制用法】①将大白菜、胡萝卜、猪肉皮、水发香菇、瘦猪肉分别洗净，切成条状，备用。②炒锅上火，加油烧热，下肉皮、猪肉煸至变色，放入姜丝、葱花、大白菜、胡萝卜、精盐及清水少许，烧至入味后点入味精即成。

【功效】猪肉滋阴养血；大白菜利水泽肤；猪肉皮滋阴润燥；胡萝卜健脾和胃，壮阳补肾。合而食之，可滋阴养颜，和血润肤之功。

方五 胡辣海参汤美容

【原料】水发海参750克，鸡汤750克，香菜20克，酱油、精盐、味精、胡椒粉、香油各少许，料酒15毫升，葱20克，姜末6克，猪油25毫升。

【制用法】①把海参放入清水中，轻轻除去肚内黑膜，洗净。再把海参片成大抹刀片，在开水锅中汆透，捞出控去水分。葱切成丝。香菜洗净切成寸段。②猪油入锅烧热，放入葱丝、胡椒粉稍煸，烹入料酒，加入鸡汤、精盐、酱油、味精和姜水。把海参片放入汤内，汤开撇去浮沫，调好口味，淋入香油，盛入大海碗中，撒入葱丝和香菜段即成。

【功效】补肾益精、养血润燥。对肝肾亏损、精血不足引起的皮肤干燥、皮皱增多、弹性减弱有滋补作用。

【附注】方中海参营养价值很高，干品中蛋白质含量高达70%，而胆固醇含量却较其他动物性食品都低，因此是润肤美颜的良好保健食品。

方六 五色汤美容

【原料】青皮10克，白木耳5克，黑豆20克，红枣15枚，黄花菜10克。

【制用法】将青皮布包，加水适量，与黑豆煎煮；白木耳、红枣、黄花菜用温水泡发后捞出入锅共炖，豆熟即可停火，加调味品少许（以味清淡为佳），去掉青皮包，即可食用。每日1剂，可常食。

【功效】和五脏，调气血，消皱纹。适用于预防和治疗颜面部过早出现皱纹。

美发药膳

方一 菟丝粥乌发美发

【原料】菟丝子 15 克，茯苓 15 克，石莲肉 10 克，黑芝麻 15 克，紫珠米 100 克，食盐适量。

【制用法】将以上药物洗干净，与紫珠米加适量水，在旺火上煮开后，移至微火上煮成粥，加少许食盐食之。每日 1～2 次，可服 10～15 日。

【功效】滋阴补肾，乌发美发。

方二 黑芝麻枸杞饮美发

【原料】黑芝麻 20 克，枸杞子 20 克，何首乌 15 克，杭菊花 10 克，冰糖 5 克。

【制用法】将黑芝麻拣洗干净，与枸杞子、何首乌、杭菊花一同放入砂锅内，加清水，文火炖 40 分钟，加入冰糖，再炖 20 分钟即可。每日清晨服 1 剂，10 日为 1 个疗程。月经期间停服，可坚持常年饮用。

【功效】滋补肝肾，泽颜美发，养血益精。血压偏高的中年妇女最适宜服此饮，既可美发，又能治病。

方三 人参首乌酒美发

【原料】人参、当归、玉竹、黄精、制首乌、枸杞子各 30 克，黄酒 1500 毫克。

【制用法】将上述各药切成小片与黄酒一起置入容器中，密封浸泡 7 天即成。早、晚各 1 次，每次 20 毫升。

【功效】润肤乌发，健身益寿。适用于容颜憔悴、面色不华、身体羸弱、皮肤毛发干燥，甚则须发枯槁等。

方四 黑大豆乌发

【原料】何首乌 500 克，黑芝麻 500 克，旱莲草 500 克，黑大豆1500克。

【制用法】将以上各味加水浸泡6小时，再以文火煎至豆熟无水，不煳为度；将豆子拣出。每日早晚空腹时各服30粒。

【功效】滋阴补血。适用于青年白发、脱发。

【附注】服药期间禁辛辣、烟酒，避免过度脑力劳动及房事。

方五 首乌鸡乌发

【原料】何首乌50克，鸡肉500克，料酒、淀粉、精盐、酱油、生油各适量。

【制用法】①将首乌切片，用砂锅文火煮20～30分钟，滤汁备用；将鸡肉洗净切丁放入碗内，加料酒、味精、盐、淀粉搅拌均匀待用。②炒锅放油烧热，将鸡丁放入油中炸后倒入漏勺待用。锅中留少许油，加入鸡丁、料酒、盐、酱油、首乌汁快速翻炒，入味后用湿淀粉勾芡，出锅装盘食用。

【功效】鸡肉有温中、益气、补虚作用。含有多种营养素，能营养毛母角化细胞和毛母色素细胞，有促进生发、乌发、润肤作用。何首乌能滋补肝肾、乌须发、悦颜色，是乌发美容的佳品。

方六 黑豆雪梨汤乌发

【原料】黑豆30克，雪梨1～2个。

【制用法】将梨切片，加适量水与黑豆一起放锅内旺火上煮开后，改文火炖至烂熟。吃梨喝汤。每日2次，连用15～30日。

【功效】滋补肺肾。对肺阴亏损有补益作用。且为乌发佳品。

方七 黄芪蒸鸡乌发美发

【原料】母鸡1只（约1000克），黄芪30克，白果6克，精盐、葱段、姜片、料酒、味精、胡椒粉、清汤均适量。

【制用法】鸡宰杀后去毛及内脏，先入开水中汆片刻后捞出；将黄芪、白果纳入鸡腹内，并加入葱段等调料，加盖盖严，上笼屉用旺火蒸至鸡烂熟（约需2小时）。出笼后，拣出黄芪及作料渣，撒入胡椒粉。分5～6顿佐餐食用，连用10～15日。

【功效】益气养血补虚，并有乌发美发作用。

明目药膳

方一　金银花饮明目

【原料】金银花 10 克，车前叶 10 克，霜桑叶 10 克，白芷 10 克，白糖适量。

【制用法】将金银花等 4 味药物加水适量，煎汤（轻煎），再加入白糖，代茶饮用。

【功效】祛风清热。

【附注】方中金银花、车前叶清热解毒，疏风解表；霜桑叶疏风清热，清肝明目；白芷治外感头痛。诸药合用，可治外感风热之目赤肿痛、畏光多泪。

方二　菊槐绿茶饮明目

【原料】菊花 3 克，槐花 3 克，绿茶 3 克。

【制用法】将菊花等 3 味放入瓷杯中，以沸水冲泡 5 分钟，每日饮用数次。

【功效】平肝潜阳，清热明目。可治疗肝阳上亢所致之头痛、眩晕、目赤等症。

【附注】菊花清热平肝明目；槐花凉血降压；绿茶提神醒脑。故可用于治疗肝阳偏亢之眩晕目赤。

方三　兔肝杞贞汤明目

【原料】兔肝 1 具，枸杞、女贞子各 9 克，调味品少许。

【制用法】将枸杞、女贞子洗净先煎取药汁，再用药汁煮兔肝片，加作料调味即可。吃肝喝汤，日服 1 次。

【功效】补肝，明目。适用于肝肾阴虚、头晕眼花、视物模糊。

方四　银菊茶明目

【原料】银花 10 克，菊花 10 克。

【制用法】将银花、菊花用开水浸泡，代茶饮。

【功效】疏风清热，清头明目。

【附注】方中银花疏风清热，兼能解毒；菊花清头明目。两者合用，则疏风清热、明目作用更强。

方五 生地枸杞粥明目

【原料】生地黄 25 克，枸杞子 15 克，粳米 75 克。

【制用法】将生地黄（鲜品）细切，加水煎煮取汁，共煎两次，取两次药液浓缩至 100 毫升。将粳米、枸杞子洗净后煮粥，待粥熟掺入地黄汁搅匀，再加白糖少许调味，即可食用。

【功效】滋补肝肾，清热明目。治疗肝肾阴虚之头晕眼花、潮热盗汗、五心烦热等症。

方六 菊楂决明饮明目

【原料】菊花 3 克，山楂 15 克，草决明 15 克（捣碎）。

【制用法】将菊花等 3 味加水适量，煎熬，去渣饮汁，分两次服。加适量白糖调味更佳。

【功效】平肝潜阳，清头明目。用于治疗肝阳上亢所致的头晕目眩目赤等症。

方七 蛋松拌三丝明目

【原料】鸡蛋 4 个，银粉丝 100 克，胡萝卜 100 克，藕 150 克，香油 100 毫升，白酱油、花椒油、辣椒油各 15 毫升，香油少许，盐 3 克，味精、嫩姜丝、葱花、醋各适量，盐面少许。

【制用法】先将鸡蛋打碎，弃壳，蛋黄、蛋清入碗，用筷子打散成糊，加入盐面搅匀；然后置锅于中火上，加入香油，待油烧至四成热时，高举漏勺倒入蛋糊，使之慢慢漏入油锅，将其炸成黄色，并边炸边捞出，挤去油汁抖开即成蛋松；最后将胡萝卜、藕洗净，刮去薄皮切成细丝，粉丝放入温水发软洗净，捞出再同萝卜丝、藕丝同入热水锅中煮沸取出沥去水分，装盘加入姜丝、葱花、白酱油、花椒油、辣椒油、香油、醋、盐、味精调匀即成。

【功效】具滋肾明目之效，维生素 A 及钙质极为丰富，为维护视力之佳肴。

聪耳药膳

方一 磁石粥聪耳

【原料】磁石 40 克，粳米 100 克，猪肾 1 只。

【制用法】磁石捣碎，放砂锅内，加水，武火上煮 1 小时，去渣取汁；粳米淘净；猪肾去臊腺洗净，切成小块。将粳米、猪肾放入磁石汁内，加适量之姜、葱、盐，武火煮沸后，转用文火煮至米烂成粥。每晚温热服食。

【功效】补肾虚，明耳目。适用于老年肾虚、耳鸣耳聋、头目眩晕、心悸失眠等症。

方二 羊肾枸杞粥聪耳

【原料】枸杞 50 克，羊肉 100 克，羊肾 1 具，粳米 100 克。

【制用法】先将羊肾去臊腺洗净切片，羊肉洗净切片，再将枸杞洗净加水煮沸 10 分钟后，捞去枸杞，加入淘净之粳米、羊肉片、羊肾片，再加葱、盐等调味品，共煮成粥。作早、晚餐食之。

【功效】补肾益精，适用于肾虚耳鸣、耳聋。

方三 莲实粥聪耳

【原料】嫩莲实 25 克，粳米 30 克。

【制用法】将嫩莲实用清水洗净发胀后，去衣，抽出莲心，冲洗干净。先将莲实煮烂，再将淘净粳米煮成稀粥，与莲实混合拌匀。

【功效】补脾益肾，聪耳明目，固肠止泻。方中莲实味甘涩，性平。有补脾止泻、益肾涩精、养心安神之功。适用于脾肾两虚之耳鸣、耳聋。

方四 猪腰子粥聪耳

【原料】猪腰子 1 对，粳米 60 克，葱 3 段。

【制用法】将腰子去臊腺筋膜，切成黄豆大的小丁，葱切碎，粳米淘1次，同放锅内，加料酒及花椒水少许，再加清水适量，急火烧开后改中火熬至粥烂即可。每日1剂做早餐食，连服7～10周。

【功效】补肾益精，适用于肾精亏损型耳鸣、耳聋。

方五 核桃仁五味子羹聪耳

【原料】核桃仁5个，五味子4克，白糖适量。

【制用法】将核桃仁、五味子捣烂，与白糖共置碗内，加水少许调匀，上笼蒸熟服食。每日1剂，连服5～7日。

【功效】补肾涩精。适用于肾虚耳鸣。

方六 胡桃滋肾酒聪耳

【原料】胡桃肉、胡桃夹、磁石、菖蒲各20克，黄酒1500毫升。

【制用法】将上药捣碎，置于瓷坛中，倒入黄酒浸泡，密封15天后经过滤即成。每日1～2次，每次饮服20毫升。

【功效】益肾补脑。适用于肾亏所致的耳鸣、耳聋等症。

方七 木通磁石酒聪耳

【原料】磁石30克，木通、石菖蒲各80克，白酒1700毫升。

【制用法】将磁石捣碎，用纱布包裹；石菖蒲用米泔水浸2日后切碎，微火烤干。把3味药装入纱布袋里，与白酒同置入容器中，密封浸泡7天后即可服用。早、晚各1次，每次饮服20～30毫升。

【功效】通窍、聪耳，适用于肝肾阴虚致之耳鸣、耳聋等症。

方八 枣柿饼聪耳

【原料】柿饼30克，大枣30克，山萸肉10克，白面粉100克，植物油少许。

【制用法】柿饼去蒂切块；大枣洗净去核。将柿饼、大枣、山萸肉（洗净）烘干，研成细末，与面粉混匀，加清水适量，制成小饼。用植物油将小饼烙熟即可。早、晚餐服用。

【功效】健脾胃，滋肝阴。适用于肝阴不足，脾胃虚弱而致之耳鸣耳聋。

益智健脑药膳

方一 龙眼烧鹅益智健脑

【原料】鹅肉750克，龙眼肉50克，生姜、葱各15克，土豆150克，肉汤1500毫升，姜、葱、料酒、酱油、胡椒粉、糖各适量。

【制用法】将鹅肉入沸水中去血水，切成4厘米见方的块；葱、姜洗净拍破；土豆去皮，切成滚刀块；待锅中菜油烧至七成熟时，下鹅肉，炸成黄色捞起，再下土豆炸3分钟；锅内留底油50毫升，待热时下姜、葱，煸出香味，再下料酒、酱油、胡椒粉、糖各适量，入鹅肉块，武火烧开后，文火煨至鹅肉六成熟时，放入龙眼肉、土豆块同烧至肉烂、土豆酥时，拣出姜、葱不用，收汁即成。

【功效】益气养阴，补心安神。适用于阴虚所致的体虚消瘦、心悸、失眠、健忘等症。

方二 桂圆莲子粥益智健脑

【原料】桂圆肉15～30克，莲子15～30克，红枣5～10枚，糯米30～40克，白糖适量。

【制用法】先将莲子去皮心，红枣去核，再与桂圆、糯米同煮粥。食时加白糖少许。可做早餐。

【功效】益心宁神，健脾养血。适用于心阴亏损，气血虚弱而引起的心悸、怔忡、健忘。

方三 杞子烧黄鱼益智健脑

【原料】黄花鱼1条（重750克左右），枸杞子20克，冬笋50克，冬菇9克，蒜薹100克，鸡蛋1个，粉芡50克，香油100毫升，猪油、酱油各50毫升，料酒9毫升，白糖9克，味精、醋、盐各少许。

【制用法】先将枸杞子、冬菇、冬笋、蒜薹等洗净，冬菇、冬笋背切成片，蒜薹切成小段；

黄鱼宰杀去鳞、鳃、肠杂后洗净，鸡蛋打破入碗，加入粉芡后搅成糊，抹匀鱼身两面。然后置锅于旺火上，放入油待烧至七成熟时，手提鱼尾顺入锅中，将鱼炸成黄色，滗油，随之加入适量高汤及各料，用文火收汁，勾入少量流水芡，见开即加入醋、味精，铲匀起锅即成。

【功效】具健脑、明目之效。适于青少年学生、脑力劳动者食用。

方四 猪心枣仁汤益智健脑

【原料】猪心1个，茯神、酸枣仁各15克，远志6克。

【制用法】将猪心剖开，洗净，置砂锅内，再将洗净打破的枣仁及洗净的茯神、远志一并放入锅内，加水适量，先用武火煮沸，去浮沫后，改用文火，炖至猪心熟透即成。每日1剂，吃猪心，喝汤。

【功效】补血养心，益肝宁神。酸枣仁有安心宁神、养肝敛汗功效；茯神有安神镇静作用；远志为安神益智要药。诸药与猪心配伍，能益肝血、养心阴、宁心神。适宜于心悸不宁、失眠多梦、记忆力和智力减退者食用。

方五 鱼头豆腐汤益智健脑

【原料】鲤鱼头1个，豆腐150克，芡实、荠菜各25克，姜、油、盐各少许，水适量。

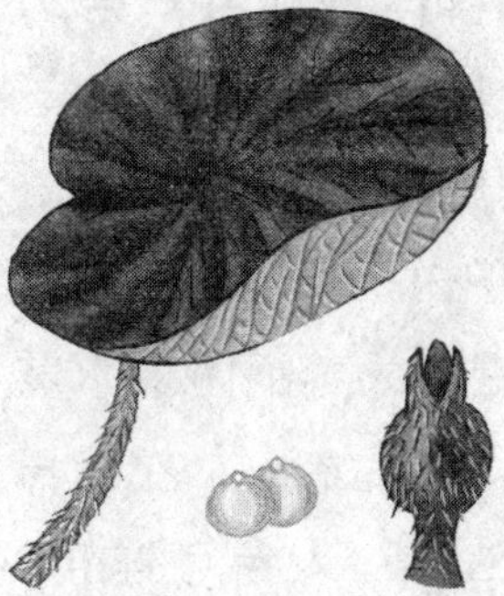

芡实

【制用法】先将鲤鱼头去鳞、鳃洗净、切块；芡实放热水中浸软、去皮；荠菜、生姜洗净，姜刮外皮、切片，荠菜撕成小朵；豆腐洗净后切成约2厘米见方小块，并加油、盐调拌，然后置锅加水，放入鱼头和姜，用旺火煮沸后去除水面上浮沫，加入芡实、豆腐、荠菜，再稍煮片刻至芡实、荠菜熟透即成。

【功效】健脑强身。芡实与豆腐、鱼头一起煮，可增强健脑、滋养效能，对神经衰弱症也有一定的治疗作用，很适宜脑力劳动者及青少年学生食用。

延年益寿药膳

方一 人参莲肉汤延年益寿

【原料】人参 10 克，莲子（去芯）10 枚，冰糖 30 克。

【制用法】将人参切片，与莲子同放碗内，加适量水浸泡，再加入冰糖，放蒸锅内隔水蒸 1 小时，把人参片捞出；次日再加莲子如上法蒸；人参可连用 3 次，最后一并吃掉。每日早晨服 1 次，喝汤，吃莲肉。

【功效】补气健脾，健体强身。适用于病后体虚、脾虚消瘦、疲倦等症。健康人常服有强壮体质、保健延年作用。

方二 黄芪人参粥延年益寿

【原料】炙黄芪 30～60 克，人参 3～5 克（或党参 15～30 克），白糖少许，粳米 100～150 克。

【制用法】先将黄芪、人参（或党参）切成薄片，用冷水浸泡半小时，入砂锅煎沸，后改用小火煎成浓汁。取汁后，再加冷水如上法煎汁 1 次，去渣，将二煎药液合并，分两份于每日早晚同粳米加水适量煮粥。粥成后，入白糖少许，稍煮即可。人参亦可制成参粉，调入黄芪粥中煎煮服食。间断服食。

【功效】补正气，疗虚损，健脾胃，抗衰老。

方三 松子核桃膏延年益寿

【原料】松子仁 200 克，黑芝麻 100 克，核桃仁 100 克，蜂蜜 200 克，黄酒 500 毫升。

【制用法】将松子仁、黑芝麻、核桃仁同捣成膏状，入砂锅中，加入黄酒，文火煮沸约 10 分钟，倒入蜂蜜，搅拌均匀，继续熬煮收膏，冷却装瓶备用。每日 2 次，每次服食 1 汤匙，温开水送服。

【功效】滋润五脏，益气养

血。适用于治疗肺肾亏虚、久咳不止、腰膝酸软、头晕目眩等症。中老年人经常服用，可滋补强壮、健脑益智、延缓衰老。脑力劳动者经常服用能使思维敏捷、记忆力增强，是抗老防衰的有效食品。

方四 强补猪肝延年益寿

【原料】猪肝250克，香菇30克，枸杞子30克，北五加皮10克，北五味子10克，盐、味精、酱油各适量。

【制用法】将北五加皮、北五味子装入细纱布袋内扎紧口；香菇、枸杞子洗净；以上4味与猪肝共入砂锅内，加清水适量，盐少许，置文火上烧煮，待猪肝熟，捞出药袋，加入味精、酱油少许即可。每日早、晚各适量食之，每周2剂。

【功效】补肝益肾，强身壮体，益寿延年。适用于久病体弱或年老体衰者。

方五 参归白水猪心延年益寿

【原料】人参60克，当归60克，猪心10个。

【制用法】将人参、当归分装入10个猪心中，用清水煮1小时后取出，去药，切片食。酌量食用，连食数周。

【功效】益气养血，养心安神。常食可延年益寿。

方六 补肾复元汤延年益寿

【原料】山药50克，肉苁蓉20克，核桃仁2个，菟丝子10克，羊瘦肉500克，羊脊骨1具，粳米100克，葱、姜、料酒、胡椒粉、八角、盐、花椒、水各适量。

【制用法】将羊肉洗净血水，切块。羊脊骨洗净剁条，药料用纱布袋装好，扎口，与羊肉、羊骨、粳米同放锅中加清水适量，旺火烧开去浮沫，再放花椒、料酒、八角，文火焖羊肉烂熟。食时加盐、味精调味。每日1次，随量佐餐食。

【功效】温补肾阳，抗衰老。适用于未老先衰、耳鸣目花、腰膝无力、阳痿早泄等症。经常食用可防止衰老、健康长寿。

防癌抗癌药膳

方一 仙枣赤豆粥防癌抗癌

【原料】仙鹤草60～90克，赤小豆50克，生薏苡仁100克，大枣20枚，白糖适量。

【制用法】生薏苡仁、赤小豆共浸半日。仙鹤草用布包。大枣去核。诸药加水，共煮成稀粥。加糖矫味后，每日数次随意服食，连服10～15日。

【功效】清热解毒，活血止血。

【附注】赤小豆甘酸平，清热解毒，散血消肿；仙鹤草苦涩平，解毒消肿，收敛止血；生薏苡仁甘淡微寒，健脾利湿，消热消痈；加大枣合煮成粥，有扶正抗癌之功。

方二 青果枣仁茶防癌抗癌

【原料】青果20克，大枣仁10枚。

【制用法】青果、大枣仁分别洗净，置杯中，开水冲饮，以此代茶，久服。

【功效】行气活血，益气。适用于肺癌咳嗽胸痛、气急者。

方三 乌梅茶防癌抗癌

【原料】乌梅25克，绿茶2克，甘草5克。

【制用法】先将乌梅与甘草加水800毫升，煮沸10分钟，加入茶叶再沸1分钟，取汁用。每日1剂，分3次饮服。

【功效】消炎祛痰，解毒抗癌。适用于鼻咽癌、直肠癌。经常饮服，能生津润肺、解毒抗癌，对抑制癌细胞的发展与转移有较好的治疗效果。

方四 荜拔烧黄鱼防癌抗癌

【原料】鲜黄鱼1条，荜拔、砂仁、陈皮、胡椒各10克，葱、盐、酱油各适量。

【制用法】将鱼洗净，药料装入鱼腹；并入葱、盐、酱油各适量。锅放油，烧热时放入鱼煎熟，加水适量炖熟食用。

【功效】益气补中，行气开胃。适用于食道癌、胃癌的辅助治疗。

方五 笋菇肉丝防癌抗癌

【原料】芦笋500克，香菇50克，瘦猪肉丝200克，鸡蛋2个，食用油50毫升，盐、味精、香油少许，葱、姜适量，水淀粉适量。

【制用法】热水发香菇，切丝。香菇浸出液沉淀，滤清备用。芦笋切丝。猪肉丝放入打碎的鸡蛋拌匀。油锅烧热后，放入肉丝，划开捞出，余油烧热后，入葱、姜略炒，迅速放入笋、菇、肉丝、盐、味精翻炒，加入香菇浸出液略煮，水淀粉勾薄芡，淋香油出锅。每日分两次佐餐用，可连服10～15日。

【功效】健脾理气，清热化痰。

【附注】方中香菇甘平，益气不饥，治风破血，化痰理气。芦笋甘寒清热。两者均为营养丰富而味道鲜美的抗癌食品。加瘦肉、鸡蛋更增其扶正抗邪之功。

方六 菱粉粥防癌抗癌

【原料】菱粉30～60克，粳米100克，红糖少许。

【制用法】先将粳米煮粥，至半熟时，调入菱粉、红糖同煮为粥。用做早、晚餐或点心服食。

【功效】健脾胃，补气血。适用于年老体虚、营养不良、慢性泄泻，并可作为防治食道癌、胃癌的辅助食疗方法。

方七 菱实紫藤汤防癌抗癌

【原料】菱实60克，紫藤瘤15克，诃子肉5克，生薏苡仁60克，白糖适量。

【制用法】生薏苡仁浸透心，菱实切碎，与紫藤瘤、诃子同煮，去渣取汁，加糖服食。

【功效】健脾利湿，化痰消肿。菱实益气健脾，补五脏，解内热；诃子苦涩平，为收涩剂，也可化痰下气，除胀满、消食积；紫藤有消肿抗癌之功；薏苡仁健脾利湿。四药均有抗癌功效，配合使用作用更强。

第五章

细说常见病调理药膳

人食五谷杂粮就难免会生病，生活中，人们经常以吃西药来祛病，吃西药的同时也给身体带来了另外的毒素，危害着身体的健康。针对人们常见的疾病，我们可以通过食用健康的药膳进行治疗。本章把生活中的常见疾病分为七类，每种病还为你提供了不同的药膳治疗方案，并且告知你每个食谱的原料、做法和功效，让每个药膳履行了治病的承诺。

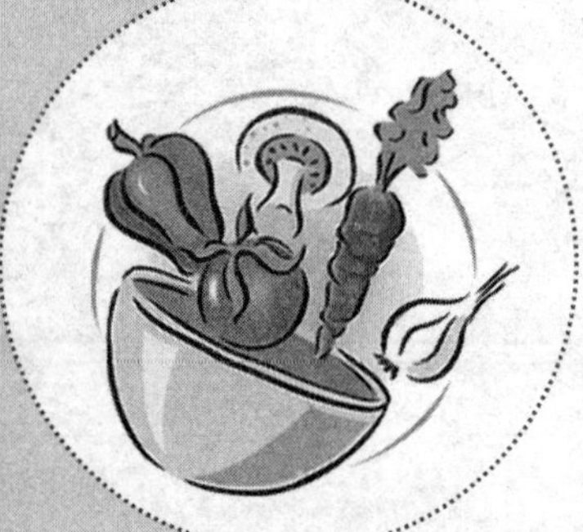

本章看点

- 内科疾病常用药膳
- 外科疾病常用药膳
- 妇科疾病常用药膳
- 儿科疾病常用药膳
- 男科疾病常用药膳
- 五官科疾病常用药膳
- 皮肤科疾病常用药膳

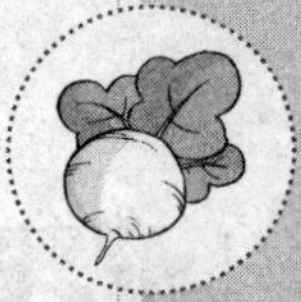
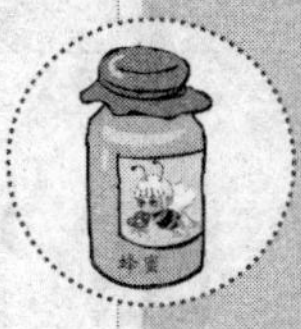
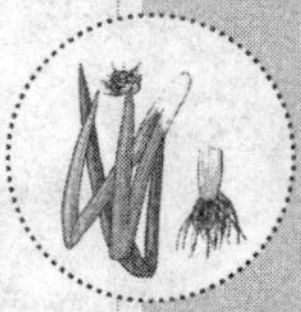
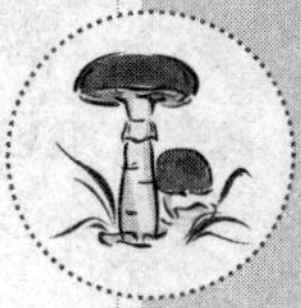
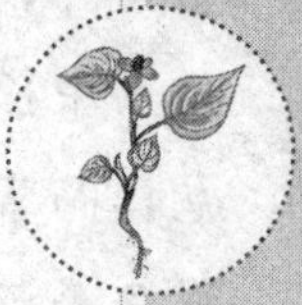

第一节　内科疾病常用药膳

感冒

感冒可分为上呼吸道感染和流行性感冒两种病症。前者是由多种病毒或细菌引起的，主要表现为鼻塞、流涕、打喷嚏、咽喉痒、头痛、畏寒等；后者是流感病毒侵犯所致，主要表现为恶寒、高热、恶心呕吐、全身骨节酸痛，而上呼吸道症状较轻。感冒一年四季均可发生，但以春、冬两季为多。由于引起感冒的病毒类型多，又容易变异，故国内外至今未有特效药物，一般采取对症治疗。

中医学认为，感冒多为风邪侵袭所致。但风邪一般并不单独致病，而常与寒、热、湿、暑相杂致病，故又分为风寒感冒、风热感冒及暑湿感冒。

方一　葱白粥

【原料】连须葱白 5～10 根(每根寸许，切细)，粳米 50 克。

【制用法】先用粳米煮粥，粥熟后加入葱白再煮片刻，趁热顿服，温覆取汗。

【功效】发汗解表，散寒通阳。

【附注】方中葱白辛散温通，解表散寒；粳米甘温益胃，助阳发汗。两者配伍，既发汗解表，又益胃，尤其适用于年老体虚风寒感冒者，常人风寒感冒服之亦佳。

方二　芫荽生姜汤

【原料】芫荽 10 克（切碎），

生姜10克（切片）。

【制用法】生姜切片后，加水一碗，火上先煮沸2分钟，然后加入鲜芫荽及调味品，即刻出锅。

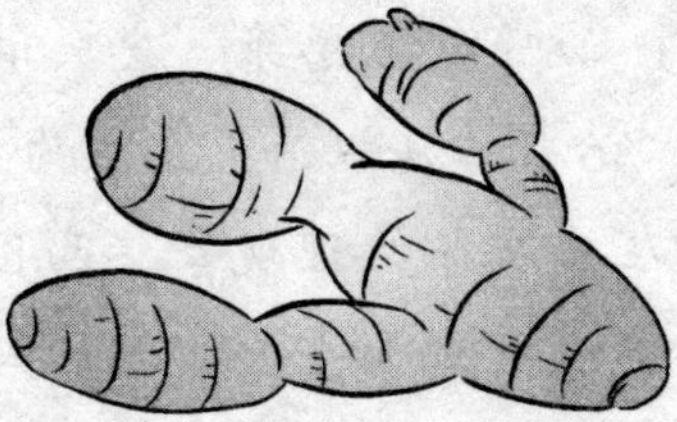

生　姜

【功效】辛温透表，发散风寒。

【附注】芫荽发表鼓邪外达，生姜性味辛温，发散风寒，温中降逆止呕。用于风寒感冒表实为宜。

方三 生姜萝卜汤

【原料】生姜25克，萝卜50克，红糖少许。

【制用法】将生姜和萝卜洗净后切成片，加入适量的水后煎15分钟，再加入红糖稍煮片刻。

【功效】辛温解表，止咳化痰。主治急性上呼吸道感染，属风寒型，恶寒重，发热轻，无汗，头痛鼻塞。

【附注】现代医学研究表明，萝卜含有丰富的淀粉等消化酶，能促消化，且有强胃的作用，还可止咳化痰。

方四 青椒炒豆豉

【原料】青椒250克，豆豉250克，食油、盐适量。

【制用法】先分别炒青椒及豆豉，再将青椒与豆豉拌匀略炒。

【功效】辛温解表。

【附注】方中青椒温中健胃，散寒发汗；豆豉辛甘解表，宣散外邪。两者炒食，既有发散风寒之功，又味美可口。为风寒感冒的佐食佳品。

咳嗽

咳嗽是常见病、多发病，许多疾病，如呼吸道感染、支气管扩张、肺炎、咽喉炎等均可有咳嗽的症状。治疗方法以消炎止咳为主。

所谓咳嗽，是指肺气上逆作声、咯吐痰液等病理现象。西医中的急慢性支气管炎、支气管扩张等病，常以咳嗽为主要症状，与中医学的咳嗽概念相合。

中医学认为，外邪侵袭和内伤皆可引起咳嗽。外邪侵袭所致之咳嗽又称外感咳嗽，有寒热之分，其主要特征是：发病急，病程短，并常可并发感冒。风寒咳嗽的临床症状为咳嗽声重、气急、咽痒、咳痰稀薄色白等；风热咳嗽的临床症状则为咳嗽频剧、气粗、咽痛痰稠等。内伤咳嗽的特征是：病情缓，病程长，皆由五脏功能失常所致。

方一 蜜饯萝卜梨

【原料】白萝卜1个，梨1个，蜂蜜50毫升，白胡椒7粒。

【制用法】将白萝卜，梨洗净切碎，放入碗中，倒入蜂蜜，放入白胡椒，装锅蒸熟为度，将白胡椒拣出，分两次温服。

【功效】发散风寒、止咳化痰。

【附注】白胡椒辛热，有温中散寒之功效，可发散风寒之邪；萝卜下气化痰，宽中消食；梨可润肺止咳；蜂蜜味甘性平，有补中润燥之功，可补益脾胃，以增化痰之力，又有润肺止咳之功。蜂蜜可缓胡椒辛辣之太过，胡椒辛散可防蜂蜜甘腻滞痰之弊。此方是治疗风寒咳嗽的良方。

方二 枇杷饮

【原料】枇杷10克，鲜芦根10克。

【制用法】枇杷叶去毛，洗净

烘干，鲜芦根切片，一同入锅加水适量，用武火煮沸，文火熬煮20～30分钟即成。温热顿服。

【功效】祛风清热，止咳和胃。

【附注】芦根甘寒，入肺、胃二经，清泄肺热，润燥止咳，且兼透散风热；枇杷叶苦平，既能清肺化痰，下气止咳，又能和胃止呕。本方对风热咳嗽，兼有胃气上逆恶心呕吐者，尤为适宜。

方三 柿霜糖

【原料】柿霜、白糖各等量。

【制用法】柿霜、白糖入锅，加水少许，文火炼至挑起呈丝状，不粘，稍冷后倒入涂有熟菜油的瓷盘中，压平，切块，随时含咽。

【功效】清肺润燥，止咳化痰。

【附注】柿霜甘凉入肺，有清热润肺、化痰宁嗽之力；白糖甘平，润肺生津，补中益气，能增强柿霜润燥清热之功，又能增强化痰宁嗽之功。本方药性平和，对肺燥咳嗽可常服用。

方四 秋梨川贝膏

【原料】雪花梨1000克，款冬花、百合、麦冬、川贝各30克，冰糖50克，蜂蜜200毫升。

【制用法】将诸药切碎，加水煎取浓汁，去渣，将梨、冰糖、蜂蜜兑入，文火煎成膏。每次食膏15克，每日2次，温开水冲服。

【功效】润肺养阴、止咳化痰。

【附注】百合、麦冬、雪花梨润肺养阴，清热生津；款冬、川贝化痰止咳，清热散结；蜂蜜、冰糖补中和胃润燥。本方滋而不腻，补而不燥，为滋阴补肺之佳品，本方对肺肾阴虚型咳嗽有很好的疗效。

方五 梨丝拌萝卜

【原料】白萝卜250克，梨100克，生姜少许，麻油、精盐、味精适量。

【制用法】萝卜切成丝，用沸水焯2分钟捞起，加上梨丝、姜末少许及调料，拌匀凉食。

【功效】清热化痰，生津润燥。

【附注】萝卜辛甘凉，能清热下气化痰；梨味甘微寒，能清热化痰，润燥生津；生姜辛散，解表宣肺。本方甘淡，药性平和，对风燥咳嗽是较好的辅助治疗之剂。

哮喘

哮喘是因气管和支气管对各种刺激物的刺激不能适应，而引起的支气管平滑肌痉挛、黏膜肿胀、分泌物增加，从而导致支气管管腔狭窄。喘症以呼吸困难，甚至张口抬肩、鼻翼翕动、不能平卧为特征；哮症是一种发作性的痰鸣气喘疾患，发作时喉中哮鸣有声、呼吸气促困难，甚则喘息难以平卧。由于哮必兼喘，故又称做哮喘。哮喘包括支气管哮喘、哮喘性支气管炎等。

方一 砂锅杏仁豆腐

【原料】优质豆腐120克，杏仁15克，麻黄3克，盐、味精、芝麻油各适量。

【制用法】先将杏仁、麻黄洗净，共装入纱布袋，用线将口扎紧；然后将豆腐切成3厘米见方块和药袋一起放入砂锅，加适量水，先用旺火烧开，后改用文火，共煮1小时，最后捞出药袋，后加入盐、味精、芝麻油调味即成。食豆腐、喝汤，每日分两次食用。连服3日为1个疗程。

【功效】润肺滑肠，发汗定喘。适于受凉发作者食用，疗效显著。

【附注】豆腐性味甘平，可补虚润燥，清热化痰；杏仁性味苦温，能祛痰理气，止咳平喘；麻黄味辛微苦，可开宣肺气，发汗解表，利水平喘。三者结合，功效倍增，是治疗肾阳虚哮喘的良方。

方二 鱼腥草丝瓜汤

【原料】鱼腥草50克，丝瓜50克。

【制用法】将丝瓜切片，鱼腥草寸段，用常法加调料制成汤，即可食用。

【功效】宣肺清热，化痰止哮。

【附注】鱼腥草辛微寒，能清肺热并解毒，通利小便；丝瓜甘凉，能清热化痰，对哮喘有很好的疗效。

方三 杏仁薄荷粥

【原料】杏仁 30 克（去皮尖），鲜薄荷 10 克，粳米 50 克。

【制用法】将杏仁放入沸水中煮到七分熟，放入粳米同煮将要熟时，放入薄荷，煮熟即可。

【功效】辛散透表，温肺止喘。

【附注】杏仁苦温，能祛痰理气，止咳平喘；加薄荷辛散驱除表邪；粳米补脾气。全方共奏辛散表邪，祛痰平喘之功。

方四 腐竹拌鲜

【原料】鲜蘑菇 100 克，腐竹 150 克，黄瓜 50 克，芝麻油、盐、味精各少许。

【制用法】黄瓜洗净后切成菱形小块，腐竹水发后切成短节，鲜蘑菇洗净后撕成小朵；然后将三者一起入沸水锅中烫熟，凉后捞出沥干水分装盘，再将芝麻油加热浇入，并用碗焖片刻后，加入盐、味精调味即可食用。1 日食完。连服 10 日为 1 个疗程。

【功效】滋阴健脾，止咳平喘。适于脾虚型哮喘病人服用。

方五 山楂胡桃茶

【原料】胡桃仁 150 克，白砂糖 200 克，山楂 50 克。

【制用法】将山楂加入适量清水中，用中火煎熬 3 次，每次 20 分钟，过滤去渣取汁浓缩至 1000 毫升。胡桃仁加水浸泡半小时，用石磨将其磨成茸浆，加适量水调匀。最后将山楂汁、白糖、胡桃仁浆放在一起搅拌均匀，烧至微沸，即可食用。

【功效】补益肺肾，润肠止喘。

【附注】胡桃仁与山楂、白砂糖同用，能补肺肾，润肠燥，消饮食，能血脉，生津液，其味酸甜相合，酸不伤齿，甜不觉腻，对于哮喘有一定的功效。

头痛

头痛是指额、顶、颞、枕部的疼痛。引起头痛的原因复杂而多样，可见于现代医学的内、外、神经、精神、五官等各种疾病。在内科临床上常遇到的头痛多见于感染性、发热性疾病，以及高血压、颅内疾病、神经官能症、偏头痛等疾病。本症患者在自觉头痛的同时，还可伴有呕吐、头晕、发热、视力障碍、癫痫、神经功能紊乱等症状。

中医学认为，头痛是由外感或内伤杂病所致。其治则，外感头痛以祛邪为主；内伤头痛以虚者扶正、实者攻邪为治。头痛剧烈，经久不愈常发作者又称为头风。

方一 稆豆首乌塘虱鱼汤

【原料】塘虱鱼 1 条（约 90 克），稆豆 60 克，制首乌、龙眼肉各 15 克，珠兰少许。

【制用法】将塘虱鱼宰净，去鳃及肠杂；首乌、龙眼肉、生姜洗净；稆豆洗净，用清水浸渍 3 小时。把全部用料（除珠兰外）一齐放入锅内，加稆豆水适量，武火煮沸后，文火煮 3 小时，加入珠兰，再煮半小时，调味即可。随量饮用。

【功效】补肝益肾，养血止痛。

【附注】稆豆又名野黑豆，性味甘微寒，功能补益肝血；制首乌性味甘涩微温，功能补肝肾，益精血，两药相伍，养肝补血之力得以增强，肝血充足，脑髓得养，头痛目眩自然可止；龙眼肉性味甘温，既养血，又安神；珠兰为金粟兰科半灌木植物金粟兰的花，又名鸡爪兰，性味辛甘平，其气芬芳，既疏肝解郁，又清利头目，与龙眼肉相伍，有助于治疗肝郁头痛。适用于偏头痛。

方二 葱豉粥

【原料】葱白 10 克，淡豆豉 10 克，粳米 50～100 克。

【制用法】粳米煮粥，粥熟下葱白、淡豆豉，再煮数沸即成。

【功效】辛温解表，祛风散寒，治头痛。

【附注】葱白解表，通阳散寒；淡豆豉发汗散寒；粳米健脾和胃。适用于风寒头痛。

方三 鱼肚川芎汤

【原料】鱼肚 40 克，川芎 15 克，葱白 25 克，精盐 2 克，黄酒 10 克，清汤 500 克，熟猪油 15 克，味精 1.5 克。

【制用法】①在制作之前首先把鱼肚用温水浸泡（8 小时左右），然后放入沸水中微火煮约 2 小时，离火，焖 2 小时。汤冷后再烧开，再焖 2 小时。鱼肚焖透后，洗去黏液，放入清水中漂洗干净。待鱼肚发亮，有弹性时，再切成片。②将鱼肚片放入锅里，川芎用布包好也投入锅内，放入适量清汤，用中火烧沸后，再投入大葱白、熟猪油。③出锅前加入味精、精盐，食用时再冲入黄酒即成。

【功效】补肾益精，行血止痛。

【附注】川芎性温味辛，有活血行气，散风止痛等功效，可用于治疗胸胁疼痛、偏正头痛、身痛、关节痛、筋脉拘挛诸症。鱼肚性平味甘，有补肾益精、滋养筋脉、养血止血等功效，可用于治疗风寒型及血虚型头痛。

方四 枸杞蒸蛋

【原料】鸡蛋 2 个，枸杞 15 克，熟猪油 40 毫升，精盐、酱油、湿淀粉各适量。

【制用法】鸡蛋入碗中打散，加精盐、湿淀粉、冷清汤各适量，调散成蛋糊；枸杞沸水浸胀；蛋糊入笼，沸水武火蒸约 10 分钟，撒上枸杞蒸 5 分钟；另将熟猪油加酱油同蒸化后，淋在蛋面上。佐餐服食。

【功效】补养阴血。适用于血虚头痛、头晕心悸、神疲乏力、遇劳加重，或血虚发热、热势或高或低、劳则加剧、肌热烦渴、面色不华等症。

眩晕

眩晕是目眩与头晕的合称。目眩即眼花或眼前发黑，视物模糊；头晕即感觉自身或周围物体旋转，站立不稳。目眩与头晕常同时并存，故合称眩晕。梅尼埃病、高血压、严重贫血者、脑震荡、神经衰弱、动脉硬化、药物中毒、心律失常等，均可引发眩晕。本症患者轻者眩晕转眼即消失，重症者自觉眼前景物旋转不定，以致站立不稳，伴见耳鸣、恶心呕吐、眼球震颤、出冷汗、手抖面白等症状。眩晕为常见症状，体胖、体弱及老年人较易发作。

方一 人参茶

【原料】生晒参5克。

【制用法】将人参切成薄片，放入保温杯中，用滚开水闷泡半小时，早晨空腹或晚上睡前服。忌食萝卜、浓茶、螃蟹、绿豆等物。

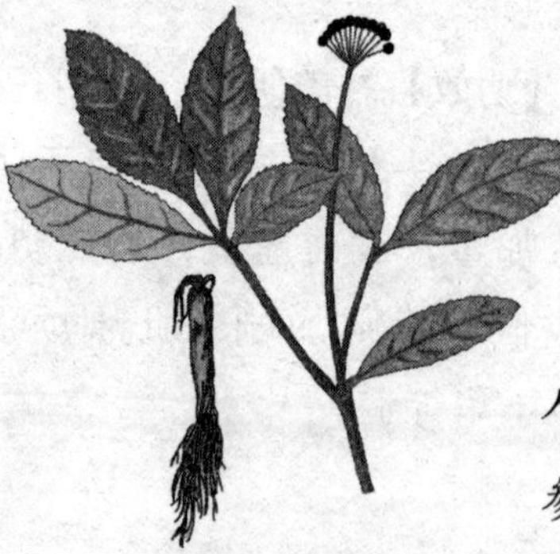

人参

【功效】补气养血。人参甘平，大补气血。可用于眩晕日久，气血两亏的重症。

方二 双耳汤

【原料】银耳、黑木耳各10克，冰糖30克。

【制用法】将银耳、黑木耳用温水发泡，摘除蒂柄，去掉杂质，洗净；放入瓷碗中，加入冰糖，放入适量的水，将其置蒸笼中，蒸1小时，待银耳及黑木耳熟烂时即成。食用时，宜空腹分次服完。

【功效】滋肾润肺。适用于肾

阴虚或肺肾阴虚的头晕目眩、腰膝酸软、咳嗽气喘，以及高血压症所引起的眩晕。

方三 黄豆芽猪血汤

【原料】黄豆芽、猪血各250克，黄酒及调料适量。

【制用法】黄豆芽去根洗净，猪血划成小方块，用清水漂净；锅内加油少许烧热，爆香蒜茸、葱花、姜末，下猪血并烹入黄酒，加水煮沸，放入黄豆芽，煮2分钟，调入精盐、味精。随意服食。

【功效】润肺补血。适用于血虚头晕、缺铁性贫血。

方四 当归羊肉羹

【原料】山羊肉250克（切块），黄芪、党参、当归各25克，生姜及食盐适量。

【制用法】将党参、黄芪、当归用纱布包裹，与羊肉同放砂锅内，加水煎煮，至肉烂时放入生姜及食盐。随意食肉喝汤。

【功效】补气养血，温中暖下，适用于血虚头晕。

【附注】羊肉甘温，益气补虚，温中暖下；黄芪、党参、当归补气养血；加生姜温中和胃。此羹经常食用，补养气血、强壮身体的效果明显。对气血双亏、血不上荣而致的眩晕疗效较好。有内热的病人慎用。

方五 米酒甲鱼

【原料】甲鱼1只（约500克），米酒50毫升，瘦猪肉100克，水发香菇8只，花生油60毫升，料酒、葱、姜、精盐、淀粉各适量，蒜头1瓣。

【制用法】①甲鱼宰杀后，剖腹，去肠杂，控去爪内的油，留下心、肝后，切成方块；猪肉切片后，加料酒、盐、淀粉拌和上浆；香菇洗净切开，姜切片，蒜剁成茸。②锅内加油，架在火上，烧热，爆香蒜茸，放入甲鱼、姜片，煸炒一下；然后加肉片、香菇、米酒、盐，炒拌均匀后，盛于瓦缸内，放在大水锅中，隔水炖2小时左右，甲鱼和肉片酥烂即成。

【功效】甲鱼、猪肉皆有滋补肝肾、养血等功效，与香菇合烹食，可治疗眩晕、腰膝冷痛、失眠多梦等疾病。

高血压

高血压是以体循环动脉压增高为主要表现的临床综合征，是最常见的心血管疾病。目前我国采用国际上统一的标准，即收缩压≥140mmHg和（或）舒张压≥90mmHg即可诊断为高血压病。根据血压增高的水平分为轻、中、重度高血压。①轻度高血压，收缩压为140～159mmHg和（或）舒张压为90～99mmHg。②中度高血压，收缩压为160～179mmHg和（或）舒张压为100～109mmHg。③重度高血压，收缩压为≥180mmHg和（或）舒张压≥110mmHg。高血压病的严重程度并不单纯与血压升高的水平有关，必须结合患者总的心血管疾病的危险因素及合并靶器官的损害作全面评价，治疗目标和预后判断也必须以此为基础。心血管疾患的危险因素包括：吸烟、高脂血症、糖尿病，年龄大于60岁男性或绝经后女性、心血管疾病家族史。临床表现为眩晕，耳鸣，头痛头胀，眼花，失眠，头部沉重和颈项板紧等。一般治疗包括低钠饮食，肥胖者控制食量及热量，减轻体重，注意劳逸结合，充分睡眠，适当锻炼等。

方一 香菇鸡汤

【原料】香菇40克，鸡汤6碗，米酒1汤匙，姜、葱少许。

【制用法】将香菇浸软，洗净去蒂。用1/4只鸡，加姜、葱熬成6碗上汤。鸡汤放入蒸碗内，加香菇和酒、盐，用玻璃纸封口，蒸1小时左右即可。

【功效】去胆固醇，治高血压、动脉硬化等。

【附注】香菇能降血压和减少胆固醇。适用于高血压病、动脉硬化、高血脂等。

方二 麻油芹菠菜

【原料】新鲜菠菜和芹菜各250克，麻油30毫升，精盐、味精各适量。

【制用法】将菠菜、芹菜去老叶及根，洗净切段，放沸水中烫2分钟，捞出，放小盆中加入麻油、盐及味精，拌匀即可食用。

【功效】滋阴清热，平肝息风。适宜于高血压病，证见头晕头痛、面赤口渴、心烦易怒、大便秘结等的辅助食疗。

【附注】菠菜与芹菜要鲜嫩。不宜同时食鳝鱼。

方三 银叶红枣绿豆汤

【原料】鲜银杏树叶30克(干品为10克)，红枣10枚，绿豆60克，白糖适量。

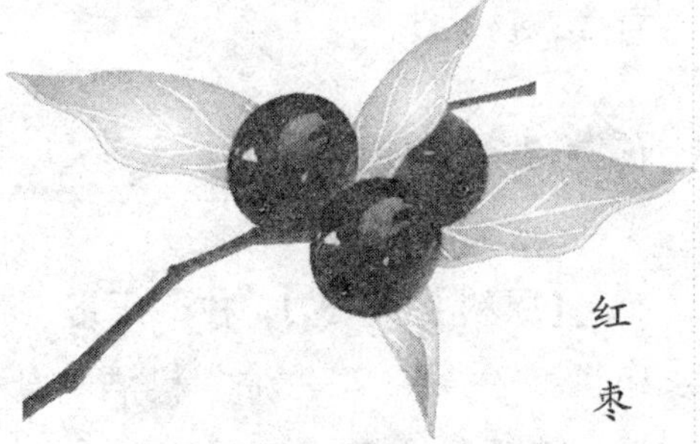

红枣

【制用法】①将绿豆择去杂质，洗净；银杏树叶洗净，切碎；红枣用温水浸泡片刻，洗净备用。②将切碎的银杏树叶放入砂锅内，加水2碗，文火烧开20分钟，捞弃树叶，加入红枣、绿豆、白糖1匙，继续煮1小时，至绿豆熟烂（如水不足可中间加水）即可。当点心食之，每次1小碗，每日2次。

【功效】养心气，补心血，降血压，解暑热。适用于防治高血压和冠心病发作。

方四 素炒凤尾菇

【原料】凤尾菇500克，生姜、葱白、芡粉各适量。

【制用法】将凤尾菇剪去菇脚，洗净，把大朵的凤尾菇切成小件，用开水拖过，滤干水分备用。起油锅，下油、下姜丝、葱白爆香，放入凤尾菇翻炒，调味，下芡粉勾芡，上碟淋麻油即可。随量食用。

【功效】清热养心，润燥化痰。适用于高血压病、高脂血症属痰湿壅盛兼有热者。证见心烦口渴，头目胀痛，小便短少等。

冠心病

冠心病即冠状动脉粥样硬化性心脏病，指冠状动脉粥样硬化使血管腔阻塞，导致心肌缺血缺氧而引起的心脏病，它和冠状动脉功能性改变（痉挛）一起，统称冠状动脉性心脏病，简称冠心病，亦称缺血性心脏病。冠状动脉粥样硬化性心脏病是动脉粥样硬化导致器官病变的最常见类型，也是严重危害健康的常见病。

心绞痛及心肌梗死是本病临床上最常见的类型，多发生于40岁以后，男性多于女性，脑力劳动者较多。心绞痛是指急性暂时性心肌缺血、缺氧所引起的症候群；心肌梗死是冠状动脉闭塞，血流中断，使部分心肌因严重持久性缺血而发生局部坏死。

方一 三鲜汤

【原料】海带200克，海藻200克，干贝10克。

【制用法】将原料先用温水洗净。用2碗水与原料一起放进锅中（锅内酌量加油），煮熟后加盐调味即可。

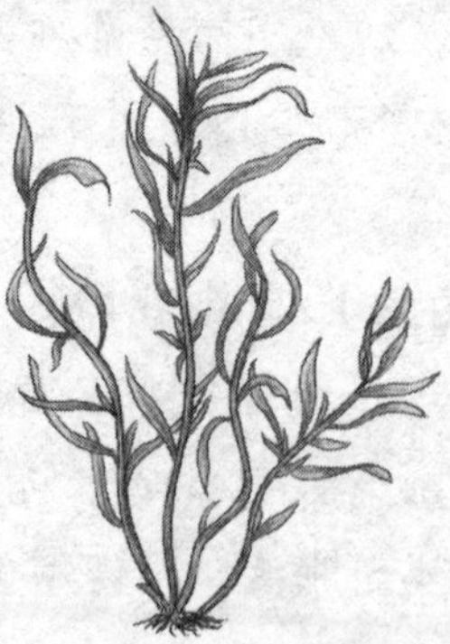

海　藻

【功效】益气活血，滋补生津。海带、海藻和干贝滋味鲜美，每日饮用，对冠心病、高血压很有疗效。

方二 大枣冬菇汤

【原料】大枣15枚，干冬菇15个，生姜、花生油、料酒、食盐、味精各适量。

【制用法】先将干冬菇洗净泥

沙；大枣洗净，去核；将清水、冬菇、大枣、食盐、味精、料酒、生姜片、热花生油少许一起放入蒸碗内，盖严，上笼蒸60～90分钟，出笼即成。

【功效】益气，活血。适用于高血压、冠心病等虚证。

方三 绿豆粥

【原料】绿豆适量，北粳米100克。

【制用法】先将绿豆洗净，以温水浸泡2小时，然后与粳米同入砂锅中，加水1000毫升，煮至豆烂米开汤稠。每日2～3次顿服，夏季可当冷饮频食之。

【功效】清热解毒，解暑止渴，消肿，降脂。可预防动脉硬化。适用于冠心病、中暑、暑热烦渴、疮毒疖肿、食物中毒等。

方四 胡萝卜炒鸡蛋

【原料】胡萝卜120克，鸡蛋2个，姜丝、葱末、胡椒粉、香菜末各适量。

【制用法】将胡萝卜洗净，切丝；鸡蛋打入碗内，搅匀备用。炒锅上火，放入食用油烧热，投入姜丝、葱末炝锅，下入胡萝卜丝略炒，调入鸡蛋汁、精盐、味精、胡椒粉，撒上香菜末即成。每日1剂，连服10～15天。

【功效】胡萝卜味甘，性平，有健脾和胃、壮阳补肾、化滞下气等功效。胡萝卜有促进肾上腺素合成、降低血脂、改善冠状动脉血流量等作用，因此，适宜高血脂症、冠心病、高血压等患者食用。

糖尿病

糖尿病又称消渴症，是一种由胰岛素相对分泌不足或胰岛血糖素不适当地分泌过多而引起的以糖代谢紊乱、血糖增高为主要特征的全身慢性代谢性疾病。

此病早期无症状，随其发展可出现多尿、多饮、多食、疲乏、消瘦，尿液中血糖含量增高，或并发急性感染、肺结核、动脉粥样硬化、末梢神经炎、趾端坏死等。早期诊断依靠化验尿糖和空腹血糖及葡萄糖耐量试验。此病重者可发生动脉硬化、白内障、酮中毒症等。按病情可采用饮食控制、胰岛素等降血糖药治疗，避免精神紧张，加强体育锻炼等也有利于预防本病的发生、发展。

方一 香菇烧豆腐

【原料】嫩豆腐250克，香菇100克，盐、酱油、味精、香油各适量。

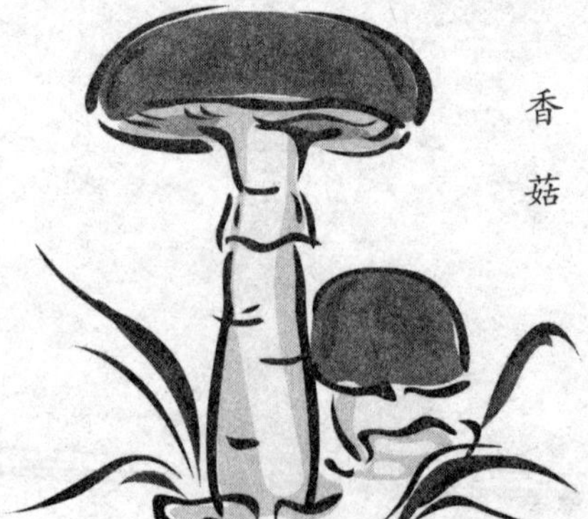

香菇

【制用法】豆腐洗净切成小块。在砂锅内放入豆腐、香菇、盐和清水。中火煮沸改文火炖15分钟，加入酱油、味精，淋上香油即可食用。适量服食，不宜过热。

【功效】清热益胃，活血益气。

【附注】豆腐味甘性凉，益气和中、生津润燥、清热解毒；香菇有益气活血、理气化瘀之功。此方对烦热、消谷善饥兼见瘀血型糖尿病患者尤为适宜。

方二 素炒南瓜丝

【原料】嫩南瓜 500 克，菜油 100 毫升，精盐 5 克，酱油 15 毫升，豆瓣 15 克，泡海椒 5 克，葱白 10 克，水淀粉 10 克。

【制用法】①将嫩南瓜洗净，切成约 5 厘米长的丝，放入精盐 2 克，拌匀码味；泡海椒和葱白切成同样长的丝；豆瓣剁细。②菜油下锅，烧至七成热，放入豆瓣烧香，再放入南瓜丝和泡海椒、葱白丝炒匀，放入精盐、酱油、水淀粉，收浓起锅即可。

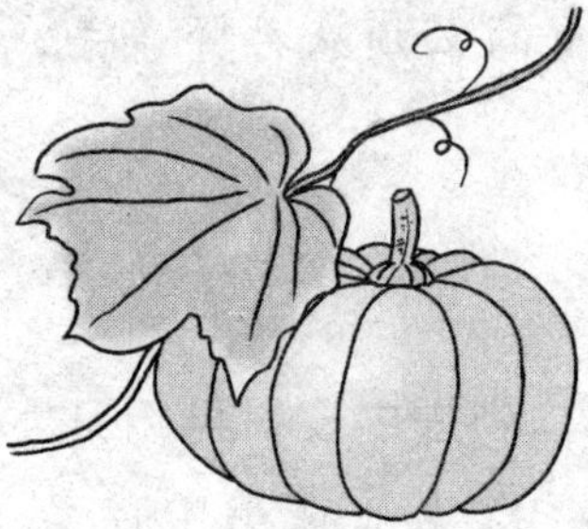

南瓜

【功效】南瓜味甘性温，有补中益气、解毒杀虫、消炎止痛等功效。现代医学研究证实，南瓜中所含的成分可促进人体内胰岛素的分泌，改善糖尿病患者的症状。

方三 陈皮兔肉

【原料】净兔肉 350 克，陈皮 0.5 克，鲜汤 100 毫升，干海椒（或辣椒）1 克，菜油 15～20 毫升，调料适量。

【制用法】①将兔肉洗净，切 2 厘米方丁入碗内，加盐、料酒、葱节、菜油、姜片拌匀；辣椒切碎；陈皮用温水浸泡 10 分钟，切成小方块；味精、白糖、酱油、鲜汤入碗内调成汁。②炒锅内油烧至七成热时下辣椒，炸成棕黄色下肉炒散发白，再入陈皮、花椒、姜、葱，继续炒至肉干酥，入调好的酱油汁、醋，搅匀，放红油，炒至汁收干呈棕红色，去葱、姜装盘，再淋上香油即可。

【功效】补中益气，理气化痰。适用消渴羸瘦，或食欲不振、咳嗽痰喘等症。可作为糖尿病、慢性支气管炎、动脉硬化、高血压患者的膳食，并可预防衰老。

贫血

贫血是指单位容积血液内红细胞数和血红蛋白量低于正常的病理状态。症状为头昏、眼花、耳鸣、面色苍白或萎黄、气短、心悸、身体消瘦、夜寐不安、疲乏无力、指甲变平变凹易脆裂、注意力不集中、食欲不佳、月经失调等。病因有缺铁、出血溶血、造血功能障碍等。缺铁而引起的“缺铁性贫血”见于营养不良、长期小量出血，治疗应去除病因，并服铁剂。急性大量出血引起的“出血性贫血”须用输血或手术抢救。另还有红细胞过度破坏引起的“溶血性贫血”、缺乏红细胞成熟因素而引起的“巨幼红细胞成熟性贫血”、缺乏内因子的巨幼红细胞引起的“恶性贫血”和造血功能障碍引起的“再生障碍性贫血”等。中医学认为，治疗贫血既要增加营养及补血，又要重视补气，因为气能生血。严重的必须从补肾着手，因为肾中精华能化生成血。

方一 桃仁拌芹菜

【原料】芹菜300克，核桃仁50克，精盐2克，芝麻油5毫升，味精1克。

【制用法】将芹菜择去老叶，抽去筋脉，洗净，切成细丝，用沸水焯2分钟，捞出用冷开水冲一下，使其凉透，沥干后加精盐、味精、芝麻油入盘。核桃仁用开水泡后，剥去内皮，再用开水泡5分钟，取出放在盘中芹菜上，食时拌匀，即为一盘桃仁芹菜凉菜。

【功效】适宜用于各类型贫血。

方二 枸杞叶爆炒腰花

【原料】猪腰1个，枸杞叶50

克，首乌5克，淀粉15克。

【制用法】切腰花，挂首乌淀粉，与枸杞叶一起爆炒，口味要求咸鲜为主。

【功效】滋养肝肾，补血益精。

【附注】猪腰味咸性温，补肾气，温肾阳，益精血；枸杞叶养血明目；首乌补肝肾，益精血，不凉不燥，又不滋腻。此方是滋补肝肾阴血的鲜美食品。

方三 生血牛筋汤

【原料】补骨脂50克，鸡血藤、牛蹄筋各100克。

【制用法】将鸡血藤、补骨脂、牛蹄筋共放砂锅中，加水300毫升，以文火炖煮50分钟，至牛蹄筋熟烂即可。饮汤，食蹄筋。

【功效】补肾生髓，养血通脉。适宜于再生障碍性贫血、白细胞减少症、血小板减少症及其他骨髓造血功能减退等病症。

方四 黄芪炖羊肉

【原料】黄芪30克，大枣10枚，羊肉400克，生姜3片，黄酒2匙，陈皮1块。

【制用法】将大枣洗净；黄芪切片，用洁净的纱布包好。将羊肉洗净，切片；陈皮洗净备用。炒锅上火，下油，热后放入生姜、羊肉片共炒，2分钟后加入黄酒、酱油、食盐、水，烧10分钟。将羊肉倒入砂锅内，加黄芪、大枣、陈皮和水，用文火煨1小时至肉熟烂，加入味精少许即可。

【功效】本菜是气血两虚、身体瘦弱和贫血患者的食疗良方。

方五 菠菜猪肝汤

【原料】菠菜120克，熟猪肝100克，鸡蛋1个，姜丝、葱末、香油、料酒各适量。

【制用法】将菠菜择洗干净，入沸水中焯2～3分钟，捞出切碎；猪肝切片；鸡蛋打入碗内搅匀。锅内加水适量，放入猪肝片、菠菜末、姜丝、葱末、料酒，大火烧沸，改用文火煮3～5分钟，兑入鸡蛋汁，调入精盐、味精、香油即成。每日1剂，连服10～15日。

【功效】适用于缺铁性贫血及营养不良性贫血。证见面色萎黄、头晕、失眠等。

中风

中风是中医学的一个病名，也是人们对急性脑血管疾病的统称和俗称。它是以猝然昏倒，不省人事，伴发口眼歪斜、语言不利、半身不遂或无昏倒而突然出现半身不遂为主要症状的一类疾病。包括西医的脑出血、蛛网膜下腔出血、脑梗死、脑血栓、短暂性脑缺血发作等。

中风的根源是高血压、脑动脉硬化，以及先天性脑血管畸形等，情绪激动、用力太过或血压降低、血液凝固性增高等为常见发病诱因。一旦发生中风，病情一般均较严重，即使经过积极抢救而幸存者，也约有半数患者会出现不同程度的后遗症，如半身不遂、口歪舌偏、讲话困难等，给家庭、个人和社会带来重大损失。

在中医辨证施治的原则下，选用中药口服、针灸、按摩等治疗，对卒中后遗症有明显疗效，配合食疗药膳方，可提高临床疗效，促进患者功能恢复，可选用下列药膳食疗方。

方一 杞菊饮

【原料】枸杞子 30 克，菊花 10 克。

【制用法】将二药煎水代茶饮，1 日服完。

【功效】滋阴补肾，疏风清肝。枸杞子甘凉，滋补肝肾；菊花甘苦微寒，平肝明目。二药相配，一补一清，对中风后血压偏高、头晕目眩者用之有效。

方二 黄芪桂枝粥

【原料】黄芪 20 克，炒白药、桂枝各 13.5 克，生姜 3 片，大枣 5 枚，白米 135 克。

【制用法】将前 4 味水煎取汁，同白米、大枣同煮为稀粥服食，每日 1 剂，3 周为 1 个疗程，连续2～3个疗程。

【功效】益气养血，温经通络。适用于气虚血瘀所致的肢体麻木、半身不遂等。

方三 天麻猪脑粥

【原料】天麻10克，猪脑1个，粳米250克。

【制用法】猪脑挑血筋洗净，天麻、粳米洗净，加清水适量，先用旺火烧开，再转用文火熬煮成稀粥。每日晨起温服1次。

【功效】祛头风，镇静镇痛。适用于脑血管意外所致的半身不遂、高血压病、动脉硬化等。

方四 杞子羊肾粥

【原料】枸杞子30克，羊肾1个，羊肉50克，粳米50克，葱、五香粉各适量。

【制用法】先将羊肾、羊肉洗净切片，与枸杞子并入葱、五香粉先煮20分钟，再将淘洗干净的粳米入锅，熬煮成稀粥。每日晨起作早餐服用。

【功效】益气，补虚，通脉。适用于卒中后遗症。

方五 人参五味子紫苏汤

【原料】五味子、人参、紫苏叶各15克，赤砂糖150克。

【制用法】将前3味药加水3000毫升，煎取约1500毫升，加入赤砂糖，拌匀饮服，每日1剂。

【功效】益气养阴固脱。适用于中风手撒尿遗、四肢不温、肢体不遂等。

方六 千斤拔鸡脚汤

【原料】鸡脚3对，千斤拔60克，花生肉30克，红枣4枚。

【制用法】将千斤拔、花生肉、红枣（去核）洗净；鸡脚洗净，用开水烫过，除去外皮及爪甲。把全部用料一齐放入锅内，加清水适量，武火煮沸后，文火煮2～3小时，汤成去千斤拔，调味即可。随量饮用。

【功效】补肾健步。适用于卒中后遗症属肝肾两虚者。证见腰膝痿软，下肢乏力，步履困难，或骨节疼痛。亦可用于产后风瘫而有上述症状者。

便秘

便秘是指大便次数明显减少，或排出困难，也指粪便坚硬或有排便不尽的感觉。一般来说，如粪便在肠内停留过久并超过48小时以上者，即可认定便秘。根据有无器质性病变，可将便秘分为器质性便秘和功能性便秘两种。器质性便秘可由多种器质性病变引起，如结肠、直肠及肛门病变，老年营养不良、全身衰竭、内分泌及代谢疾病等均可引起便秘；功能性便秘则多由功能性疾病如肠道易激综合征、滥用药物及饮食失节、排便、生活习惯所致。便秘的临床表现除有大便秘结不能排出以外，还可伴见腹胀、腹痛、食欲减退、嗳气反胃等症状。

一般说来，短期便秘对人体的影响不大，但便秘长期得不到纠正，直肠内的有害物质不能及时排除，就会对人体产生不良影响。由于这些影响是逐渐产生的，不容易立即引起重视，发现后再治疗时已是积习难返。有些人不把便秘当回事，其实，便秘可以引起早衰、营养不良、肥胖、肠癌及某些精神障碍等病。老年人便秘还会诱发和加重心绞痛、脑出血、肺气肿、痔疮、肛裂等症。

方一 番泻叶鸡蛋汤

【原料】番泻叶5～10克，鸡蛋1个，菠菜少许，食盐、味精适量。

【制用法】鸡蛋入碗中搅散备用。番泻叶水煎，去渣留汁，倒入鸡蛋，加菠菜、食盐，味精，煮沸即成。

【功效】泄热导滞，润肠通便。

【附注】番泻叶甘苦寒，泻下导滞，清导实热；鸡蛋甘平，益气养血；菠菜甘凉，润燥通便。本方是治疗实热型便秘的食疗良方。

方二 胡萝卜拌白菜心

【原料】白菜心500克，胡萝卜100克，芝麻酱、白糖、香油、米醋各适量。

【制用法】白菜心、胡萝卜分别洗净，切成细丝，放入小盆内备用。将芝麻酱加香油调开，浇在菜丝上，再撒上白糖，食前酌加米醋拌匀即成。

【功效】大白菜性平味甘，有清热除烦、养胃利水、通利肠胃等功效。

【附注】胡萝卜性平味甘，有补中健食、宽中下气、去肠胃之邪等功效。二者合食，可收清热利水，润肠通便之功。此方可经常食用，对便秘有很好的疗效。

方三 芝麻拌菠菜

【原料】菠菜500克，熟芝麻仁25克，香油20毫升，盐5克，味精2克。

【制用法】菠菜切去根，掐去老叶，用水洗净。锅置火上，倒入水，烧开，下入菠菜略烫一下，捞出，用凉开水浸凉，沥干水分。将菠菜切成4厘米长的段，放入盘内，加入精盐、味精、香油，撒上芝麻，拌匀即成。每日1剂，连服5日。

【功效】补益肝肾，润肠通便。

【附注】菠菜性凉味甘，有养血止血、敛阴润燥、下气通肠等功效。《儒门事亲》谓其："凡人久病大便涩滞不通及痔漏之人宜常食菠菜、葵菜之类，滑以养窍，自然通利。"芝麻性平味甘，有补益肝肾、润肠和血等功效。此方对病后便秘，老年肠燥便秘有很好的疗效。

方四 红薯粥

【原料】新鲜红薯250克，粳米100～150克，白糖适量。

【制用法】将红薯（以红紫皮黄心者为最好）洗净，连皮切成小块，加水与粳米同煮为粥，待粥将熟时，加入白糖适量，再煮2～3沸即可。随意趁热服食。

【功效】健脾养胃，益气通便。适用于便秘、大便带血及少乳等症。

失眠

失眠指睡眠不足或睡不深熟。有几种形式：一是难于入睡起始失眠；二是睡眠浅而易于惊醒间断失眠；三是睡眠持续时间少于正常，早醒后不能再入睡（早醒失眠）。引起失眠的主要原因是精神过度紧张或兴奋，并伴以头昏脑涨、头痛、多梦、记忆力减退、神倦胸闷、注意力不集中、食欲不振、手足发冷等，常见于神经官能症、神经衰弱等；如失眠伴以情绪不稳、过敏、潮热、出汗、头痛头晕、血压波动、月经紊乱等，年龄在45～55岁的可能是更年期综合征；如因环境嘈杂或服用浓茶、饮料、药物、心中有事、忧郁不结、疼痛等各种原因引起的，均应根据病因，镇定安眠，心理调节。

方一 龙眼洋参饮

【原料】龙眼肉30克，西洋参6克，白糖10克。

【制用法】将三物放入带盖的碗中，置锅内隔水反复蒸之到成膏状。

【功效】补脾养心，益气养阴，安眠宁心。

【附注】龙眼肉甘平，补脾安神；西洋参苦甘凉，益气养阴生津。二品相合，对心脾气血亏虚而致心悸、不寐、健忘者，疗效颇佳。每晚食之，每服一匙。

方二 苦丁肉桂袋泡茶

【原料】苦丁茶5克，肉桂2克，夜交藤3克。

【制用法】将苦丁茶、肉桂、夜交藤碾成粗末，用过滤纸压边包裹，置茶杯中，开水冲入，加盖，静置10分钟，即可饮用，随冲随饮，味淡为止。

【功效】调和阴阳，清心安神。

【附注】此为保健茶，可常服。苦丁甘寒，清心除烦，安神利尿；肉桂引火归原，交通心肾；夜交藤安神镇静，善治失眠。诸药为茶，可使心火下降，肾水上济，水火相交，阴阳调和失眠自愈。

方三 山楂饮

【原料】山楂 100 克，白糖 50 克。

【制用法】山楂炒热，不使焦苦，加入白糖，掺入清水，熬煮 20 分钟，临睡前温服。

【功效】消食和胃，安眠。山楂和中消导，宽中快膈；白糖健脾和中。因停食、消化不良而致"胃不和，卧不安"、辗转反侧、难以入睡者，饮之最宜。

方四 枣仁百合汤

【原料】生枣仁、熟枣仁各 15 克，百合 30 克。

【制用法】先将枣仁加适量水煎片刻去渣，再加入百合煎煮至熟即可。食百合，饮汤。

【功效】镇静安神，清心养血。主治失眠。

方五 百合枣龟汤

【原料】龟肉 60 克，百合 30 克，红枣 10 枚，调料适量。

【制用法】龟肉切块，红枣去核，与百合共煮，加调味品，煮至龟肉熟烂即可。饮汤，食肉。

【功效】滋阴养血，补心益肾。适用于心肾阴虚所致之失眠、心烦、心悸等症。

方六 红枣葱白汤

【原料】红枣 20 枚，葱白 7 根。

【制用法】将红枣洗净，用水泡发，煮 20 分钟，再将葱白洗净加入，连续用文火煮 10 分钟。吃枣，喝汤，睡前服，连服数日。

【功效】补益心脾，养血安眠。适用于心脾失眠、多梦易醒、醒后难以入眠、心悸健忘、面色少华、神疲乏力。

胃痛

胃是人体消化道的扩大部分，是贮藏和消化食物的器官，中医称其为六腑之一，为“水谷之海”，主受纳和腐熟水谷。胃上口以贲门接食管，下口以幽门通十二指肠，因幽门附近发达的环状扩约肌控制食物由胃入肠。胃壁有黏膜，并分泌胃液消化食物，胃肌括缩运动以磨碎食物，推物入肠。胃内有血管、神经等与人体各部相连。功能和结构如此复杂，任何一处受伤或中毒感染，都可致病。

胃痛又称胃脘痛，是以胃脘部疼痛为主的病症。此病的发生多与过度劳累、外受风寒、情志刺激、饮食失调及脾胃不和等因素有关，现代医学中急、慢性胃炎及消化道溃疡、胃痉挛、胃神经官能症、胃黏膜脱垂症等均可出现胃痛的症状。

方一 木须肉

【原料】黄花菜干品 20 克，黑木耳干品 10 克，猪瘦肉 60 克，植物油、细盐、黄酒、香葱各适量。

【制用法】黑木耳用温水浸泡发胀后，再用冷水浸没，备用。黄花菜浸泡片刻，滤干。猪瘦肉切薄片，用刀背打松，加细盐、黄酒拌匀。植物油 2 匙，用中火烧热油，倒入肉片，炒 2 分钟，再倒入木耳、黄花菜同炒，加细盐、黄油适量，炒出香味后，加淡肉汤或清汤半小碗，焖烧 8 分钟，撒上香葱，拌炒几铲即成。

【功效】柔肝调中，补益脾胃。

【附注】黄花菜，味甘性平，利膈柔肝，解郁释忿为主；黑木耳益胃滋肾、轻身强志、调理中气为要，二者配伍食用，畅气机、祛寒凝、通血脉，且有良好的抗血凝作用，佐膳食用对胃痛及兼有其他血瘀证候的疾病皆宜。

方二 陈皮萝卜炒肉丝

【原料】胡萝卜200克，陈皮10克，瘦猪肉100克，植物油、细盐、黄酒、香葱适量。

【制用法】胡萝卜切细丝，猪肉切丝后加盐、黄酒拌匀，陈皮浸泡至软切丝。先炒胡萝卜至八成熟后出锅，再用油炒肉丝、陈皮丝3分钟，加入胡萝卜丝、少许盐、黄酒同炒至香，添水焖烧七八分钟，撒入香葱即成。

【功效】舒肝健胃，宽胸理气。

【附注】胡萝卜、陈皮、香葱皆性温味甘辛，利胸膈，畅脾胃，舒肝调气。本品红绿相间，色鲜味美，富有营养。适于肝气犯胃所致胃痛患者佐餐。

方三 干姜鸡块

【原料】公鸡1只（约1000克），干姜、苹果各6克，陈皮、胡椒各3克，姜片、酱油、料酒、精盐、葱段、米醋各适量。

【制用法】将公鸡宰杀，去毛及内脏，洗净，斩为大块，放入砂锅内，加入上述各料及清水适量，大火烧沸，撇去浮沫，改用文火炖至烂熟即成。

【功效】鸡肉温中益气；干姜、草果、陈皮、胡椒皆为温热之品，可散寒行气止胃痛。

方四 砂仁肚条

【原料】砂仁末10克，猪肚1000克，胡椒粉3克，花椒5克，生姜15克，葱白15克，猪油100毫升，绍兴酒60毫升，味精3克，湿淀粉20毫升，盐5克。

【制用法】砂仁烘脆为细末，猪肚下沸水锅焯透捞出刮去内膜。另将锅中加入清汤，放入猪肚，再下姜、葱、花椒煮熟，捞起猪肚待冷后，切成肚条。将原汤500毫升烧开，下入肚条、砂仁末、胡椒粉、绍兴酒、猪油，再加味精调味，用湿淀粉着芡炒匀起锅装盘即成。

【功效】理气醒脾，健胃止痛。

【附注】猪肚为补脾胃之要品，砂仁温中化湿，行气和中，加入温中散寒之花椒、生姜、葱白，用于脾胃虚寒、胃痛不舒、食少腹胀的患者。

慢性胃炎

慢性胃炎是胃黏膜的慢性炎症性病变，以淋巴细胞和浆细胞浸润为主。其病因尚未完全清楚，主要病因有幽门螺旋杆菌感染、十二指肠胆汁反流等。本病是一种非常多见的疾病，男性略高于女性。

慢性胃炎临床缺乏特异性症状，且症状轻重与黏膜的病变程度往往不一致。大多数患者常毫无症状，若有发生则多为消化不良症状，如饭后饱胀、嗳气等。少数患者可有食欲减退、恶心，或有上腹部疼痛、呕吐，甚者有吐血、消瘦、腹泻等。

本病多属于中医的“呃逆”“反胃”等证。在病机上属胃气上逆。临床多见脾胃虚寒、胃阴不足两证。①脾胃虚寒型，证见呃逆，软弱无力，或见呕吐，饮食稍有不慎即吐，时作时止，面色苍白，手足不温，食少困倦，饱胀。舌淡红、苔薄白，脉象细弱。治宜温补脾胃，和中降逆。②胃阴不足型，证见呃逆，声急促而不连续，甚则呕吐反复发作，时作干呕，嘈杂，口干咽燥，似饥而不欲食，烦躁不安。舌红而干、苔少，脉象细数。治宜滋养胃阴，降逆止呃。

方一 木瓜姜汤

【原料】生姜30克，木瓜500克，米醋300毫升。

【制用法】将上述几味同放瓦锅中加水煮汤。分2～3次服完。2～3日1剂，可常服。

【功效】健脾益气，温中和胃。适用于慢性胃炎属脾胃虚寒型、胃脘隐痛、喜暖喜按、食欲减退、饭后饱胀、神疲乏力等症。

方二 生姜大枣汤

【原料】生姜120克，大枣500克。

【制用法】将生姜洗净切片，同大枣一起煮熟。每日吃3次，每次吃大枣10余枚，姜1～2片，吃时用原汤炖热，饭前饭后吃均可。数次后煮枣汤渐甜，每次服此汤更好。

【功效】健脾温胃。适用于慢性胃炎属脾胃虚寒型。

方三 茴香黄羊汤

【原料】小茴香、生姜各10克，桂皮5克，黄羊肉500克，精盐、调料各适量。

【制用法】①先将黄羊肉洗净，切成小块；生姜切片备用。②将黄羊肉、姜片、小茴香、桂皮、盐、调料一同放入砂锅中，加水适量，炖煮50分钟，肉熟即可。

【功效】补中益气，散寒止痛。适宜于脾胃虚寒之脘腹隐痛、大便稀溏、消化不良、体倦肢冷等症。

方四 栗子竹丝鸡汤

【原料】竹丝鸡1只（约500克），鲜栗子250克，党参30克，生姜4片。

【制用法】将竹丝鸡活宰，去毛、内脏，洗净，斩件；党参、生姜洗净；鲜栗子去壳，用开水焯过，去衣。把鸡块、党参、生姜一齐放入锅内，加清水适量，武火煮沸后，文火煮1小时，然后下栗子再煮半小时，调味即可。随量饮汤食肉。

【功效】补气健脾，开胃止泻。适用于慢性胃炎、溃疡病属脾胃气虚者。证见体倦气短，饮食减少，面色萎黄，虚羸形瘦，大便溏薄。

方五 荜拔粥

【原料】荜拔5克，白胡椒粉1克，肉桂皮3克，糯米适量。

【制用法】以糯米煮粥。荜拔、白胡椒粉、肉桂皮三者为末，同煮令熟，去滓，兑入糯米粥中，空腹食之。

【功效】温中散寒，理气止痛，适用于慢性胃炎。

【附注】荜拔、白胡椒气味辛热；肉桂能温中补肾阳，散寒止痛，引火归原以治本。对虚寒型慢性胃炎有很好的疗效。

肠炎

肠炎是小肠或肠黏膜发炎的总称，表现为急性和慢性两种。急性肠炎是肠黏膜受刺激而发炎，下腹受风寒，或吃得太饱都是致病的原因。中医将它分为两种，一种是食积泄泻，症状是腹痛，泻后痛减，过一下子又痛，再泻后又减，粪便如糊状，有酸腐味，舌苔发白，且食欲不振；另一种是湿热泄泻，症状是腹痛即泻，痛一阵泻一阵，粪便像水一样，小便短少，色如浓茶，有口渴现象。慢性肠炎表现为腹内时时咕咕作响，有时疼痛，大便不畅，便中带有黏液。常见的病因有慢性菌痢和阿米巴痢疾。

方一 二花茶

【原料】红茶、银花各10克，玫瑰花、甘草、黄连各6克。

【制用法】上药加水煎取汁。顿服。

【功效】清热解毒，行气止痛，固肠止泻。适用于急、慢性肠炎，以及下痢、泄泻。

方二 止泻茶

【原料】四川绿茶、金银花各9克，玫瑰花、陈皮各6克，茉莉花、甘草各3克。

【制用法】将上药用沸水浸泡（加盖封闭，勿令泄气），10～12分钟后方可服用。每天可分3～5次频频饮之。小儿用量酌减。

【功效】消炎抗菌，收敛固肠，理气止痛，消化肉积，活血止血，强心利尿，清热解毒等。适用于急、慢性肠炎，以及细菌性痢疾、泄泻等。

方三 粳米姜茶

【原料】茶叶15克，生姜3

克，粳米30克。

【制用法】先将粳米淘洗干净，再加入生姜及茶叶水同煎后，即可服用。每日1剂温饮。

【功效】清热解毒，健脾利尿。适用于慢性肠炎、久泻不止。对于久泻而致脾胃虚寒者疗效尤佳。

方四 葛根荷叶田鸡汤

【原料】田鸡250克，鲜葛根120克，鲜荷叶15克。

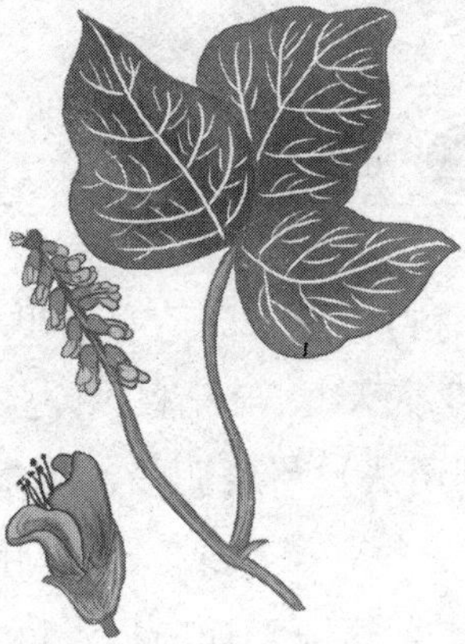

葛根

【制用法】将田鸡活杀，去皮、内脏及头爪，洗净；葛根去皮，洗净，切块；荷叶洗净。把全部用料一齐放入锅内，加清水适量，武火煮沸，文火煮1小时，调味即可。随量饮汤食肉。

【功效】解暑清热，止湿止泻。适用于急慢性肠炎属湿热内蕴者。证见身热烦渴，小便不利，大便泄泻，泻下秽臭，肠鸣腹痛。

方五 山药山楂粥

【原料】山药、山楂各20克，粳米75克，红糖适量。

【制用法】山药、山楂水煎取汁，加粳米煮为稀粥，待熟时调入红糖适量，再煮一二沸即成。每日2剂。

【功效】健脾止泻。适用于慢性肠炎，证见脾虚食滞、大便溏泄、完谷不化，或伴恶心欲呕、胃口差腹胀等。

方六 蒜头粥

【原料】紫皮蒜1～2头，面粉50克。

【制用法】大蒜去皮洗净，捣成蒜泥，面粉加清水和成糊状；锅内加水200毫升，待水开时将面糊缓缓搅入，边倒边搅，然后放入蒜泥、食盐调味。作早、晚餐。

【功效】除湿解毒，温中消积。适用于急性肠胃炎。

肾炎

肾炎包括急性肾炎和慢性肾炎，即急性肾小球肾炎和慢性肾小球肾炎。急性肾炎起病急，病情轻重不一，大多数愈后良好，常在一年内痊愈；没有蛋白尿、血尿、管型尿，常有水肿、高血压或短暂的氮质血症，B超检查肾脏无缩小；部分患者有急性链球菌感染史，于感染后1～3周发病。慢性肾炎起病缓慢，病情迁延，时轻时重，肾功能逐渐减退，后期可出现贫血、视网膜病变及尿毒症；可有不同程度的蛋白尿、血尿、水肿及高血压等；病程中可因呼吸道感染等原因诱发急性发作，出现类似急性肾炎表现，也有部分患者可有自动缓解期。食疗对肾炎有很好的疗效。

方一 泥鳅炖豆腐

【原料】泥鳅（去内脏）100克，鲜豆腐100克。

【制用法】去内脏的泥鳅洗净，与鲜豆腐及适量水共煮熟，食泥鳅、豆腐，喝汤。

【功效】健脾益气，利湿热。

【附注】泥鳅味甘性平，补脾胃，利水湿，尤宜湿邪偏盛而兼脾虚者。和清热之豆腐共用，可增强健脾利湿之功。适用于肾炎初期。

方二 凉拌翡翠

【原料】芹菜250克，苦瓜250克，白糖、麻油、味精各少许。

【制用法】芹菜切段，苦瓜去瓤去籽切片。将芹菜、苦瓜用滚沸水焯过，待凉，加白糖、麻油、味精调味即成。

【功效】清热解毒，利湿消肿。

【附注】芹菜清热利湿，平肝凉血，配伍苦瓜清热利湿解毒，加少许白糖、麻油、味精调味，使本菜气香味甜，色鲜诱人。宜肾炎水肿经常疮疡泛发、咽喉肿痛者常服。

方三 大蒜炖鸭

【原料】独头紫皮大蒜 150 克，3 年以上的绿头鸭 1 只（重约 1500 克）。

【制用法】将绿头鸭宰杀后，去毛剖腹弃内脏；大蒜剥去外衣，将蒜瓣填入鸭腹，用线缚好，放锅内炖至烂熟，加作料（不加盐）。1 天分数次食，数天 1 只。

【功效】滋阴补中，利尿消肿。适用于慢性肾炎肾病型。

方四 鲤鱼生姜桂皮汤

【原料】鲤鱼 1 条，生姜 30 克，桂皮 3 克，葱 3 根。

【制用法】将鲤鱼去鳞及肠杂，和生姜、桂皮、葱加调料清炖，吃鱼喝汤。

【功效】辛温解表，利水消肿。

【附注】生姜、桂皮辛而微温，能发汗解表；葱白能驱除外感风寒之邪；鲤鱼能补益。合而为膳，可加强发汗效果又可利水消肿。

方五 浮萍姜皮冬瓜汤

【原料】浮萍 10 克，生姜皮 10 克，带皮冬瓜 500 克。

【制用法】将冬瓜洗净切片，浮萍布包与生姜皮同煮至瓜熟，调味后温服，吃瓜喝汤。

【功效】清热解表，发汗利尿。

【附注】方中浮萍发汗祛风，利水消肿；生姜皮、带皮冬瓜清热利尿，同煮成汤，宜急性肾炎或慢性肾炎急性发作水肿明显者食用。

方六 冬瓜小豆汤

【原料】冬瓜 500 克，红小豆 100 克。

【制用法】把冬瓜洗净切成块，与淘洗干净的赤小豆一起放入砂锅内，加适量水炖烂即成。饮汤，食瓜、豆。每日 2 次，30 日为 1 个疗程。

【功效】利水消肿。适用于急性肾炎。

消化不良

消化不良并不是一种单纯的而是一组十分常见的临床症候群。临床上表现为上腹疼痛或不适，尤其是餐后加重，上腹饱胀、嗳气、食欲不振、恶心、呕吐、烧心和反酸等，症状持续时间较长。发病率占消化专科门诊的40%左右，其中又以老年人和儿童居多。

中医学认为，消化不良多因脾胃虚弱，或饮食不节，过食瓜果生冷之物；或喂养不当，营养吸收障碍；或因感受外邪，损伤脾胃，以致运化失职而引发本病。治疗上，应根据病因及症状表现，辨证施治，但以健脾益胃助消化为主。

方一 什锦山药

【原料】山药1650克，西瓜子仁5克，葡萄干、莲子、瓜条、蜜枣、青梅、年糕各30克，菠萝罐头半罐，青红丝（胡萝卜丝、海带丝）各3克，白糖90克，蜂蜜、水淀粉各适量。

【制用法】①莲子去红衣、莲芯，开水焯透；蜜枣去核；瓜条、青梅均切丁；碗内抹上一层猪油，用西瓜子仁、葡萄干、青红丝、莲子、蜜枣、瓜条、青梅在碗内先码上一定的图案。②山药洗净，蒸熟，去皮，压成泥，入白糖拌匀，先取一半放入码好图案的碗内，把剩下的果料放在其上，把另一半山药泥放在上面；将装有山药泥和果料的碗，上笼蒸40分钟取出，翻扣盘内。③另取一锅，注入开水150毫升，上火，加入蜂蜜、白糖，用文火稍煮化，待水变稠时，用少许水淀粉勾芡，将汁浇在山药泥上，把菠萝及切成三角块的年糕围在边上。每日2次，早、晚佐餐或当点心食。

【功效】补肺益肾，健脾和胃。适用于消化不良及贫血。

方二 萝卜玫瑰红糖水

【原料】白萝卜250克，玫瑰花20克，红糖适量。

【制用法】将白萝卜、玫瑰花捣烂取汁，加红糖，开水冲服。

【功效】舒肝健胃，消食止呕。

【附注】白萝卜益胃行气；玫瑰花理气解肝郁；红糖和胃。本方是消化不良患者的食疗良方。

方三 炒苦瓜

【原料】苦瓜250克，青辣椒2个，菜油、葱、盐少许。

【制用法】将苦瓜与青辣椒共切丝，与菜油、葱同炒，放入食盐即可。

【功效】泻胃热，降逆气。苦瓜清降胃气，止呃逆，可作胃火上逆、消化不良患者的食疗良方。

方四 草果羊肉汤

【原料】草果5～6克，羊肉500克，豌豆80克，青萝卜200克，姜、香菜、盐、醋、胡椒粉适量。

【制用法】①洗净羊肉，切成小丁；青萝卜洗净亦切成小丁；豌豆洗净；姜剁成细末备用。②将草果、萝卜丁、羊肉丁、豌豆同入锅内加水适量，先用武火烧开，后改用文火，加姜末炖约1小时至肉熟烂，加入盐、醋、胡椒粉和香菜末调味即成。

【功效】益脾暖胃。适用于腹脘受寒、腹胀肠鸣、消化不良等症。

方五 牛奶竹沥饮

【原料】鲜牛奶200克，淡竹沥50克，陈皮9克，蜂蜜20毫升。

【制用法】用清水煮陈皮15分钟，去陈皮，加入鲜牛奶煮沸，调入竹沥、蜂蜜，频频饮服。

【功效】养胃润燥，理气化痰。

【附注】牛奶有补虚损、润胃肠的作用；淡竹沥有清热除痰、止呕降逆作用；陈皮理气化痰；蜂蜜补中润燥。此方适用于消化不良所引起的上腹饱胀、膈、呕吐等症。

第二节 外科疾病常用药膳

痔疮

痔疮是痔静脉曲张所引发的肛门疾病。根据发病的部位，可分为内痔、外痔及混合痔三种。内痔发生于肛门齿线以上，由内痔静脉丛曲张形成，表面为黏膜，易于出血。外痔由外痔静脉丛曲张形成，发生于肛门齿线以下，表面为皮肤。混合痔发生在齿线上下，有内痔和外痔同一部位存在。

内痔的早期多无明显的自觉症状，以后逐渐出现便血、内痔脱出、肛门痛痒等症状，血为鲜红色，不与粪便相混。单纯性外痔可无明显感觉，有时肛门处有异物感，检查时可见肛缘处有圆形或椭圆形隆起，触处有弹性，无压痛。混合痔兼有内、外痔的双重症状。

中医学认为，本病多因饮食不节、过食辛辣、久泻、久蹲、久坐、负重等，造成湿热下注，气血不畅，脉络阻滞所致。治宜清热利湿，活血化瘀，凉血止血。

方一 清蒸茄子

【原料】茄子 1～2 个，油、盐各适量。

【制用法】将茄子洗净，放碟内，加油、盐隔水蒸熟。佐餐食。

【功效】清热消肿，止痛。适用于内痔发炎肿痛、初期内痔便血、痔疮便秘等病症的辅助治疗。

方二 绿豆冬瓜汤

【原料】绿豆 150 克，冬瓜 500 克，食盐少许，猪油适量。

【制用法】冬瓜去皮，与绿豆

同煮至烂熟，放入食盐、猪油。分 3 次服食绿豆、冬瓜，喝汤。

【功效】方中绿豆、冬瓜均有清热解毒之功。适用于实热所致痔疮患者。

方三 香蕉蕹菜粥

【原料】香蕉 100 克，蕹菜（空心菜）100 克，粳米 50 克，食盐或白糖适量。

【制用法】蕹菜取尖，香蕉去皮为泥。粳米煮至将熟时，放入蕹菜尖、香蕉泥、食盐或白糖，同煮为粥，做早餐主食。

【功效】清热解毒，润肠通便。

【附注】方中蕹菜能清热解毒，凉血，通便；香蕉生津润燥；粳米和胃，除烦渴。三物配用，可用于痔疮实热之证，大便秘结带血者。

方四 马齿苋荸荠粥

【原料】鲜马齿苋 60 克，荸荠 50 克，粳米 100 克。

【制用法】马齿苋洗净切碎，荸荠去皮洗净，与淘洗干净的粳米文火熬成粥，每日 2 次，连服数日。

【功效】清热解毒，凉血止血。主治内痔属实证者，或血栓性外痔。

方五 猪大肠香蕉汤

【原料】猪大肠头 250 克，香蕉树芯适量。

【制用法】将大肠、香蕉树芯洗净、切碎，放锅内煮汤调味服食。每日 1 次，连服数日。

【功效】适用于淤滞型痔疮。证见痔核初发、黏膜瘀血、肛门瘙痒不适、伴有异物，或轻微出血。

方六 马齿苋鱼腥草

【原料】鲜马齿苋 250 克，鲜鱼腥草 250 克，麻油、酱油、味精、醋、白糖各适量。

【制用法】鲜马齿苋、鲜鱼腥草同入开水中稍焯，捞出待凉，放入作料拌匀，分顿佐餐。

【功效】清热解毒，散血消肿。马齿苋清热解毒，散血消肿；鱼腥草清解热毒。两者配合，可增强其清热解毒之功，适用于实热痔疮患者。

脱肛

脱肛是指肛管和直肠的黏膜层以及整个直肠壁脱落坠出，向远端移位，脱出肛外的一种疾病。中医称脱肛或直肠脱垂。脱肛发病原因与人体气血虚弱，机体的新陈代谢功能减弱，自身免疫力降低，疲劳、酒色过度等因素有关。

本病多见于老人、小孩久病体虚者和多产妇女。发病之初，患者可有肛门发痒、红肿、坠胀等表现，排便后脱出的黏膜尚能够自动收缩，但随着病情的加深，患者可能出现大便脓血、脱肛不收，此时则需要用手将直肠托回肛门，甚至严重的咳嗽、打喷嚏均可引起直肠再次脱出。中医将本病分为中气下陷、脾肾阳虚和湿热下注三种类型。

（1）中气下陷型一般在大便后直肠脱出肛门外，甚则咳嗽、行路、站立、排尿时稍用力即脱出。兼见疲倦乏力，气短声低，头晕心悸，食少便溏，舌质淡胖，边有齿痕。苔薄白，脉弱无力。宜食益气健脾之品，忌清凉滑泄之食物。

（2）脾肾阳虚型表现为直肠滑脱不收，兼见头昏健忘，五更溏泻，畏寒肢冷，或遗精阳痿，腰膝酸软，小便频数。舌体胖嫩，苔少而润，脉沉细。宜用温补阳气食物，忌生冷黏滑之品。

（3）湿热下注型表现为肛肠突出于外，肛门灼热肿痛，兼面赤身热，口干口臭，胸脘痞闷，腹胀便结，小便短赤。舌质红，苔黄腻，脉濡数。宜食清利湿热之品，忌辛燥及滋腻食物。

方一 郁李仁米粥

【原料】郁李仁 30 克，粳米 50 克。

【制用法】郁李仁洗净，纱布包扎，置锅中，加清水 500 毫升，急火煮沸 10 分钟，滤渣取汁，加粳米，急火煮开 3 分钟，改文火煮 30 分钟，成粥，趁热分次食用。

【功效】补益滑肠。主治便秘引起的脱肛，小便短赤者。

方二 山药红糖粥

【原料】山药、红糖各 25 克，糯米 50 克。

【制用法】山药为末，与糯米同煮为粥，放入红糖即可。可做早餐主食。

【功效】补中益气，健脾温胃。适用于中气下陷型脱肛。

方三 升麻大枣猪肠汤

【原料】升麻 10 克，大枣 30 克，猪大肠 500 克，食盐少许。

【制用法】升麻用纱布包，与大枣、猪肠同炖至猪肠熟烂，加入食盐便成。去升麻，分 3 次食大枣、猪肠，喝汤。

【功效】补脾益胃，升阳举陷。

【附注】升麻能升举脾胃清阳之气；大枣补益脾胃；猪大肠能固肠、治脱肛。适用于脱肛属气虚下陷者服食。

方四 炒田螺

【原料】田螺 600 克，食油 15 毫升，黄酒 40 毫升，盐、酱油、胡椒粉、葱、姜适量。

【制用法】将洗净的田螺用剪刀剪去尖部。锅中倒入油烧热，下田螺翻炒，炒至田螺口上的盖子脱落，加入葱、姜、黄酒、盐、酱油同炒几下，再加适量水焖 10 分钟，加胡椒粉翻匀即出锅。佐餐食。

【功效】除湿解毒，清热涩精。适用于脱肛。

方五 韭菜炒羊肉

【原料】韭菜 250 克，羊肉 500 克，菜油、食盐、醪酒、味精适量。

【制用法】韭菜切段，羊肉切丝，把食盐、醪酒拌入羊肉内，用油炒至将熟时放入韭菜同炒熟，分餐服食。

【功效】温补脾肾，益气补虚。

【附注】韭菜补肾助阳而温中；羊肉益气补虚，温中暖下。可作为脾肾阳虚之脱肛患者佐餐之用。

疝气

疝气俗称“小肠气”，一般泛指腔体内容物向外突出的病症。可因部位不同而分多种类型，常见有腹股沟疝、股疝和小儿脐疝等。其发病多与肝经有关，故有“诸疝皆属于肝”之说。本病多以气痛为主症。主要临床表现为阵发性腹痛、恶心、呕吐、局部隆起或阴囊坠胀，连及小腹，有囊状肿物，或脐部凸起，站立或咳嗽时可触及肿物有冲击感，平卧即缩小或消失等。

中医学认为，疝气的病因主要是由于感受寒邪及肝气郁结，气机下畅，或小儿先天不足，年老气血虚弱，气虚下陷，升提失职或痰湿久留不愈，流入下焦，郁结不化，注入肝经、任脉所致。

方一 胡椒羊肉汤

【原料】胡椒10克，羊肉500克，食盐、生姜少许。

【制用法】胡椒、羊肉、生姜同炖至肉熟烂，加食盐即可。分餐食肉喝汤。

【功效】益气补虚，暖下散寒。胡椒温中散寒；羊肉益气补虚，温中暖下。适用于虚寒疝气患者。

方二 山楂生姜茴香汤

【原料】山楂、生姜、红糖各30克，盐茴香18克，白酒1小杯。

【制用法】将山楂、生姜、茴香水煎取汁，加入红糖、白酒调服。每日1剂。

【功效】活血化瘀，散寒止痛。适用于寒湿内盛型疝气，证见少腹胀痛、牵引睾丸、阴囊硬结等。

方三 猪肉茴香丸子

【原料】猪瘦肉200克，小茴香15克，盐、黄酒、姜汁各适量。

【制用法】将猪瘦肉洗净，剁碎成泥状；小茴香研为末，撒在肉上，加姜汁、黄酒、盐抓匀，制成丸子，加水煮熟。佐餐食。

【功效】消肿，顺气。适用于小儿疝气、阴囊肿大。

方四 茴香毛蛋

【原料】毛蛋（经孵化小鸡未出壳的完整蛋）1个，小茴香3克，黄酒20毫升。

【制用法】将毛蛋火上焙焦后同小茴香研末以黄酒冲服，服后取汗。每日1个。

【功效】温肾散寒，行气止痛。适用于寒疝、坚硬如石、痛引睾丸等症。

方五 冬瓜薏苡仁汤

【原料】冬瓜500克，薏苡仁200克，食盐少许，猪油适量。

【制用法】二者同煮汤，熟后放食盐、猪油，分餐食冬瓜、薏苡仁，喝汤。

【功效】清热利湿消肿。

【附注】冬瓜清热解毒，利水消肿；薏苡仁清热利湿。本方适用于湿热下注肝经任脉搏结成疝患者佐餐之用。

方六 乌药红糖饮

【原料】乌药20克，红糖100克。

【制用法】乌药煎汁500毫升，放入红糖，频频饮用。

【功效】温经散寒，行气止痛。适用于寒邪凝滞所致疝气。

方七 白糖西瓜瓤

【原料】西瓜2500克，白糖500克。

【制用法】西瓜取瓤去籽，加白糖调匀。

【功效】清热除湿利小便。适用于湿热所致疝气病人服食。

丹毒

丹毒是皮肤突然发红或黏膜内网状淋巴管的急性传染性、细菌性感染疾病。多由溶血性链球菌自不易察觉的皮肤破损处侵入引起，好发于面颊及四肢。因其所发部位不同，又有抱头火丹、内发丹毒、赤游丹、流火丹等病名。本病炎症不侵及皮下组织，极少化脓，病程进展快，可引起全身中毒症状。临床表现为突然起病，发冷发热，头痛，局部皮肤变赤，色如丹涂脂染，灼热肿胀，迅速扩大，边缘稍高起，与周围正常皮肤之间界限清楚，发无定处等。重者可出现炎性水泡，病变呈跳跃式发展，局部有灼热感和疼痛。

中医学认为，丹毒多因血分有热，火毒侵犯肌肤，或由于皮肤黏膜破伤染毒而发病。若兼感湿邪，郁蒸血分，经常复发，缠绵不愈。发于头面上肢者多为热毒，发于下肢者多兼湿热。若发于新生儿或老年患者，则毒邪多易内陷，病情较为严重。

方一 金银菊花茶

【原料】金银花 30 克，野菊花 20 克。

【制用法】将金银花和野菊花混匀，分 3～5 次放入瓷杯中，用落滚开水冲泡，温浸片刻，代茶饮用。

【功效】清热解毒。适用于丹毒初起。

方二 荠菜番茄粥

【原料】鲜荠菜 50～100 克，番茄 100 克，粳米 100 克，盐适量。

【制用法】将荠菜洗净切碎；番茄去皮，切成丁；粳米煮粥，将熟时放入荠菜、番茄，加盐少许，煮沸即可。1 次服完。

【功效】清热解毒，凉血活

血。适用于丹毒，证见恶寒发热、局部片状红疹扩展迅速、胀痛及灼热、压痛不明显。

方三 茯苓红花粥

【原料】茯苓 30 克，薏苡仁 30 克，红花 5 克。

【制用法】茯苓、红花熬汁去渣，加入薏苡仁、大米若干，用文火煮成粥，每日早晚服用。

【功效】健脾利水，活血化瘀。适用于慢性丹毒，皮疹色暗红，舌紫苔薄患者。

方四 马齿苋菊花粥

【原料】鲜马齿苋 60 克，菊花 15 克，粳米 100 克。

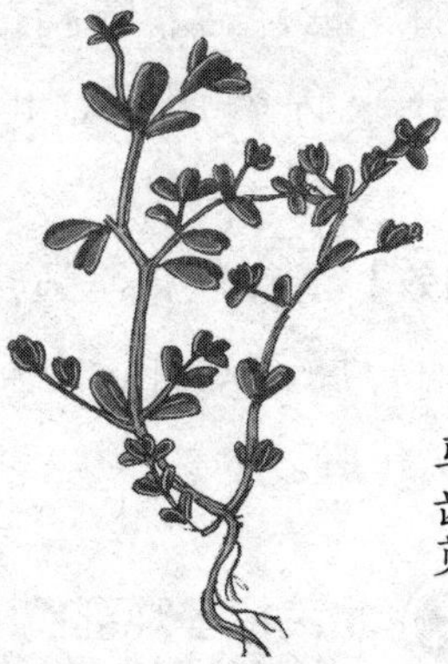

马齿苋

【制用法】鲜马齿苋洗净切碎，粳米淘洗干净一同入锅加水 1000 毫升，文火煮成粥；取霜降前菊花烘干研成粉。粥将成时调入菊花末，稍煮即成，每日 3 次，连服数天。

【功效】清热解毒，泻肝利湿。适用于丹毒急性期，病变部位较局限者。

方五 赤豆牛膝黄柏茶

【原料】赤小豆 15 克，牛膝、川柏各 10 克。

【制用法】将上药捣成粗末，置保温瓶中，冲入沸水适量，盖闷 20 分钟，或水煎服。代茶频饮，每日 1 剂。

【功效】清热利湿，解毒消肿。适用于湿热下注而致的下肢丹毒、红肿疼痛。

方六 鲜芦根汁

【原料】鲜芦根 2000 克。

【制用法】鲜芦根洗净，榨汁，分次当茶饮，每次 100 毫升，每日 3～5 次。

【功效】清热解毒利湿。适用于丹毒初起，色鲜红，伴畏寒，发热头痛，口干，舌红者。

疖

疖是发生于皮肤浅表，形小而根浅的一种急性化脓性疾患。疖随处可生，尤以头、面、颈、背、臀等处更易发生。发于酷暑者，称为暑疖；发于头皮致头皮窜空者，称为蝼蛄疖；遍体或特定部位反复发作，缠绵难愈者，称为疖病。

疖多因感受暑毒，或痱子搔抓染毒而发，亦有嗜食膏粱厚味及煎辛辣之品致肠胃积热，或消渴、肾病致阴虚内热，染毒而发。初起局部色红，灼热疼痛，突起根浅，肿势局限，范围多在3～6厘米，数天后，出现黄白色脓头，自溃脓出而愈。一般无明显全身症状。常用治法有清热解毒、清暑化湿、健脾益气、滋补肝肾等。

方一 山药粥

【原料】山药粉9克，大米若干，牛肉汁适量。

【制用法】山药粉放入大米内煮粥吃，并加牛肉汁佐餐。

【功效】健脾养阴。主治蝼蛄疖，证见体虚神疲乏力，舌淡苔薄者。

方二 凉拌马齿苋

【原料】马齿苋500克，糖、盐、味精、麻油适量。

【制用法】马齿苋洗净，放入沸水中烫数分钟，取出略挤干，切碎，加入糖、盐、味精、麻油拌和，分次佐餐服用，也可空腹服。

【功效】清热解毒。适用于疖未成脓时，局部潮红，也可用于夏天预防疖肿。

方三 北芪杞子炖乳鸽

【原料】北芪30克，枸杞子

30克，乳鸽1只。

【制用法】将乳鸽去毛和内脏，洗净切块，将上料同放碗内加水适量，隔火炖熟，饮汤食鸽肉。隔日1次，连用3～5日。

【功效】适用于疖肿溃破期，局部肿痛减轻，逐渐变软；中央之脓栓溃破脱出，流出脓液，局部形成溃疡。

方四 绿豆瓜皮饮

【原料】绿豆100克，西瓜皮500克。

【制用法】将绿豆与1500毫升水煮汤，沸后10分钟后去绿豆，再将洗净的西瓜皮放入再煮，煮沸后候冷即可饮汤，1日数次。

【功效】清热解毒，除烦止渴。

【附注】绿豆甘凉，清热解毒，清暑利水；西瓜甘寒，清热解暑，除烦止渴。适宜暑疖患者服用。

方五 芸香绿豆

【原料】芸香草25克，绿豆100克，红糖适量。

【制用法】将芸香草和绿豆加水5碗，煎成2碗，再加红糖炖片刻即成。1日内分2次服完。

【功效】清热解毒，消暑凉血。适用于疖疮以及咽喉痛。

方六 金银花甘草双豆饮

【原料】金银花15克，甘草5克，橘皮6克，绿豆50克，红豆30克。

【制用法】将前4味水煎取汁，入绿豆、红豆煮至豆熟。吃豆饮汤，每天1剂，连用3～4日。

【功效】适用于疖肿化脓期。

方七 苦瓜绿豆肉汤

【原料】苦瓜200克，绿豆250克，瘦猪肉250克。

【制用法】苦瓜、瘦猪肉洗净切片备用，将绿豆煮沸30分钟后入苦瓜、瘦猪肉，再文火煮至绿豆烂为度，可加少许食盐饮用。

【功效】清热解毒，散疖消肿。

【附注】绿豆、苦瓜清热解毒，除湿散肿疗疮；猪肉甘平，滋阴润燥。适宜疖之成脓期患者食用。

疔疮

疔疮是一种由金黄色葡萄球菌所引发的疾病。该病发病迅速，身体各部都可发生，尤以颜面和手足多见。临床表现为，疖肿发展迅速，疮形如粟，坚硬如钉，常伴有发热、恶寒等全身症状。中医学认为，疔疮属火毒之病，因恣食膏粱厚味，醇酒炙，以致脏腑蕴毒，火热结聚；或因感受火热不正之气，或由昆虫咬伤，复经抓破；或针尖、竹、木、鱼骨等刺伤染毒，使邪毒火热蕴结肌肤，阻塞经络，凝滞气血，而引起本病。病症初起，火毒凝聚，皮肤结肿，邪毒鸱张，顶部肌肉迅速腐败，即可见白色脓头。病至中期，热毒炽盛，疼痛加剧，脓头破溃。到了后期，邪毒衰减，血肉腐败，化为脓液，脓毒外泄，病趋痊愈。

疔疮患者宜食有清热解毒，凉血活血功效的食物。

方一 苦瓜咖啡

【原料】生苦瓜150克，糖50克，咖啡30克。

【制用法】将生苦瓜捣烂如泥，加糖捣匀，一二小时后将水滤出，兑入咖啡，沸水冲，待冷服用。

【功效】清热解毒。

【附注】苦瓜苦寒，能清热解毒明目；咖啡健胃、利尿。适宜于一切疔疮患者服用。

方二 拌马齿苋仙人掌

【原料】马齿苋500克，仙人掌60克，白糖、醋、香油适量。

【制用法】将马齿苋洗净切段，仙人掌去刺，皮切丝，沸水中焯过，加入白糖、醋、香油适量，拌匀，佐餐。

【功效】清热解毒，消肿止

痛。适用于一切疔疮患者。

方三 菊花饮

【原料】鲜菊花根叶适量。

【制用法】洗净后捣取自然汁1茶盅（约100毫升），滚酒调服（用酒煮服亦可，但生用更妙）。服后盖被睡卧出汗。

【功效】解毒消肿。主治一切疔疖痈毒。

方四 苦瓜绿豆瘦肉汤

【原料】苦瓜200克，绿豆200克，瘦猪肉250克。

【制用法】苦瓜、瘦猪肉洗净切片，将绿豆煮沸30分钟后加入苦瓜、瘦猪肉，再文火煮至绿豆烂为度，可加少许食盐食用。

【功效】清热解毒，化疗消肿。

方五 芹菜汁

【原料】鲜芹菜500克。

【制用法】捣取汁，开水冲服，每日1剂。

【功效】清热利湿。芹菜甘苦，能清热平肝，祛风利湿，疔疮属肝火旺者宜食。

方六 绿豆银花饮

【原料】绿豆50～100克，银花15克（布包）。

【制用法】将绿豆、银花加水1000毫升煮熟，去银花，凉饮，每日1～2次。

【功效】清热解毒，清暑止渴。疔疮疖痈各期患者均宜服用。

方七 黄精蒸鸡

【原料】黄精30克，党参30克，怀山药30克，仔母鸡1只，生姜、葱、食盐、味精适量。

【制用法】将仔母鸡宰杀后，去毛及内脏，剁成3厘米见方的块，放入沸水锅内烫3分钟捞出，洗净血沫，装入汽锅内，加姜、葱、盐、味精，再将洗净切好的黄精、党参、怀山药放入，盖好汽锅盖，上笼蒸3小时，取出空腹食之。

【功效】益气补虚。

【附注】黄精、山药补气益阴，党参补中，鸡肉亦能益气补虚。适宜疔疮后期脾胃虚弱，体倦无力者食用。

冻疮

冻疮是人体受寒冷侵袭，引起局部血脉凝滞，致皮肤肌肉损伤而致的疾患。其发病不外内外两因。内因为元气虚弱，不耐寒冷的侵袭；外因为寒气侵袭，尤其在寒湿的情况下而易发。外寒较剧时可直接受冻而发；当外寒不甚，而元气不足时，也容易发病。外受寒湿之邪侵袭而致病的为寒湿型；邪从热化，热胜肉腐者为热毒型；气血不足，血运不畅，肌肤失养，受冻而致的为气血两虚型。其膳食分别宜于和营祛寒，温经通络；清热解毒凉血；调补气血，温经通络之食物。

方一 胡萝卜羊肉汤

【原料】胡萝卜650克，羊肉100克，川椒、桂皮、小茴香、附片各13克，葱、姜、辣椒、料酒各适量。

【制用法】将胡萝卜洗净切块；羊肉洗净切块，与诸药同入锅中，加清水适量煮沸后。调入葱、姜、辣椒等，文火炖至羊肉烂熟后，入食盐、味精、料酒等调味，再煮1～2沸，饮汤食肉及胡萝卜，分6次食完，2日1剂。

【功效】温阳散寒，活血通络。适用于冻疮。

方二 大蒜煲牛肉

【原料】大蒜250克（去皮衣），牛肉500克（切块），调料适量。

【制用法】起油锅放入大蒜炒香后与牛肉同放入砂锅内，加水适量，先以武火烧开后，改用文火，煲至牛肉熟烂后调味即成。

【功效】补益气血，祛寒除湿。大蒜辛温，祛寒除湿。牛肉甘平，补脾胃，益气血。适宜于寒湿型冻疮患者食用。

方三 桂枝炖羊肉

【原料】肥羊肉500克，桂枝15克，当归15克，干姜10克，酱油、食盐、糖、黄酒适量。

【制用法】将羊肉切块放砂锅内，加桂枝、当归、干姜、酱油、食盐、糖、黄酒及适量清水，文火炖煮。熟烂后分两次服食，每日1～2次，连服7～10日。

【功效】温经通脉，养血活血。

【附注】羊肉味甘性温，益气补虚，温中暖下利脾；桂枝辛甘温，温经通阳，发汗解肌；当归甘辛温，补血活血止痛；干姜辛热，温中散寒。

方四 当归红花炖猪肉

【原料】当归、制二乌、红花各10克，川椒、小茴香、干姜、桂皮各5克，猪瘦肉650克，葱、辣椒、料酒各适量。

【制用法】将猪瘦肉洗净切块，诸药布包，加水同炖至猪肉熟后，去药包，葱、辣椒、料酒、食盐、味精等调味，再煮1～2沸，饮汤食肉，每日1剂，连续5～7天。

【功效】活血散寒，消肿止痛。适用于冻疮。

方五 山楂归枣饮

【原料】山楂30克，当归15克，大枣6枚，红糖适量。

【制用法】水煎服。每日1剂，连服7～10日。

【功效】活血化瘀，散寒止痛。适用于冻疮。

方六 熟附煨狗肉

【原料】熟附片6克，生姜150克（煨熟切片），狗肉150克（切块），作料适量。

【制用法】先以蒜头及花生油炝锅，放入狗肉微炒，待皮色转黄，加水适量，以武火至开后，放入熟附片及煨姜，改用文火至狗肉熟烂，调味即可食肉。

【功效】温中祛寒。熟附片祛寒止痛，逐风寒湿邪；煨姜辛热，温中祛寒散风；狗肉咸温，有温补作用。适用于冻疮患者。

腰痛

腰痛是以腰部疼痛为主要症状的一种疾患，可表现在腰部的一侧或两侧的局部疼痛，由腰痛而引及小腹、股胯、尾部及其他部位，亦属腰痛范围。西医学中的肾炎、肾盂肾炎、肾结石、肾结核、肾下垂、肾积水以及腰肌劳损、腰椎骨质增生、脊髓空洞症、腰部挫伤或软组织急性扭伤等皆可出现腰痛。

中医学认为，腰为肾之府，故腰痛与肾的关系最为密切。导致腰痛的病因很多，但不外乎外感与内伤，外感以寒湿之邪为主，内伤以肾气亏虚为主。

临床上据辨证大致分为风寒湿腰痛、湿热腰痛、痰湿腰痛、瘀血腰痛、肾虚腰痛5个类型。

方一 胡椒树根炖蛇肉

【原料】胡椒树根100克，乌蛇肉250克，黄酒、葱、姜、花椒、盐各适量。

【制用法】将胡椒树根洗净，切成3厘米的段。将蛇剖腹，除去内脏洗净，切成2厘米长的段。将蛇肉、胡椒树根放入锅内，加葱、姜、盐、黄酒、清水适量，文火熬至蛇肉熟透即成。

【功效】舒筋活络，祛寒除湿。

【附注】胡椒树根舒通经络且驱风寒之邪；蛇肉祛风湿，通经络；黄酒舒筋活血，驱风寒之邪；大葱、生姜辛温通阳，疏散表寒。四药配伍，用于风寒湿腰痛较重较久者为宜。

方二 火爆腰花

【原料】猪腰子2个，水发玉兰片、木耳各30克，熟猪油100

毫升，葱段、泡辣椒、姜片、蒜片、精盐、胡椒粉、料酒、淀粉、酱油各适量。

【制用法】①将猪腰子片两半，除脂皮，洗净，先斜刀剞上刀花（每刀相距约0.3厘米），再切成4～5块，放碗内，加精盐、料酒、湿淀粉拌匀；将玉兰片切为薄片，用酱油、胡椒粉、湿淀粉和少许肉汤调成芡汁待用。②炒锅上火放油，烧至八成热，下入腰花炒散，再加葱、姜、蒜、泡辣椒、木耳、玉兰片煸炒片刻，烹入芡汁，颠翻均匀即成。

【功效】补肾益精，利水消肿。

【附注】猪肾味咸性平，有补肾止遗、利水敛汗等功效，可用于治疗肾虚腰痛、水肿、遗精、盗汗、老年耳聋诸症。以玉兰片、黑木耳为配料，与猪肾相烹食，可有质地脆嫩，鲜香适口的特点，撩人食欲。本方对肾虚腰痛有很好的疗效。

方三 月季花汤

【原料】开败的月季花3～5朵，红糖20克，水300毫升。

【制用法】将月季花洗净加水300毫升，小火煮至150毫升，加入红糖，温服。

【功效】活血化瘀、消肿止痛。

【附注】本方为民间习用方，月季花经临床验证有活血化瘀、通络行气止痛之功；红糖缓急止痛调味。对伴有宿伤瘀血腰痛和创伤性劳损腰痛者尤宜。

方四 赤小豆滑石汤

【原料】赤小豆50克，滑石（布包）15克，北粳米20克，水500毫升，白糖适量。

【制用法】每次取赤小豆50克，放水约500毫升，先煮赤小豆熟烂时，将滑石（布包）、粳米放入赤小豆汤内，共煮为稀粥，将滑石袋取出，入白糖适量，早晚温服。

【功效】利水消肿，补脾益胃。

【附注】赤小豆善下行而通利水道，使水湿下渗而消肿；滑石清热利水；北粳米善补脾益胃；白糖清热利湿调味。三药同煮为粥，不仅清热利水消肿，而且可以健脾以渗湿，培土以制水，对湿热腰痛者效佳。

风湿性关节炎

风湿性关节炎是一种常见病，临床以关节疼痛（以双膝关节和双肘关节为主）、酸楚、麻木、重着、活动障碍等为主要症状，常因气候变化，寒冷刺激，劳累过度等为诱因而发作。发作时患部疼痛剧烈，有灼热感或自觉烧灼而扪之不热。本病迁延日久，可致关节变形甚至弯腰驼背，渐至足不能行，手不能抬，日常生活不能自理，严重者危及心脏，可引起风湿性心脏瓣膜病，应引起高度重视。本病的发病原因可能与甲型溶血性链球菌感染后引起机体的变态反应有关。

中医学认为，风湿性关节炎是由于机体内在正气虚，阳气不足，卫气不能固表，以及外在风、寒、湿三邪相杂作用于人体，侵犯关节所致。临床症状为肢体关节、肌肉、筋骨发生疼痛、酸麻、沉重、屈伸不利，受凉及阴雨天加重，甚至关节红肿、发热等。

方一 木瓜汤

【原料】木瓜 4 个，白沙蜜 100 克。

【制用法】先将木瓜蒸熟，去皮，捣烂如泥，白沙蜜炼净，然后将二者和匀，放入洁净瓷容器内即可。每日清晨空腹用滚烫开水冲服，每次 1～2 匙，10～15 日为 1 个疗程。

【功效】通痹止痛。主治因湿热阻滞经脉而致之筋、肌痹痛等症。

方二 狗肉汤

【原料】狗肉 500 克，菟丝子 30 克，附片 15 克，食盐 5 克，味精 2 克，葱 20 克，姜 20 克。

【制用法】狗肉洗净，整块下水焯透，捞出，切成 2 厘米×2

厘米的小块，下锅用姜片煸炒，烹入绍酒，然后与包好的菟丝子、附片同入大砂锅内，以食盐、味精、葱调味，武火烧沸后，文火炖约2小时至肉熟烂，食肉喝汤，1日内2次食用。

【功效】益肾壮阳，祛寒除湿。

【附注】狗肉性温，暖脾壮肾；附子温阳祛寒，蠲痹止痛；伍以菟丝子益肾补阳。本方对脾肾阳虚型风湿性关节炎有很好的疗效。

方三 玫瑰归红汤

【原料】玫瑰花20克，当归15克，红花10克。

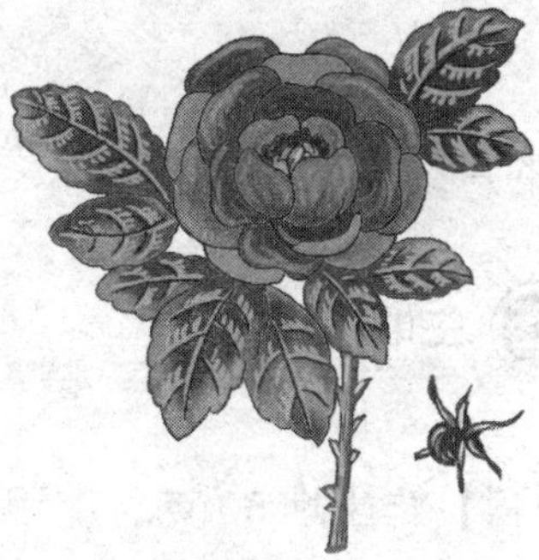

玫瑰花

【制用法】水煎2次，每次用水300毫升，煎半小时，两次混合，分2次趁热用黄酒冲服。

【功效】适用于急、慢性风湿、类风湿性关节炎。

方四 独活黑豆汤

【原料】独活12克，黑豆60克，米酒少许。

【制用法】将独活、黑豆放入清水中，文火煮2小时，取汁，兑入米酒，1日内分2次温服。

【功效】祛风胜湿，活血止痛。适用于风湿性关节炎、类风湿性关节炎属于风湿痹阻者。证见腰膝酸痛，反复发作，日久未愈，关节拘挛，屈伸不利，步履沉重，倦怠乏力，舌苔白滑，脉象濡缓。

方五 附片蒸狗肉

【原料】狗肉1000克，制附片30克。料酒、熟猪油、葱节、姜片、清汤各适量。

【制用法】将狗肉刮洗干净，整块随冷水下锅煮熟，切成肉块。取大碗1个，放入狗肉、制附片、料酒、熟猪油、葱节、姜片、清汤，隔水蒸3小时至狗肉酥烂即成。

【功效】壮骨活血。适用于风湿性关节炎。

第三节　妇科疾病常用药膳

月经不调

月经不调是妇女的常见病症，指的是月经的周期、经期、经量、经色、经质异常者。月经不调包括的范围很广，是一组妇科病的总称。常见的有月经先期、月经后期、月经先后期、月经先后无定期，经期延长，以及月经过多、月经过少等。月经周期提前 7 天以上，即少于 21 天，甚至十余日一行者，称为月经先期。月经延后 7 天以上，即超过 35 天，甚或四五十日一行者，称为月经后期。月经或者提前或者延后 7 天以上者，称为先后无定期。经期超过 7 天，甚至淋漓半月方净者，称为经期延长。经量过多，超过 80 毫升者，称为月经过多。经量少于 30 毫升或经期缩短不到两天者，称为月经过少。以上 6 种情况，统称为月经不调。

方一　两地汤

【原料】鲜生地 50 克，鲜地骨皮 50 克，猪瘦肉 100 克。

【制用法】将猪瘦肉切片，与鲜生地、鲜地骨皮同放入砂锅内，加水适量，煎 30 分钟，加入调料，即可去渣饮汤食肉。

【功效】滋阴清热。治阴虚血热引起的月经先期患者。

方二　生地鳖甲汤

【原料】鲜生地 50 克，鳖甲 1 只（300～500 克）。

【制用法】将鳖甲剖腹去头及内脏，切块，与生地一起放入砂锅内，加水适量，放入调料，炖熟，即可分次服用。

【功效】滋阴清热。方中鳖甲味甘性平，善滋肝肾之阴，清虚劳之热；生地清热凉血。两物相合，共奏滋阴清热、凉血止血之功。本品适用于阴虚血热而月经先期患者。

方三 木耳红枣瘦肉汤

【原料】猪瘦肉 250 克，黑木耳 30 克，红枣 6 枚。

【制用法】黑木耳用清水浸发，剪去蒂，洗净；猪瘦肉洗净，切块；红枣去核，洗净。把全部用料放入锅内，加清水适量，武火煮沸后，改文火煲 2 小时，调味即可食用。

【功效】养血止血。适用于血虚之月经不调。证见眩晕，月经量多色淡，漏下不绝，形体虚弱，面色苍白，食欲减退；亦适用于缺铁性贫血、产后贫血、痔疮出血等。

方四 当归羊肉汤

【原料】羊肉 250 克，当归 30 克，生姜 10 克。

【制用法】将羊肉切块与当归、生姜放在砂锅内，加水适量，用文火炖烂熟，加入调料，去渣取汁服食。

【功效】温中散寒，养血调经。

【附注】羊肉味甘性温，补中益气，治劳伤虚寒；生姜温中健脾；当归补血。全方合成，对于血寒、血虚以及虚寒引起之月经延期均有良效。产后血虚患者尤宜服之。

方五 黄芪乌鸡汤

【原料】乌骨鸡肉 500 克，黄芪 30 克。

【制用法】将乌骨鸡宰后去毛及内脏，洗净，切成小块；当归、黄芪洗净；把全部用料放入锅内，加清水适量，武火煮沸后，文火煮 2 小时，调味即可。随量饮用。

【功效】调补气血，补肾调经。适用于月经不调属气血两虚、肾精不足者。证见月经后期，经量不多，色稀薄而色淡，面色苍白，神疲气短，心跳健忘，失眠多梦，头晕腰痛，舌淡红苔薄白。

痛经

女子在经期或经行前后出现下腹疼痛、腰酸或者腰骶部酸痛、下腹坠胀，甚则可出现剧烈疼痛，并可伴有恶心、呕吐、腹泻、头晕、冷汗淋漓、手足厥冷，影响日常工作、学习和健康者，称其为痛经。本病以青年妇女多见。痉挛性疼痛常在阴道流血发生前数小时出现，在行经第一天疼痛达高峰，持续时间从数小时至2～3天。疼痛程度也多变异。痛经一般分为原发性痛经和继发性痛经两类。原发性痛经指生殖器无器质性病变，因经血流通不畅致子宫痉挛性收缩而引发痛经，又称功能性痛经。继发性痛经指因生殖器官器质性病变引起的痛经，如子宫内膜异位症、急慢性盆腔炎、生殖器肿瘤等。原发性痛经妇科检查无异常发现。

中医学认为，本病多为肝肾亏虚、气血不足、寒邪滞凝、气滞血瘀所致，当以益气养血、补益肝肾、活血散寒、理气化瘀为治，可选用下列食疗方。

方一 山楂葵籽汤

【原料】山楂50克，葵花籽仁50克，红糖100克。

【制用法】将山楂洗净，加入葵花籽仁放入锅内，加水适量，用小火炖煮，将成时，加入红糖，再稍煮即成汤。

【功效】此汤健脾胃、补中益气，行经前2～3日服用，可减轻经前、经后痛经。适用于气血两虚型痛经。

方二 姜枣花椒汤

【原料】生姜24克，大枣30克，花椒9克。

【制用法】将生姜、大枣洗净，姜切薄片，同花椒一起置锅内加适量水，以小火煎成1碗汤汁即成。热服。每日 2 次。

【功效】温中止痛。适用于寒性痛经。

方三 姜枣红糖汤

【原料】干姜、大枣、红糖各 30 克。

【制用法】将大枣去核洗净，干姜洗净切片，加红糖同煎汤服。每日 2 次，温热服。

【功效】补脾胃，温中益气。适用于寒湿凝滞型、气血虚型痛经。

方四 调经汤

【原料】瘦猪肉 60 克，益母草 60 克，葱花、姜片、八角、茴香各 5 克，豆油、红糖、料酒各适量。

【制用法】将猪肉洗净，切成 2 厘米见方块；益母草及八角、茴香装入纱布袋内成药包。炒锅上火，放入豆油 10 克，烧热后投入葱花、姜片，炒香，再投入猪肉块，翻炒至水气散出时，加入清水 1000 毫升，放入盐、红糖、料酒及药袋，烧至汤开后，改用文火，再煮 90 分钟即成。

【功效】此汤菜补气行气、调经止痛，可辅治气滞血郁型痛经。

方五 阳春肘子

【原料】白胡椒 10～15 克，砂仁 25 克，猪肘子 1500 克，大葱 100 克，生姜 30 克，绍酒 100 毫升，麻油少许。

【制用法】将洗净的肘子扎满小孔，姜、葱擦洗后，用热食盐、花椒水炒烫，后入陶瓷容器内腌 24 小时。待腌好后再刮洗一遍，沥去水分，在肉的内面撒上砂仁粉末，用净布包卷成筒形，再用绳捆紧，盐入肘子内，放上姜片、葱节、绍酒，用沸水旺火上笼蒸约 1.5 小时，取出稍晾，解去绳布，抹上香油即成。

【功效】温经散寒，健脾化湿。

【附注】猪肘子为常食菜品，加砂仁、白胡椒、绍酒等化湿散寒止痛之品，散寒祛湿而不伤正，补而不滞，对于素体脾虚而经行腹痛者宜。

崩漏

崩漏是指经血非时暴下不止或淋漓不尽，前者称崩中，后者称漏下，统称崩漏。它是妇科常见病，亦是疑难重症。临床主要表现为月经期和月经量发生严重紊乱，月经不按周期而妄行；出血或量多如注，或淋漓不断，甚至屡月未有尽时。本病发生原因较多，如控制月经周期的激素发生紊乱，及子宫肌瘤、盆腔感染或子宫内膜异位等疾病以及子宫内放置避孕器装置不当等均能引起此病的发生。平时应注意生活劳逸有度，补充足够营养，经期勿冒雨涉水，免使小腹受寒，这样才能避免此病的发生。

中医学认为，本病的发生主要是冲任损伤，不能制约经血所至。西医学所谓的功能性子宫出血、子宫炎、宫内肿瘤均可引起崩漏。治疗上本着“急则治其标，缓则治其本”的原则，以塞流、澄源、复旧为总则。

方一 乌贼鱼肉汤

【原料】乌贼75克，鸡肉200克，大枣10枚。

【制用法】将乌贼发开洗净切丁；鸡肉洗净切块；大枣去核，加清水适量同炖至鱼肉烂熟，食盐、味精等调服，每日1剂。

【功效】补益气血，收敛止血。适用于脾虚型功血，经血非时而至、崩中继而淋漓、血色淡而质薄、气短神疲、面色苍白，或面浮肢肿、手足不温，或饮食不佳。

方二 牛膝炖猪蹄汤

【原料】猪蹄250克，牛膝20克，米酒20～50毫升。

【制用法】上2味洗净入砂锅

同炖至猪蹄烂熟，趁热加米酒，同服。

【功效】适用于气虚引起的崩漏。

方三 卷柏芹菜鸡蛋汤

【原料】鲜卷柏（干品15克）、鲜芹菜各30克，鸡蛋2个。

【制用法】将鸡蛋煮熟，去壳，放入瓦锅中，再放入洗净的卷柏和洗净切段的芹菜，加适量水置火上煮熟后，去药渣即可。饮汤，食蛋。每日1剂，连服2～3剂。

【功效】调经止血。适用于妇女月经过多、崩漏等症。

方四 当归地黄羊肉汤

【原料】生地、当归各30克，羊肉250克，盐适量。

【制用法】将羊肉洗净，切块，与生地、当归同放入锅中，加适量水，置火上共炖至肉熟后，加盐调味即可。饮汤，食肉。

【功效】理血补虚。适用于经血过多、功能性子宫出血。

方五 生地藕节饮

【原料】鲜生地50克，鲜藕节100克，红糖20克，丹皮30克。

【制用法】将生地、藕节、丹皮放入砂锅内，加水适量，煎半小时，加糖，去渣取汁服。

【功效】清热凉血止血。

【附注】藕节甘涩性平，止血散瘀；配生地清热凉血。适用于实热引起之崩漏，亦适用于咯血、唾血、溺血、便血、血痢等。

方六 鸡冠花鸡蛋汤

【原料】鸡冠花30克，鸡蛋1个。

【制用法】将鸡冠花加水2碗，煎至1碗，去渣，将鸡蛋去壳加入煮熟，加盐或糖即可服用。每日1次，连服3～4日。

【功效】清热凉血止血。

【附注】鸡冠花甘凉，清风退热、止衄敛营，治吐血、血崩、血淋诸失血证。配以鸡蛋，健脾养血，适用于血热崩中、鼻衄、吐血、便血、溺血。

带下

身体健康的女性阴道内有少量白色无臭味的分泌物，以滑润阴道壁黏膜，月经前后、排卵期及妊娠期量较多，而并无其他不适症状者，为生理性白带。但如果分泌物异常增多，或杂有其他色泽者，或黏稠如胶液，或稀薄如水状、秽臭，并伴有瘙痒、灼热痛等局部刺激症状，以及腰酸腿软、小腹胀痛时，即可确诊为带下病。白带异常是生殖器官疾病的一种信号，如患有滴虫性阴道炎、霉菌性阴道炎、子宫颈的炎症、息肉或癌变、子宫内膜炎、淋病等疾病时，白带可出现异常现象。

中医学认为，导致本病的发生，多与脾虚、肾虚、肝郁及湿毒等因素相关。当以健脾益肾、疏肝解郁、清热利湿为治，可选用下列食疗方。

方一 鸡冠花冰糖饮

【原料】鸡冠花30克，金樱子20克，白果20克，冰糖20克。

【制用法】将鸡冠花、金樱子、白果加水3碗煎至1碗，去渣加入冰糖，待溶解后，微温饮服。每日1次，连服3～5日。

【功效】清热解毒，利湿止带。

【附注】鸡冠花清热解毒，除湿止带；白果健脾止带；金樱子补肾止带。全方合成，对湿毒带下者有一定效果。

方二 金樱子猪膀胱汤

【原料】金樱子30克，猪膀胱1个，白术10克。

【制用法】将猪膀胱洗净，把白术、金樱子打碎放入猪膀胱内，用线缝其口，放入砂锅内，加水适量，用文火炖熟，去渣调味，即可酌量分次饮汤食肉。连服10～15天。

【功效】补肾固精止带。

【附注】金樱子酸涩性平，入脾、肾二经，涩精止遗，治带下日久；配与猪膀胱，以腑补腑，使任带二脉得固；白术健脾补气而祛湿。

方三 白果蒸鸡蛋

【原料】鲜鸡蛋1个，白果2枚。

【制用法】将鸡蛋的一端开孔，白果去壳，纳入鸡蛋内，用纸粘封小孔，口朝上放碟中，隔水蒸熟即成。每日1次。

【功效】敛肺气，止带浊。适用于妇女白带过多。

方四 山药黄柏粥

【原料】鲜山药100克（或干山药30克），芡实、车前子各15克，黄柏、白果仁各10克，粳米100克，红糖适量。

【制用法】先将山药、黄柏、芡实、车前子煎煮，去渣取汁，加入粳米、白果仁煮成粥，调入红糖即成。每日2次，空腹热服。

【功效】健脾固冲，清热利湿。适用于带下色黄、其气腥秽。

方五 山药羊肉汤

【原料】羊肉500克，淮山药30克，生姜等调料适量。

【制用法】羊肉先用开水洗去膻味，再用冷水洗净，淮山药用清水浸透后，与羊肉一起放入清水锅中，放入调料，煲3小时至肉稔，捞出晾凉。将羊肉切片，调味食用。

【功效】补脾益肾。主治带下病，属脾虚型，带下色白，量多，质稀，腰膝无力，面色少华。

方六 冰糖冬瓜籽汤

【原料】冰糖、冬瓜籽各30克。

【制用法】将冬瓜籽洗净捣碎末，加冰糖，冲开水1碗放在陶瓷罐里，用文火隔水炖。饮服。每日2次，连服5～7日。

【功效】补中益气，清热利湿。适用于湿毒型带下病。

闭经

女子年逾十八岁月经尚未来潮，或已行经而又中断达3个月以上者称为闭经。前者为原发性闭经，后者为继发性闭经。妊娠期、哺乳期、绝经后的无月经及初潮后半年或1年内有停经现象等均属生理现象，不属于闭经治疗范围。

中医学认为，闭经可分为肝肾不足、气血虚弱、阴虚血燥、气滞血瘀、痰湿阻滞五个证型。(1) 肝肾不足型，证见年逾18周岁尚未行经；或由月经后期量少逐渐至经闭，体质虚弱，腰酸腿软，头晕耳鸣。舌淡红、苔少，脉沉弱或细涩。宜食滋补养血之品，忌辛辣饮食。(2) 气血虚弱型，证见月经逐渐后延，量少，经色淡而质薄，继而停经不行。或头晕眼花，或心悸气短，神疲肢倦，或食欲不振，毛发不泽或易脱落，羸瘦萎黄。脉沉缓或虚数，舌淡、苔少或白薄。宜食清淡而富于营养的饮食，忌食生冷。(3) 阴虚血燥型，证见经血量由少而渐至停闭，五心烦热，两颧潮红，交睫盗汗，或咳嗽唾血。舌红苔少，脉细数。宜食清淡滋润，富于营养之品，忌辛辣刺激食物。(4) 气滞血瘀型，证见月经数月不行，精神抑郁，烦躁易怒，胸胁胀满，小腹胀痛或拒按。舌边紫黯，或有瘀点，脉沉涩或沉弦。治宜理气活血，祛瘀通经。(5) 痰湿阻滞型，证见月经停闭，形体肥胖，胸胁满闷，呕恶痰多，神疲倦怠，或面浮足肿，或带下量多色白。苔腻，脉滑。治宜化痰除湿，调气活血通经，忌食肥腻之物。

方一 鳖甲炖鸽

【原料】鳖甲50克，鸽子1只。

【制用法】先将鸽子去毛和内脏，再将鳖甲打碎，放入鸽子腹内。共放砂锅内，加水适量，文火炖熟后调味服食。隔天1只，每月连服5～6次。

【功效】能滋补精血。适用于肝肾不足型闭经。

方二 桂圆粥

【原料】干桂圆肉9克，薏苡仁30克，红糖1匙。

【制用法】干桂圆肉与薏苡仁同煮粥，加红糖1匙即可食用。每日1剂。

【功效】健脾养血调经。适用于气血虚弱型闭经；由经量少、经期延长渐至经闭，神疲乏力，面色少华，发色不泽，舌淡苔少。

【附注】桂圆肉性温，阴虚火旺者不宜服。

方三 川芎煮鸡蛋

【原料】川芎8个，鸡蛋2个，红糖适量。

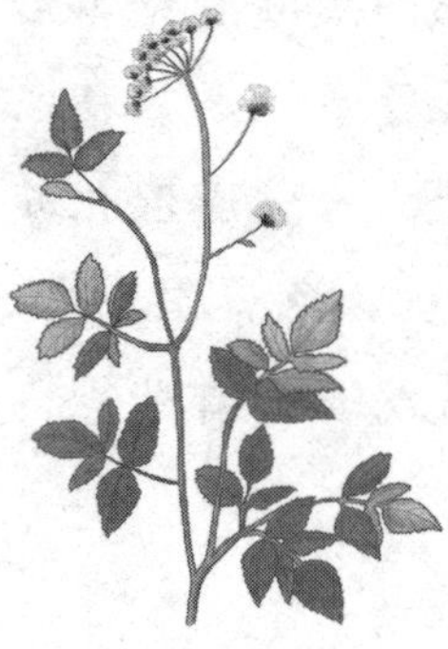

川芎

【制用法】将川芎、鸡蛋加水同煮，鸡蛋熟后去壳再煮片刻，去渣，加红糖调味即成。每日分2次服，每月连服5～7剂。吃蛋，饮汤。

【功效】活血行气。适用于气血瘀滞型闭经。

方四 天香炉煲猪肉

【原料】天香炉30克，猪瘦肉100克，食盐适量。

【制用法】将猪瘦肉切成块，再与天香炉一起加水适量煲汤，用食盐调味即成。每日2次，食肉，饮汤。

【功效】祛风化湿，活血通经。适用于闭经。

方五 桃仁牛血汤

【原料】桃仁10～12克，鲜牛血（血已凝固）200克。

【制用法】将牛血切块，与桃仁加清水适量煲汤，食时加食盐少许调味。

【功效】破瘀，行血，通经。适用于气血瘀滞型闭经，月经数月不行，小腹疼痛拒按，舌紫黯，脉涩。

不孕症

夫妻同居3年以上，如配偶生殖功能及性生活正常，未避孕而不受孕者，称为不孕症。女子从未受孕者，称原发性不孕；曾有生育及流产后，2年以上再未受孕者，称继发性不孕。根据引起不孕原因的不同，可伴见月经失调、痛经、带下异常、盆腔炎症及内分泌失调等症状。

中医学认为妇人不孕多为先天肾气不足，或为七情六欲损伤脏腑气血失调所致。临床可分为肾虚不孕、肝郁、痰湿、血瘀四个证型。（1）肾虚不孕型，此型又可分为偏阳虚和偏阴虚两种。偏阳虚者见婚久不孕，月经后期，量少色淡，或月经稀发、闭经，面色苍黯，腰酸腿软，性欲淡漠，小便清长，大便不实。舌淡苔白，脉沉细或沉迟。治宜温肾补气养血，调补冲任。偏阴虚者见婚久不孕，月经先期，量少，色红无血块，或月经尚正常，但形体消瘦，腰腿酸软，头昏眼花，心悸失眠，性情急躁，口干，五心烦热，午后低热。舌质偏红、苔少，脉细数。治宜滋阴养血，调冲益精。（2）肝郁者见多年不孕，经期先后不定，经来腹痛，行而不畅，量少色黯，有小血块，经前乳房胀痛，精神抑郁，烦躁易怒。舌质正常或黯红、苔薄白，脉弦。治宜舒肝解郁，养血理脾。（3）痰湿者见婚后久不受孕，形体肥胖，经行延后，甚或闭经，带下量多，质黏稠，面色苍白，头晕心悸，胸闷泛恶。舌苔白腻，脉滑。治宜燥湿化痰，理气调经。（4）血瘀者见婚久不孕，月经后期量少，色紫黑，有血块，或痛经，平时少腹作痛，痛时拒按。舌质紫黯或舌边有紫点，脉细弦。治宜活血化瘀，调经。

方一 鹿茸炖乌鸡

【原料】鹿茸10克，乌鸡肉250克，调料适量。

【制用法】乌鸡肉洗净，切成小块，连同鹿茸放入炖盅内，加冷开水一碗半，盖好盅盖，武火煮沸，文火炖3小时，加入调料调味即成。

【功效】补肾益精。适用于肾虚精衰，子宫虚冷不孕症。证见婚久不孕、腰酸无力、带下清稀、淋漓不断，或月经不调、闭经、痛经、面色晦黯、腰酸无力、小腹冷感，或性欲淡漠等。

方二 附子山药羊肉汤

【原料】熟附子、山药、当归各10克，鲜羊肉100克，姜、葱、盐各适量。

【制用法】将鲜羊肉洗净，切小块，加入熟附子、山药、当归一同煲汤，肉熟后加姜、葱、盐调味即可。吃肉，喝汤。于月经前服食，每日1剂，连服5～7日。

【功效】适用于肾虚型不孕症。证见月经量少、经期延长、经色暗而质清、腰膝酸软、下腹冷坠、白带清稀。

方三 韭菜炒羊肝

【原料】韭菜100克，羊肝150克，葱、姜、盐各适量。

【制用法】将韭菜洗净，切段；羊肝切片，加葱、姜、盐调味，共放铁锅内用旺火炒熟。佐餐服食。每日1次，月经前连服数天。

【功效】适用于肝郁型不孕症。证见月经先后不定期、经量时多时少、胸胁或乳房胀痛、时常叹息等。

方四 炒韭菜青虾

【原料】青虾250克，韭菜100克。

【制用法】上两味共炒调味食用。每日1剂。

【功效】温肾养血，调补冲任。主治不孕症，属肾阳虚者，婚久不孕，月经后期，腰酸腿软，性欲淡漠，舌淡苔白，脉沉细或沉迟。

妊娠呕吐

妊娠呕吐多发生在受孕后6～12周，是妊娠早期征象之一。本症患者轻者出现食欲不振、择食、晨起恶心以及轻度呕吐等症状，一般在3～4周后即自行消失，不需要特殊治疗。但如果妊娠反应严重，呈持续性呕吐，甚至不能进食、进水，并伴有头晕乏力，恶闻食味，上腹饱胀不适或喜食酸咸之物等，即为本症。妊娠呕吐多见于精神过度紧张，神经系统功能紊乱的年轻初孕妇。此外，胃酸过少，胃肠道蠕动减弱等也与妊娠呕吐相关。本病属于中医学的“恶阻”范围。

中医学认为，本病多为冲脉之气上逆，循经犯胃，胃失和降所致，当以降逆止呕，调和脾胃为治，运用合理食疗有良好的防治作用。

方一 姜汁牛奶

【原料】鲜牛奶200毫升，生姜汁10毫升，白糖20克。

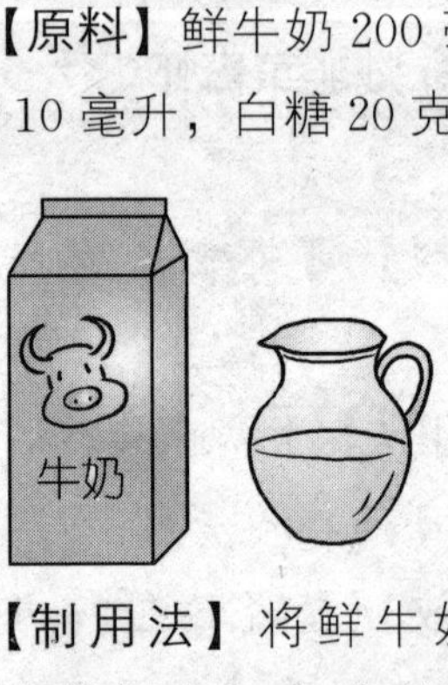

牛奶

【制用法】将鲜牛奶、生姜汁、白糖混匀，煮沸后即可。温热服，每日2次。

【功效】益胃，降逆，止呕。适用于妊娠呕吐不能进食者。

方二 苏叶砂仁鲫鱼汤

【原料】鲫鱼2尾，苏叶15克，砂仁6克，生姜6片。

【制用法】将苏叶、砂仁、生姜洗净；鲫鱼活宰，去鳞、鳃、肠脏，洗净，下油锅用姜爆至微黄。将鲫鱼、姜放入锅内，加清水适量，武火煮沸后，改文火煲半小时，下苏叶、砂仁再煲20分钟，调味，饮汤食肉。

【功效】健脾行气，和胃止呕。适用于脾虚气滞，妊娠呕吐。证见妊娠后恶心欲吐，食欲减退，脘腹胀闷，怠倦乏力。

方三 砂仁粥

【原料】粳米 100 克，砂仁 5 克，白糖适量。

【制用法】将米入砂锅中，加水 500 毫升煮，待米开粥稠时调入砂仁末，用文火稍煮数沸，粥稠即停火，每日早晚温服。

【功效】暖脾胃，助消化，补中气。凡脾胃虚寒，恶心呕吐，不思饮食者，可辅食此粥。

方四 山药炒肉片

【原料】鲜山药 100 克，生姜丝 5 克，瘦肉 50 克。

【制用法】将山药切片与肉片一起炒至将熟，然后加入姜丝，熟后即可服食。

【功效】健脾和胃，温中止呕。山药健脾补气，瘦肉大补气血，生姜温中止呕。

方五 白糖米醋蛋

【原料】鸡蛋 1 个，白糖 30 克，米醋 60 毫升。

【制用法】先将米醋煮沸，加入白糖使其溶解，打入鸡蛋，待蛋半熟即成。每日 2 次。

【功效】健胃消食，滋阴补虚。适用于妊娠呕吐或肝胃不和者。

方六 丁香炖雪梨

【原料】公丁香 4 粒，大雪梨 1 个。

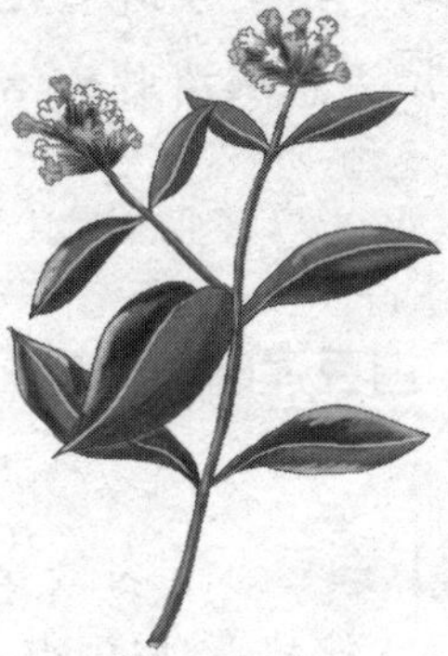

丁香

【制用法】将雪梨洗净，在雪梨上切一正方形小孔。把丁香洗净，擦干，打碎呈粗末后，塞入雪梨孔用无香味的餐巾纸沾水封好，用碗盛，文火隔开水炖 1 小时。去雪梨皮后，吃雪梨及丁香。

【功效】暖胃止呕。适用于妊娠呕吐属脾胃虚寒者。证见妊娠期间，恶心呕吐，口淡流涎，食少脘胀，舌淡红苔薄白。

妊娠水肿

妊娠后肢体面目发生肿胀者，称为妊娠水肿，是孕妇的一种常见病，一般发生在妊娠6个月之后。本病的临床特点是水肿，先从下肢开始，逐渐蔓延，伴尿量减少、体重增加，严重者可因“妊娠中毒症”而危及母子生命。如水肿仅发生在踝关节以下，而并无其他不适症状，则属正常生理现象，不需治疗即可自行消失。

本病属中医“子肿”范畴，多为脾肾亏虚、水湿内停所致，当以健脾益肾、利湿消肿为治，下列食疗方可供选用。

方一 白豆莲肉炖排骨

【原料】白豆、莲肉各50克，红枣10枚，猪排骨250克，盐、味精适量。

【制用法】将猪排骨洗净切块，同放于砂锅中，加水600毫升，烧开，小火炖至酥烂，下精盐、味精调匀。分2次趁热服。

【功效】适用于妊娠脾虚，体弱食少，下肢水肿，脚气水肿。

方二 花生红枣大蒜汤

【原料】大蒜30克，花生60克，红枣10枚。

【制用法】花生洗净后去衣；红枣洗净去核。将大蒜洗净后切成薄片，放入油锅里煸炒几下，倒入花生、红枣，加水1000毫升一起煮，待花生烂熟后，即可食之。每天1剂，分2～3次服用，7天为1个疗程。

【功效】益气和胃，健脾消肿。适用于轻、中度妊娠水肿。

方三 千金鲤鱼汤

【原料】生姜、党参、白芍、当归各15克，鲤鱼1条（约500克），白术、茯苓各30克，大腹皮10克，葱、蒜、无盐酱油适量。

【制用法】将鱼去内脏洗净，

余药用布包好，同放瓦锅，加水1000毫升，文火炖至烂熟，去药渣，用葱、蒜、无盐酱油调味。食鱼肉喝汤。分2次早晚服，连服3～4剂。

【功效】健脾利水，调气导滞。适用于中度妊娠水肿。

方四 黑豆鲤鱼汤

【原料】黑豆适量，鲤鱼1尾。

【制用法】鲤鱼洗净，去内脏，与黑豆同煮汤食用。

【功效】健脾利水，消肿安胎。鲤鱼熟食利水作用较强，凡水湿内盛、水肿胀满、小便不利者，食之有效；黑豆甘平，利水，消肿，清热解毒。适用于脾虚兼有湿热的妊娠水肿。

方五 茯苓粉粥

【原料】茯苓粉30克，粳米30克，红枣（去核）7枚。

【制用法】先煮米几沸，后放入红枣，至将成粥时再加入茯苓粉，用筷搅匀成粥，或可加糖少许，晨起作早餐食之，或不拘时食用。

【功效】补脾和胃，壮筋骨。茯苓甘淡，益脾除湿；大枣甘温，养脾和胃；粳米甘平。本粥适用于因脾虚湿盛而引起的妊娠水肿。

方六 牛肉蒜汤

【原料】大蒜25克，牛肉250克，赤小豆200克，花生仁150克，红辣椒（干品）3个。

【制用法】先将牛肉洗净，切块，与余药共放瓦锅内，加水适量，煲至牛肉极烂。空腹温服。分2次服完。连服3～5日。

【功效】温补脾肾，通阳利水。适用于重度妊娠水肿。

方七 赤豆鲤鱼大蒜汤

【原料】赤豆200克，鲤鱼400克，大蒜1头，陈皮10克。

【制用法】将鱼开膛去内脏、鳞，洗净；大蒜剥皮，加入余2味和水共煮熟。吃鱼饮汤，每日3次。

【功效】健脾祛湿，利水消肿。适用于轻度妊娠水肿。

妊娠贫血

妊娠贫血是妊娠期的常见病。主要表现为面色无华、唇甲色淡、头晕目眩、心悸气短、腰酸腿软等。若不及时治疗可引起胎漏、胎动不安，甚至小产。临床辨证可分为血虚证、气虚证、阴虚证和阳虚证四种类型。

血虚证：主要表现为面色苍白或萎黄，唇、甲淡白，脱发，倦怠乏力，或头晕目眩、心悸、失眠、舌质淡、脉细滑而弱。宜食补血养血及含铁量高的食品。

气虚证：表现为神疲肢倦，懒言声低，心悸气短，自汗或纳差，便溏，腰膝酸软。舌质淡，苔薄白，脉细滑。宜食补气健脾之品。

阴虚证：表现为两颧潮红，五心烦热，烦躁不宁，口干咽燥，伴有头晕耳鸣。舌质红，少苔，脉细数。宜食滋阴养血之品。

阳虚证：表现为倦怠嗜卧，少气懒言，形寒肢冷，心悸自汗，腰背酸痛，小便清长，大便溏泻或五更泄泻。舌淡苔白，脉虚弱。宜食益气温阳之品。

方一 糯米阿胶粥

【原料】阿胶30克（捣碎为末），糯米50克。

【制用法】先将糯米煮粥，将熟下阿胶末搅匀，烊化，晨起或临睡前食之。

【功效】养血益气安胎。

【附注】阿胶甘平，养血安胎，滋养肝肾，主治一切血亏证；糯米甘温，补中益气。本粥可治血虚型的妊娠贫血。

方二 大枣黑豆黑矾丸

【原料】大枣500克，黑豆250克，黑矾60克。

【制用法】将大枣去核，黑豆碾面，加入黑矾，共捣如泥为丸。

每次服2克，每日3次。

【功效】补血养心安胎。

【附注】大枣甘平，有和阴阳、调营卫、生津液及安心神之功；黑豆甘平，有调中强身、补肾活血之能；黑矾又名皂矾，含有硫酸亚铁，具有明显的补血作用。

方三 阿胶羹

【原料】阿胶6克，鸡蛋2个，料酒少许。

【制用法】将阿胶打碎，放入已打破调匀的鸡蛋内，放料酒少许，用锅蒸15分钟即可。

【功效】补血滋阴。

【附注】阿胶甘平，有补血滋阴之功；鸡蛋甘平，补气养血；蛋黄能补血，治胎产诸疾，具有补血安胎之功；料酒去腥调味。本羹适宜治疗妊娠血虚贫血。

方四 鸭血羹

【原料】鸭血（1只鸭的血），食盐适量，黄酒20毫升。

【制用法】将鸭血加清水、食盐适量，隔水蒸熟，入黄酒稍蒸片刻，饭后服。每日1次，连服5次为1个疗程。

【功效】鸭血甘咸微寒，功能补血解毒；黄酒甘辛性温，宣引药势，调和气血，除腥调味。共成补血活血之品。

方五 木耳红枣冰糖羹

【原料】黑木耳15克，红枣15枚，冰糖适量。

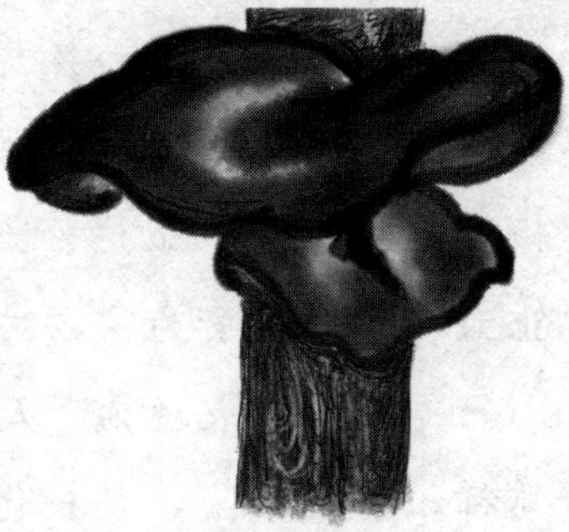

黑木耳

【制用法】将黑木耳、红枣温水泡发洗净，放入小碗，加水和冰糖适量，隔水蒸1小时，吃木耳、红枣（带皮）。每日2次。

【功效】补气养血。黑木耳甘平，具有补气益志、补血作用；红枣益气补中；冰糖生津益脾。此羹对血虚的贫血具有良好的补益作用。

产后恶漏不绝

胎儿娩出后，胞宫内遗留的余血和浊液，称为“恶漏”。正常情况下，一般在产后20天以内，恶漏即可排除干净。但如果超过这段时间仍然淋漓不绝者，即为恶漏不绝，又称“恶漏不止”或“恶漏不尽”。如不及时治疗，迁延日久，则可影响产妇的身体健康并引发其他疾病。

中医学认为，本病之所以发生，主要是冲任不调、气血运行失常所致。其病因多由气虚下陷，冲任不固，不能摄血；或血分有热，热扰冲任，迫血下行；或瘀血内阻，血不归经引起。临床常见的证候类型有气虚、血热、血瘀三种。治疗时应以补气摄血、养阴清热止血、活血化瘀为主要方法。

气虚型：表现为产后恶漏日久不止，淋漓不断，色淡红，量多，质稀，少腹下坠，精神倦怠。舌质淡，苔正常，脉缓弱。治宜益气摄血。

血热型：表现为恶漏日久不止，色红，质稠而臭，面色红，口干咽燥。舌红，脉细数。治宜清热益阴止血。

血瘀型：表现为产后恶漏淋漓不止，量少，色紫黑或夹血块，小腹疼痛，拒按，胸腹胀痛。舌质正常或舌边紫，脉沉涩或沉实有力。治宜活血化瘀。

方一 归芪红糖蛋

【原料】当归15克，黄芪、红糖各30克，鸡蛋2个。

【制用法】将鸡蛋外壳洗净。将鸡蛋、当归、黄芪置瓦罐内，加清水适量，旺火煮沸，撇去浮沫，加红糖，改文火煮20分钟；

将鸡蛋壳敲碎，使药液进入蛋内，再用文火煨 40 分钟即可。喝汤，吃蛋，每日 1 剂。

【功效】益气补血，活血化瘀。适用于气血两虚型产后恶漏不绝患者服用。

方二 党参黄芪炖乌鸡

【原料】乌鸡肉 200 克，党参 30 克，黄芪 15 克。

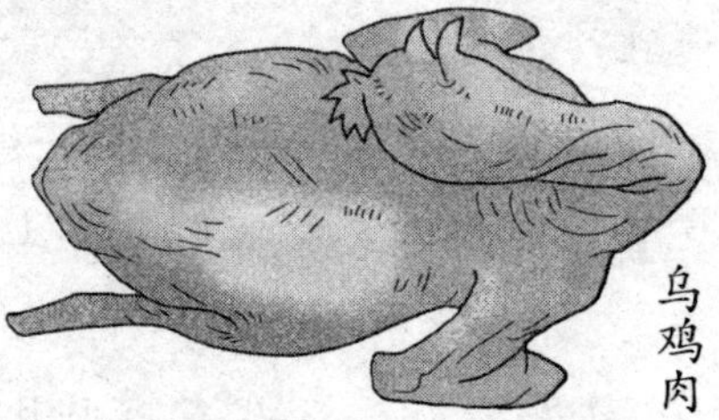

乌鸡肉

【制用法】将党参、黄芪洗净；鸡肉洗净，切小块。把全部用料放入炖盅内，加开水适量，炖盅加盖，文火隔开水炖 3 小时，调味即可。随量饮用。

【功效】补益气血。适用于恶露不绝属气虚者，或气血虚弱不能濡养肢体而致的产后身痛、腹痛者。证见产后恶露逾期不止，色淡、质稀，伴头晕眼花，失眠心悸，关节酸痛，小腹绵绵而痛，舌淡红苔薄白。

方三 豆腐皮蛋黄汤

【原料】豆腐皮 1 张，鸡蛋黄 2 个，红糖 30 克。

【制用法】将鸡蛋洗净，在蛋壳上打一孔，让蛋清流出，留黄备用。旺火起汤锅，水沸时放入豆腐皮（切丝）、红糖，打入鸡蛋黄，继续用旺火，将蛋黄煮熟即可。吃蛋黄、豆腐皮，喝汤。每日 1 剂，1 次服完。

【功效】养阴清热，凉血止血。适用于阴虚内热型产后恶漏不绝的产妇服用。

方四 川芎黄芪粥

【原料】川芎 6 克，黄芪 15 克，糯米 50～100 克。

【制用法】川芎、黄芪先煎取汁，再下糯米煮粥，熟后即可服食。

【功效】补气升阳，活血行气。

【附注】黄芪为补气要药，可益气升阳；伍川芎活血行气。两者合用，补而不滞，故可用于气虚所致的恶漏不绝。

产后缺乳

一般情况下，妇女分娩后，就开始分泌乳汁，产后1～2天，每日泌乳量不超过100毫升，第3天增多，第4天突增。一般正常泌乳量平均每昼夜为（1000～1500毫升）足够婴儿需要；但有的产妇乳汁分泌平均昼夜仅400～500毫升或更少，不能满足婴儿需要，这种情况即为“产后缺乳”。

中医学认为，产后缺乳可分为虚实两种，虚者气血虚弱，或脾胃虚弱，或分娩时失血过多，致使气血不足，影响乳汁分泌；实者肝郁气滞，气机不畅，脉道阻滞，致使乳汁运行受阻。

1. 气血虚弱：产后乳汁分泌少，面色苍白，纳少，气短，乏力，便溏，乳房柔软而无胀痛。舌淡少苔，脉虚细。治宜补气养血，佐以通乳。

2. 肝郁气滞血瘀：产后乳汁不行，乳房胀满，疼痛或有肿块，食少，胸闷，呃逆，便干。舌红、苔薄黄，脉弦滑。治宜疏肝活血通络。

方一 归芪鲤鱼汤

【原料】大鲤鱼1尾，当归15克，黄芪50克。

【制用法】将鲤鱼洗净去内脏和鱼鳞，与当归、黄芪同煮。

【功效】补气养血通乳。鲤鱼性味甘平，下气通乳，当归性味甘辛苦温，有补血、活血之功；黄芪甘温，具有补气助阳之功。适用于气血虚乳汁不足。

方二 花生炖猪蹄

【原料】猪蹄2只，花生米200克。

【制用法】将猪蹄去毛，洗净，深划深切，放入锅中，加花生米或盐，注入适量的水，大火煮沸，改用小火炖到熟烂，骨能脱掉时即可。分顿连续吃肉喝汤。

【功效】本品有养血益阴、通乳的功效。适用于乳少、停乳的产妇食用。

方三 黄酒炖猪蹄

【原料】猪蹄 1500 克，黄酒 30 毫升，生姜 9 克，葱结 2 根，桂皮 3 克，精盐 10 克。

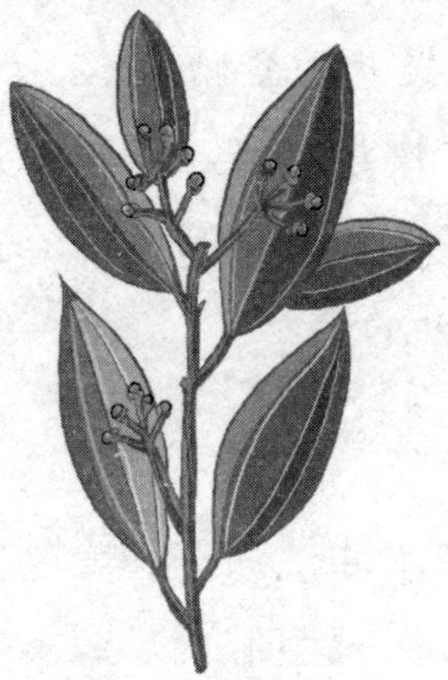

桂皮

【制用法】猪蹄去骨，用镊子拔净余毛，以刀刮去污垢，再用清水冲洗；取锅 1 只，放清水 2500 毫升，投入猪蹄，温火烧沸，捞起，放入清水中冲洗；取砂锅 1 只，放猪蹄、生姜、葱结、黄酒、桂皮，加满水，上旺火烧沸，转小火焖煮 2.5 小时，撇去浮沫，捞出猪蹄晾凉，撕成碎肉，放入原汤锅中，加盐调味，去生姜、葱及桂皮，烧片刻后，离火即成。吃猪蹄肉，喝汤。

【功效】补益气血，通络下乳。适用于气血虚弱型产后缺乳、乳少或无乳。

方四 鲶鱼煨鸡蛋

【原料】鲶鱼 1 尾（约 500 克），鸡蛋 3 个，黄酒 15 毫升，姜、葱、蒜末、胡椒粉各适量。

【制用法】用布抹去鲶鱼体外黏液，剖腹去内脏，洗净。取锅上旺火，烧热，用油滑锅，加入适量猪油及葱、姜煸炒，捞起葱、姜，放入鲶鱼，煎至两面发白，烹入黄酒，加入葱、姜，放入清水 750 毫升，旺火烧 20 分钟，煮至汤白鱼熟，放精盐调味，转用小火，打入鸡蛋，蛋黄不散，煨卧 2 分钟，盛入汤碗中，撒上蒜末、胡椒粉即成。吃鱼，喝汤，每天 1 剂。

【功效】益气补血催乳。适用于产后缺乳属气血不足型。

子宫脱垂

子宫脱垂是指子宫由正常位置沿阴道下降或脱出阴道口外的一种妇科常见病，常发生于劳动妇女，以产后为多见。本病患者自觉会阴处有下坠感，阴道内有肿物脱出，并伴有腰痛、尿频或尿失禁等症状。脱出物常因摩擦而逐渐发干、变硬、增厚，或破溃而有脓性及血性液体渗出。本病多因身体素虚，分娩时用力太过，或产后没有适当休息，过早参加体力劳动，特别是重体力劳动所致。中医称之为“阴挺”、“阴菌”、“阴脱”等。

中医学将子宫脱垂分为气虚与肾虚两种类型。（1）气虚型子宫脱垂表现为阴道有物下坠到阴道口，或脱出阴道口外，大者如鸡卵，自觉小腹下坠，倦怠乏力，心悸气短，尿频，白带量多。舌质淡，苔薄白，脉虚细。治宜补气升陷，宜食益气提升的食物。（2）肾虚型子宫脱垂的症状是子宫脱出，小腹下坠，腰背酸痛，腿软，月经不调，小便多，头晕耳鸣或眼眶发黑。舌质淡红，脉沉细。治宜补肾养血，温养益气，宜食补肾健脾、益气提升的食物。

方一 黄芪蒸鸡

【原料】嫩母鸡1只，黄芪30克，食盐1.5克，绍酒15毫升，葱、生姜各10克，清汤500毫升，胡椒粉2克。

【制用法】鸡宰杀去毛、爪、内脏，洗后先入沸水锅内焯至皮伸，再凉水冲洗沥干。黄芪洗后切段，装入鸡腹腔内。葱、生姜洗净后切节、片待用。将鸡放入瓷碗内，加入葱、姜、绍酒、清汤、食盐，用棉纸封口，上笼用武火蒸至沸后1.5～2小时。出笼加入胡椒粉调味，即可食用。酌量分次食用，连服4～6周。

【功效】补气升举。

【附注】黄芪为补气要药，与鸡同用，能益气升阳、养血补虚。用于脾虚食少、倦怠乏力、少气自汗、血虚眩晕、肢体麻木及中气下陷所致之久泻、脱肛、子宫下垂等病，对因产后气虚引起的子宫脱垂更为适宜。

方二 黄芪枸杞炖乳鸽

【原料】乳鸽1只，炙黄芪、枸杞子各30克。

【制用法】将乳鸽洗净，切块；将炙黄芪、枸杞子纱布包好，同乳鸽放炖盅内，加水适量隔水炖熟，去药包。饮汤，吃鸽肉。隔天1次，连服10～15次。

【功效】适用于肾虚型子宫脱垂。

方三 升麻煲龟肉

【原料】升麻12克，乌龟肉100～150克。

【制用法】将龟肉洗净切块；升麻洗净后用纱布包好，一齐放入瓦煲内，加水800毫升，加热煲至龟肉熟，去药包即可。食龟肉，喝汤。

【功效】补益气血，升举阳气。适用于子宫脱垂症。

方四 黄芪蒸牛臀

【原料】黄芪30克，防风20克，升麻10克，牛臀肉（股肌肉）150克，精盐、味精、香油各适量。

【制用法】将牛肉洗净切块，放入碗中，四周摆上黄芪诸药，上笼蒸1.5小时，取出后拣去诸药，加精盐、味精、香油调味食用。

【功效】补中益气，升阳举陷。适用于气虚型子宫脱垂。

方五 巴戟炖猪大肠

【原料】巴戟50克，猪大肠250～300克。

【制用法】将猪大肠翻转，以粗盐擦洗干净后，再翻转复原。把巴戟纳入大肠内，加水适量，隔水炖至猪大肠熟烂。去巴戟，食肠。空腹食，每周2次。

【功效】调血，补肾，壮阳。适用于子宫脱垂症。

更年期综合征

更年期为妇女卵巢功能逐渐消退至完全消失的一个过渡时期，在更年期的过程中月经停止来潮，称绝经。一般发生于45～55岁。妇女在绝经期前后，出现月经紊乱、潮热汗出、头晕耳鸣、心悸失眠、烦躁易怒、五心烦热、失眠多梦等月经方面，神经精神方面，心血管方面，新陈代谢、泌尿、消化等方面的障碍，称之为更年期综合征。

中医学认为，本病病因主要为绝经前后肾气渐衰，冲任二脉益弱，天癸渐竭，生殖能力降低或消失，部分妇女由于素体差异及生活环境影响，不能适应这种生理变化，使阴阳失去平衡，脏腑气血不相协调而致。

本综合征有偏肾阴虚或肾阳虚之不同，治疗总以调节阴阳和脏腑气血之平衡为原则。

更年期综合征的临床表现可分为：（1）肾阴虚证：头晕，耳鸣，烘热，汗出，五心烦热，腰膝酸痛，或月经紊乱，经量时多时少，或皮肤干燥瘙痒，口干，便结。舌红，少苔，脉细数。宜食清淡含碳水化合物及维生素多的食物，忌食或慎用辛辣之品。（2）肾阳虚证：面色晦暗，精神委靡，形寒肢冷，腰膝酸软，纳呆腹胀，大便溏薄，或月经量多色淡，面浮肿胀，夜尿多，或带下清稀。舌淡体胖，苔薄白，脉沉细无力。

方一 冬虫夏草炖鸭肝

【原料】冬虫夏草15克，鸭肝60克。

【制用法】将冬虫夏草用冷水浸15分钟，略洗一下，鸭肝洗净切片，与冬虫夏草一起放入加盖的炖罐内，加开水750毫升，小火炖1小时即可食用。每日1剂，连服5～7日，吃鸭肝，饮汤。

【功效】适用于肾阴虚型更年期综合征。

方二 生地黄精粥

【原料】生地30克，黄精（制）30克，粳米30克。

【制用法】先将前两味水煎去渣取汁，用药汁煮粳米为粥，早晚服。食时可加糖少许。

【功效】滋阴清热，补气养血。

【附注】生地甘寒，滋阴清热，黄精甘平，补中益气，润心肺，安五脏、填精髓、助筋骨。凡诸因所致阴阳气血不足者，都可服食。主治更年期综合征。

方三 枸杞莲心茶

【原料】枸杞子10克，白菊花3克，莲心1克，苦丁茶3克。

【制用法】上四味同放入杯中，用沸水冲泡，加盖闷10分钟，即可开始当茶频频饮用。一般可冲泡3～5次。

【功效】滋阴清热，养肝益肾。主治更年期综合征，月经不调，头晕失眠，腰膝酸软，五心烦热，急躁易怒，口干苦燥，舌红少苔。

方四 海参猪肉饼

【原料】海参（干品）300克，冬菇200克，鸡蛋1个，猪瘦肉600克，豆粉、酱油、白糖、盐、芝麻油、菜油各适量。

【制用法】将干海参、冬菇用温水泡发，洗净。猪瘦肉剁烂，放在碗内，加入豆粉、白糖、盐、油、打散的鸡蛋，共拌匀分作3份，蘸以豆粉入油锅炸至金黄色。锅中留底油，将海参、冬菇略煸一下，放入炸过的肉饼同焖，当水干时，加入芝麻油、少许酱油和豆粉汁翻匀即成。每日2次，每次50～100克。

【功效】滋肾阴，补气血，健脾胃。适用于更年期综合征，证见月经先后不定、量或多或少、经色鲜红，伴见头晕耳鸣、腰酸软、烦热汗出、头面烘热等。

急性乳腺炎

急性乳腺炎是由细菌感染引起的乳腺组织急性化脓性病变，多见于哺乳期和初产后3～4周的妇女，由致病菌金黄色葡萄球菌、白色葡萄球菌和大肠杆菌引起。病初仅表现为乳房部红肿热痛，如处理不及时，可形成脓肿、溃破或瘘管。常伴有皮肤灼热，畏寒发热，患乳有硬结触痛明显，同侧腋窝淋巴结肿大等症状。

中医称本病为"乳痈"，又名"吹乳"。哺乳期发生者称外吹乳痈，怀孕期发生者称内吹乳痈。临床可分为乳汁瘀积、热毒酿脓、溃后正虚三个证型。（1）乳汁瘀积型，证见乳房胀痛，皮肤不红或微红，排乳不畅，可扪及大小不等的结块，压痛，伴恶寒发热，头身疼痛，大便干结。舌淡红、苔薄白，脉浮数。治宜疏风清热，通乳散结。（2）热毒酿脓型，证见乳房红肿灼热，疼痛较甚，或有跳痛，全身高热，烦躁，口渴引饮，纳谷不香，大便秘结，小便黄赤。舌红、苔黄，脉滑数或弦数。治宜清热解毒，托里透脓。（3）溃后正虚型，证见乳痈溃后，脓泄热退，局部疮口脓液稀薄，肉芽不鲜，生长缓慢，面色少华，乏力。舌淡，苔薄，脉细数。治宜扶正补虚，活血生肌。

方一 苍耳炒鸡蛋

【原料】苍耳子仁 10 粒，鸡蛋 2 个，花生油、细盐各适量。

【制用法】先将苍耳子仁研成细末，与鸡蛋拌匀；起热锅，倒入花生油，烧至八成熟时，倒入已拌好的苍耳子与鸡蛋，煎熟鸡蛋，加细盐和少量清水，煮沸即可。每日 2 次，将鸡蛋和苍耳子末全部吃完。

【功效】疏散风邪，化结消肿。适用于急性乳腺炎。

方二 四仙猪骨汤

【原料】银花20克，蒲公英15克，皂角刺10克，夏枯草20克，猪杂骨250克，细盐、料酒、葱、味精各适量。

【制用法】将上述4味中药装入干净纱布袋内，扎口；洗净猪杂骨，捶碎；将药袋、猪杂骨装入大砂锅中，加清水适量，旺火煎沸，捞去浮沫，加入细盐、料酒、葱，改文火，再煨60分钟，起锅时加味精。每日1剂，喝汤，分3次服完。

【功效】清热解毒，活血化瘀，通络化脓。适用于浊气蕴结、乳腺炎化脓期的患者服用。

方三 薏苡赤小豆汤

【原料】薏苡仁30克，赤小豆30克。

【制用法】薏苡仁、赤小豆分别洗净，置锅中，加清水500毫升，急火煮开5分钟，改文火煮30分钟，分次食用。

【功效】利湿清热，通乳。适用于急性乳腺炎属乳汁瘀积型，见乳汁排泌不畅者。

方四 蒲公英薄荷饮

【原料】蒲公英10克，薄荷5克，鲜葱须5克，菊花5克，陈皮5克，白糖50克。

【制用法】将上述五味药及白糖同放入茶壶内，用沸水温浸15分钟，频饮。

【功效】清热解毒，舒肝散结。

【附注】蒲公英、菊花清热解毒，消痈散结；陈皮、薄荷疏肝理气；葱须配薄荷有发散作用。本方适于乳痈初起红肿热痛之证。

方五 马兰头拌豆腐

【原料】马兰头50克，鲜嫩豆腐200克。

【制用法】马兰头洗净，切细末，开水浸泡2分钟，捞起挤干，与豆腐一起拌匀，调味后即可食用。

【功效】清热解毒，透脓。适用于急性乳腺炎属热毒酿脓型，乳房肿痛，发热，大便不畅者。

第四节 儿科疾病常用药膳

小儿厌食

厌食症是指较长期的食欲减退或消失的疾病。

当局部或全身疾病影响消化系统功能，使胃肠平滑肌张力下降，消化液的分泌减少，酶的活性减低，或者是中枢神经系统受人体内外环境各种刺激的影响，对消化功能的调节失去平衡等，均可以造成厌食。

本病可以由体内某些微量元素的缺乏所引起，比如缺锌、缺氯、胃液内盐酸含量减低等；也可以由各种躯体疾病所引起，比如胃肠道疾病中的消化性溃疡、急慢性肝炎、慢性肠炎、各种原因的腹泻及长期便秘等。在全身性器质性疾病中的结核病及其他慢性感染，维生素A、维生素D的中毒也可导致厌食症。

此外，由于人们对独生子女过分溺爱，一些不良的饮食习惯，也成为发病的重要原因，如常喝高蛋白、高糖的浓缩饮料，饭前吃糖果等零食。有的家长对小儿进食过分注意，或反复诱导进食，或威胁强迫喂食，或为了减肥限制进食等等，这些错误做法都可影响小儿对进食的兴趣，造成神经性厌食。

方一 山楂片

【原料】市售山楂片。

【制用法】1～3岁幼儿，每日吃山楂片50克；3～6岁幼儿每日吃100克。均分3次饭后吃。连吃7～10日。

【功效】消积化滞。主治小儿因乳食停滞厌食，面色萎黄，毛发不荣者。

【附注】山楂片健胃消食，善

治肉食积滞，但不宜多食，多食反会呆胃，这是因为小儿脾胃比较虚弱，过食伤胃，降低消化功能。

方二 山楂饼

【原料】山楂 15 克，鸡内金 7.5 克，山药粉、麦粉各 75 克。

【制用法】将山楂、鸡内金饼研为细末，与麦粉等加清水适量作为麦团，捏成饼，放油锅中煎至两面金黄时即成，每日 1～2 剂，或将山楂、鸡内金水煎取汁与药粉、麦粉和匀如法做饼服食。

【功效】健脾消食。适用于小儿厌食症。

方三 萝卜饼

【原料】白萝卜 350 克，猪瘦肉 150 克，山药粉、麦粉各适量，葱、姜、椒各适量。

【制用法】将萝卜洗净切丝，炒至五成熟，与猪肉同剁细，加葱、姜、椒、盐等拌匀，麦粉加清水适量作成麦团，拌成麦皮，以萝卜馅为心，麦皮为皮，做成夹心小饼，置油锅中烙熟服食，每日 1～2 次，空腹服食。

【功效】健脾消食，和胃化痰。适用于小儿厌食症。

方四 橘皮鲫鱼汤

【原料】鲫鱼 1 条，生姜 30 克，橘皮 10 克，胡椒 1 克，葱适量。

【制用法】将鲫鱼清洗净，生姜洗净切片与各味药用纱布包好放入鱼腹内，加水适量，小火炖熟，加盐、葱少许调味，空腹喝汤吃鱼肉（须仔细挑去鱼刺）。分 2 次服，每日 1 剂，连服数天。

【功效】适用于脾胃虚弱型小儿厌食。

方五 炖苹果泥

【原料】苹果 1 个。

【制用法】将苹果洗净削去皮，切成薄片，放碗内加盖，置锅中隔火炖熟，用汤匙捣成泥状，喂幼儿服食。

【功效】适用于小儿厌食症。

小儿腹泻

小儿腹泻是由不同原因引起的以腹泻和呕吐为主要表现的综合征。临床以大便次数增多，粪质稀薄或如水样，或夹有不消化食物为主证。小儿腹泻分感染性和非感染性腹泻，前者包括肠炎、痢疾和霍乱；后者也称消化不良或单纯性腹泻。

腹泻是3岁以内小儿的常见临床症状，多发于夏秋季。临床上一般按病情的轻重分为轻型、重型。轻型腹泻多数由饮食不当或肠道感染引起，病儿精神较好，临床症状较轻，无明显脱水及电解质紊乱症状；重型腹泻多为致病性大肠杆菌或病毒感染引起，病儿腹泻呕吐较严重，可出现明显脱水及电解质紊乱症状。

中医学认为小儿脾胃薄弱，抵抗力低下，常因外感风、寒、暑、湿邪气，内伤饮食，或饮食不洁而致脾胃运化功能失调发生泄泻。

方一 鲜香椿叶饮

【原料】香椿鲜叶90克。

【制用法】香椿鲜叶洗净，入锅加水2碗煎煮至1碗。每天1剂，每次1小碗，上下午各1次。

【功效】理气涩肠。主治湿热泄泻，突然腹痛，泻下稀水样或黏液便，口干烦躁，小便黄短者。

【附注】现代医学研究表明，香椿煎汁对金黄色葡萄球菌、痢疾杆菌、伤寒杆菌等都有明显的抑制作用和杀灭作用。

方二 山药麦芽饮

【原料】山药、莲子各15克，麦芽、茯苓各5克，白砂糖15克。

【制用法】将上述各料一同研粉，然后用开水冲服即可。每日2次，每次1剂，10日为1个疗程。

【功效】健脾和胃，收涩止泻。适用于小儿秋季腹泻。

方三 鸡蛋黄油

【原料】鸡蛋黄3个。

【制用法】取鸡蛋黄放铁勺或铝勺中，加热熬出蛋黄油即可。每次服2～5毫升，每日早、晚各1次，4～5日为1个疗程。

【功效】解热毒，补阴血。适用于婴幼儿腹泻、消化不良。

方四 藕楂泥

【原料】山楂5枚，藕粉适量。

【制用法】山楂煮后去皮及核，用纱布过滤，加入藕粉中，拌匀，食用。

【功效】消食化积。主治小儿因贪吃油腻而引起的腹泻。

方五 胡椒糖

【原料】白胡椒2克，葡萄糖粉18克。

【制用法】把白胡椒先放入捣筒内捣碎，继续捣成极细粉末，同葡萄糖一并拌和均匀即可。1岁以下小儿每次0.3～0.5克；3岁以下0.5～1.5克，一般不超过2克，每日3次，连服2～3天为1个疗程。

【功效】温中止泻。适用于小儿消化不良性腹泻。

【附注】患小儿肠炎、菌痢者，不宜选用。

方六 红萝卜煎

【原料】红萝卜250克，茶叶15克。

【制用法】加少许红糖同煎服。

【功效】清热止泻。主治湿热泄泻，发热口干，泻下黏液样便，小便短赤者。

方七 茯苓大枣粥

【原料】茯苓粉30克，大枣5枚，粳米60克，白糖适量。

【制用法】将大枣、粳米洗净，共置锅内，加水煮粥，将熟时放入茯苓粉，再煮数沸，调入白糖即成。每日1剂，2～3次分服。

【功效】补益脾胃，利湿止泻。适应于小儿脾虚久泻，证见时溏时泻、水谷不化、食欲低下等。

百日咳

百日咳是一种由百日咳杆菌引起的小儿急性呼吸道传染病，主要由飞沫传染。百日咳流行较广，一年四季都可发生，但以冬末春初多见。任何年龄的儿童都可罹患本病，尤以1～6岁为多。

百日咳的临床症状以咳嗽逐渐加重，继而有阵发性痉挛性咳嗽，咳毕有特殊的鸡啼样吸气性回声为主要特征，病程可拖延3个月左右，故此称“百日咳”。

中医学认为，百日咳的成因为痰热素盛，复感风寒，痰热与客邪互结，阻于肺络，肺失清肃，故作顿咳，又因痰热阻于胸膈，升降失调，故咳甚呕逆。临床一般分为初咳期、痉咳期、恢复期。

初咳期：一般均有咳嗽、喷嚏、流涕，或有发热等感冒伤风症状。2～3天后咳嗽日渐增剧，痰稀白量不多，或痰稠不易咯出，咳声不畅，入夜为重。舌苔薄白或薄黄。邪气在表，肺失宣降，宜食疏风宣肺、止咳化痰之膳食。

痉咳期：以阵发性痉咳为主要症状，咳时面赤发憋，弯腰曲背，涕泪俱出，阵咳以后吸气时有哮鸣，咳甚呕吐黏痰，或有食物，眼睑可以浮肿，甚至眼结膜出血、衄血。舌质淡红，苔淡黄腻，脉滑。此期多为邪郁化热，热灼肺津，痰热互结，阻塞气道所致。故宜食清热肃肺、止咳化痰之膳食。

恢复期：咳嗽逐渐减轻或见干咳少痰，多汗，舌质红，苔光剥或少苔，脉细数；或见咳声无力，精神委顿，食欲不振，舌淡苔白，脉虚弱无力。应食以益气养阴、补肺健脾之膳食。

方一 猪肚汤

【原料】猪肚 1 个，姜 3 片，洋葱半个，雪里蕻 50 克。

【制用法】将以上 4 味加水同煮至猪肚烂熟加盐少许即可。每日 1 次，连汤食猪肚 1/3 份，连吃半月。

【功效】适用于小儿百日咳初咳期。

方二 白菜根汤

【原料】大白菜根 3 个，冰糖 50 克。

【制用法】大白菜根洗净加冰糖，水煎后饮服。每日 3 次，连服 4～6 日。

【功效】适用于百日咳初咳期。

方三 罗汉果柿饼茶

【原料】罗汉果 1 个，柿饼 4 个。

【制用法】将罗汉果、柿饼洗净切碎，加水煎汤，代茶饮用，每日 1 剂，连服 1 周。

【功效】清热润肺，化痰止咳。适应于百日咳痉咳期。

方四 姜柿饼

【原料】生姜 6 克，柿饼 1 个。

【制用法】生姜切碎末，夹柿饼中，放火边烤熟食用。每日 1 剂。

【功效】清热化痰，宣肺散寒。适用于百日咳初咳期。

方五 大蒜姜糖煎

【原料】大蒜 45 克，生姜 9 克，红糖 18 克。

【制用法】水煎，每日 1 剂，分 3 次服。

【功效】解表散邪、止咳杀虫。适用于百日咳初期有风寒表证者。

方六 银花川贝梨

【原料】金银花 6 克，川贝母末 3 克，梨 1 个，冰糖 15 克。

【制用法】梨去皮挖心，装入金银花、川贝母、冰糖，上屉蒸熟食用。每日 1 次，连服 3～5 日。

【功效】清热疏表、止咳化痰。适用于百日咳初咳期。

小儿感冒

感冒又名伤风，是小儿常见的外感病之一。临床以发热恶寒、咳嗽、喷嚏流涕、头痛身痛为主要症状。四季均可发生，冬春发病率较高。若同一地区同时广泛流行，全身症状较重者称流行感冒。

本病多因小儿肌肤疏薄，表卫不固，风寒、风热或暑邪侵袭肺卫，卫表失司所致。根据病邪不同，一般分为风寒、风热、暑湿感冒三个证型。(1) 风寒感冒（多见于感冒初起），证见发热、怕冷、头痛、骨节疼痛、鼻塞流清涕。舌苔薄白，脉浮紧。治宜疏风散寒。(2) 风热感冒，证见发热，头痛，咳嗽，咽痛，眼睛红赤，鼻流黄涕。舌尖红、苔薄白，脉浮滑数。治宜疏风清热。(3) 暑湿感冒（暑天感冒），证见高热无汗，头痛，身重困倦，胸闷，恶心，食欲不振，或呕吐、腹泻，或鼻塞、流涕、咳嗽。舌质红，舌苔薄白或腻，脉数。治宜清暑解表。小儿感冒发烧时要多喂开水，食物宜清淡稀软，并忌油腻食物。

方一 银花山楂饮

【原料】银花 40 克，山楂 10 克，蜂蜜适量。

【制用法】将银花、山楂加水用武火烧沸 3 分钟后，取药液入杯内，再加水煎沸，两次药液合并，入蜂蜜，搅拌均匀即成。随时饮用。

【功效】辛凉解表，润肺止咳。适用于小儿风热外感伴干咳不爽、纳食不振者。

方二 姜糖饮

【原料】生姜 10 克，红糖 15 克。

【制用法】生姜洗净，切丝，以沸水冲泡，调入红糖趁热顿服，服后盖被取汗，避风寒。

【功效】发汗解表，温中和胃。用于感冒风寒初起，发热、怕冷、头痛、周身酸痛者。

方三 瓜皮茶

【原料】西瓜皮1000克，绿茶10克，薄荷15克。

【制用法】西瓜皮切碎加水适量，煮沸20分钟后入茶叶、薄荷，再煮3分钟，滤出液汁当茶饮。

【功效】祛暑解表。适用于小儿暑湿感冒发热、身重困倦、食欲减退、小便黄赤等症。

方四 姜葱红糖饮

【原料】生姜10克，葱白5根，红糖适量。

【制用法】三味水煎沸约5分钟，取液趁热频饮，服后卧床盖被取微汗出。

【功效】辛散风寒，发汗解表。

【附注】生姜辛温发表散寒，兼能止呕，辅以通阳、解表的葱白增强其发表散寒之力，再入甘温的红糖，既可调味，又可防姜、葱发散太过。对小儿风寒感冒初起兼恶心欲吐者用之为宜。

方五 凉拌三丝

【原料】白萝卜200克，白菜梗100克，胡萝卜100克，麻油、精盐、味精、白糖各适量。

【制用法】均洗净切丝，入碗中，放盐腌片刻，沥水，再入白糖、味精、麻油拌匀即可。

【功效】宣散风热，健脾化滞。适用于小儿风热感冒挟痰，食欲不振者。

方六 绿豆流感茶

【原料】生绿豆50粒（捣碎），青茶叶3克，冰糖15克。

【制用法】先将绿豆洗净，捣碎，带皮与青茶叶、冰糖调合，用沸水冲泡加盖闷20分钟即可。每日1剂，不拘时，徐徐饮服。

【功效】清热解毒，生津止渴。用于小儿流行性感冒。对咽喉肿痛、热咳口干者效果更好。

小儿肺炎

小儿肺炎是儿科常见疾病之一。临床以发热、咳嗽、喉中痰鸣、喘急鼻煽为主要特征。本病婴幼儿发病率较高，一年四季皆可发病。

本病中医称为“咳喘”。多因内有痰热，外受风热或风寒，使肺气失于宣降而发病。临床分为风寒闭肺、风热闭肺、痰热闭肺、阴虚肺热和脾肺气虚五个证型。(1) 风寒闭肺型，证见发热无汗，恶寒肢冷，咳喘痰稀，鼻塞流涕。舌苔薄白，脉浮或紧。治宜辛温解表，宣肺止咳。(2) 风热闭肺型，证见发热有汗，或微恶寒，咳嗽气促，喘憋痰鸣，甚者高热口渴，烦躁鼻煽，精神委靡，口唇青紫，尿黄便干。舌苔黄厚，脉浮数。治宜辛凉解表，宣肺平喘。(3) 痰热闭肺型，证见咳嗽痰多，痰黄黏稠，胸憋鼻煽，口唇青紫，心烦不安，面赤口渴，喉间痰鸣。舌苔黄，脉滑数。治宜清热宣肺，化痰平喘。(4) 阴虚肺热型，证见低热盗汗，咳嗽少痰，略喘，面唇舌红，口燥咽干。舌苔少，脉细数。治宜养阴清肺，止咳平喘。(5) 脾肺气虚型，证见面色㿠白，咳喘痰稀，气短乏力，自汗，四肢欠温，食少便溏。舌质淡、苔白，脉沉细无力。治宜扶正益肺，止咳化痰。

本病食疗法以宜肺平喘，清热化痰为主旨。

方一 百部生姜汁

【原料】百部 10 克，生姜 6 克，蜂蜜少许。

【制用法】百部、生姜同煎煮取汁，调入蜂蜜分温服。

【功效】宣肺散寒，止咳化痰。

【附注】百部有良好的止咳作用，不论寒热新久之咳皆可入用；生姜散寒解表，温肺止咳；少量蜂蜜既可调味，又可止咳化痰，再得生姜之辛散而无碍痰之弊。三药同用，以风寒闭肺，咳嗽气喘之症为宜。

方二 刀豆姜糖饮

【原料】刀豆子、红糖、生姜等量。

【制用法】刀豆子炒干，研粉，加红糖生姜汤送服，1 日 3 次，每次 6 克。

【功效】宣肺平喘。适用于风寒闭肺，发热无汗，鼻塞流涕，喘重咳轻者。

方三 杏仁桑皮粥

【原料】杏仁 6 克（去皮尖），桑白皮 15 克，生姜 6 克，大枣 5 枚（去核），粳米 150 克，牛奶 30 毫升。

【制用法】杏仁研泥，调入牛奶取汁；桑白皮、生姜、大枣水煎取汁，以药汁入粳米煮粥，将熟时入杏仁汁再稍煮即成。1 日分数次热服。

【功效】宣肺止咳平喘。

【附注】杏仁、桑白皮宣肺止咳，降气平喘；生姜发散风寒；粳米、大枣及牛奶补益肺胃。全方扶正达邪，适用于风寒咳嗽，喘急痰多，体质虚弱，食纳不佳之患儿。

方四 生姜五汁饮

【原料】生姜汁 25 毫升，梨汁、萝卜汁、鲜芦根汁、鲜百部汁各 50 毫升（无鲜品者可用干品浓煎取汁），蜂蜜 50 毫升。

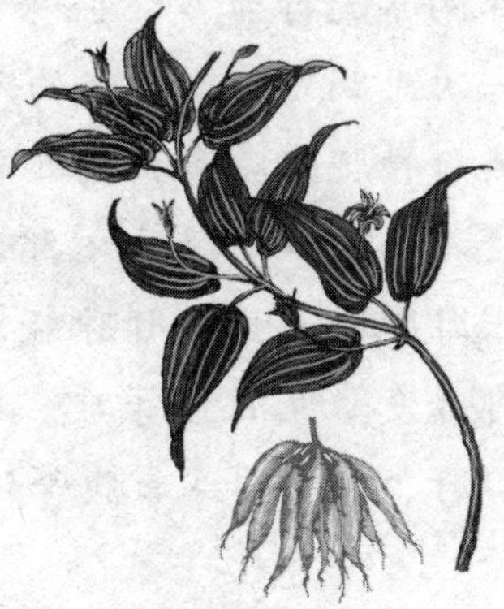

百　部

【制用法】各汁混匀，调入蜂蜜，煮沸后纳容器中待用。每服 1 匙，每日 3 次，开水调服。

【功效】清肺止咳，疏表散邪。适用于表热未解，而肺热较重之患儿。

【附注】生姜、萝卜辛凉宣散；梨汁、芦根汁清泄肺热；百部、蜂蜜止咳化痰。全方共奏清热宣肺、生津止咳之功。

痄腮

流行性腮腺炎俗称"痄腮"，是由风热时毒引起的急性传染病，以发热、耳下腮部漫肿疼痛为其临床主要特征。本病全年都可发生，冬、春两季流行为多，15 岁以前都有患病可能，10 岁前发病率较高，一次患病可产生持久的免疫力。

流行性腮腺炎多由患儿体内积热蕴结，复又感受风温时毒，自口鼻侵入而发病。疫毒之邪，壅结少阳、阳明，闭阻脉络而致气滞血瘀。肝胆相表里，肝脉绕阴器，温毒炽盛，由胆及肝，所以年长儿童可并发睾丸肿痛等症。故本病多见温毒在表、热毒蕴结、邪毒内陷心肝、邪毒引睾窜腹等证型。

方一 黄花菜汤

【原料】鲜黄花菜 50 克（干品 20 克），食盐适量。

【制用法】将黄花菜洗净加水适量煎煮为汤，以食盐调味。吃菜，喝汤，每日 1 次。

【功效】清热，消肿，利尿，养血平肝。适用于流行性腮腺炎。

方二 凉拌龙须菜

【原料】龙须菜 150 克，酱油、精盐、味精、麻油、蒜泥各适量。

【制用法】龙须菜水浸洗净后，加以上调料拌匀（不宜用醋）佐食。

【功效】龙须菜性味甘寒，有散结清热之功效，生或熟食皆可，为治疗痄腮的美味菜肴。

方三 蛇蜕炒鸡蛋

【原料】蛇蜕 6～10 克（10 岁以下儿童用 6 克，10 岁以上用 10 克），鸡蛋 2 个，细盐少许。

【制用法】先把蛇蜕洗净后细细切碎，再将鸡蛋 2 个打入碗内，加入蛇蜕碎末及细盐，一并反复搅拌；然后在锅内加入素油，油热后加入蛇蜕末、细盐、鸡蛋，如常法炒熟即可。每日 1 次，1 顿食下，连用 1～2 日。

【功效】祛风，消肿。适用于小儿流行性腮腺炎。

方四 荆芥粥

【原料】荆芥穗 10 克，薄荷 10 克，粳米 50 克。

【制用法】先以水煮荆芥穗、薄荷，沸后改用文火 3 分钟，去滓取汁，用汁煮米做粥食之。每日 1～2 次。

【功效】清热解表。荆芥穗、薄荷是治疗外感风寒的药物，具有发散、祛风、通血脉的作用，服后微汗出，对痄腮初期轻微发热恶寒、腮部漫肿有治疗作用。

方五 绿豆白菜汤

【原料】绿豆 100 克，白菜心 2～3 个。

【制用法】先把绿豆淘洗干净，放入小锅内，加水适量，浸泡 1 小时后置火上，待煮至将熟时，加入白菜心，再煮 20 分钟即可。

【功效】清热解毒。适用于小儿腮腺炎。

方六 炒苋菜

【原料】紫色苋菜 250 克，植物油、精盐、蒜片各适量。

【制用法】将苋菜洗净，切段备用。将植物油倒入炒勺中，烧至八九成热时下蒜片，待炸出蒜香味后，把苋菜倒入热油锅内，不停翻炒，起锅时加入精盐和蒜末即可食之。

【功效】紫苋菜性味甘凉，解热毒而散瘀，清热凉血。适用于流行性腮腺炎。

方七 蚝豉豆腐汤

【原料】蚝豉 100 克，豆腐 3 小块，咸橄榄 3 个，鲜姜 3 克。

【制用法】将上药加水共煮汤。随意食豆腐，饮汤。

【功效】清热解表，散血化瘀。适用于两腮红肿热痛。

小儿麻疹

麻疹是小儿常见的急性发疹性呼吸道传染病，主要由麻疹病毒感染所致。多发于冬、春两季，传染力极强，以体质娇嫩的婴幼儿为多见。发病初期，可有发热、流涕、咳嗽、喷嚏等症状，同时伴有两眼发红、畏光、眼泪汪汪等。2～3天后，口腔内两颊出现小白点，周围有红晕，3～5天后皮疹开始从耳后出现，并逐渐由脖子蔓延至颜面、胸背、四肢、手足心，至此，麻疹即已出透。若病情进展顺利，其后即进入恢复期，病程大约10日。但若疹出又突然隐没，或出疹顺序杂乱，或疹出不透，常伴有面色皖白、咳嗽气急、高热肢冷、口唇紫绀等症状，即提示有并发症，常可并发肺炎、喉炎、脑炎等。本病治愈后可获终身免疫力。

中医学认为，本病早期初感时行疫邪，疹毒尚未透发，邪在肺卫，症状以表证为主，可见发热恶寒、咳嗽流涕等症；待到出疹期，疹毒外发，疹出高热，烦躁不宁；到恢复期，疹毒渐尽，疹回热退，但可出现唇干舌燥、脉细等伤阴症状。由于麻疹的病因、病理是由外邪引动疹毒外发，因此疹子出得越透，疹毒也就透得越净，是好的现象。

方一 白萝卜汤

【原料】白萝卜适量，白糖30克。

【制用法】将萝卜加200毫升水煎汁，加白糖调服，每日2～3次，连服3～5日。

【功效】适用于小儿麻疹初热期。

方二 鲜笋鲫鱼汤

【原料】鲜笋1根，鲫鱼1尾，生姜、葱各适量。

【制用法】将鲜笋剥去外皮，

切去老根，洗净，切成片；鲫鱼杀死后刮鳞，去腮及内脏洗净。将生姜洗净，切成片；将笋片、鲫鱼、生姜、葱同放入锅内，加入适量清水，用大火烧沸后，改小火煮，放入盐，至汤浓、鱼熟即可。

【功效】本汤能透发疹毒。适用于小儿麻疹初起。

方三 银花粥

【原料】银花、芦根、鱼腥草、绿豆各30克，粳米20克。

【制用法】先煎上三味药，取汁去渣，将粳米、绿豆煮粥，待粥将熟时，入药汁共煮至熟。分2～3次服完。

【功效】清热解毒，佐以透疹。适用于麻疹出疹前期，证见发热、咳嗽、流涕、目赤怕光、眼泡浮肿、神疲纳呆、苔薄白或微黄、脉浮数。

方四 芦笋粥

【原料】芦笋（芦苇的嫩苗）30克，粳米50克。

【制用法】先煎芦笋，去渣，后入粳米煮为稀粥。空腹服用，每日2次。

【功效】辛凉解表。适用于小儿疹出不畅，证见发热、烦躁、喘咳、呕吐等。

方五 樱桃葱白汤

【原料】樱桃核30个，葱白连根1根，白糖适量。

【制用法】将樱桃核捣烂，与洗净的葱白同加水煎，加白糖调味。每日2次，连服3～4日。

【功效】适用于小儿麻疹初热期。

方六 甜菜粥

【原料】新鲜甜菜200克，粳米100克。

【制用法】甜菜洗净切碎或捣汁，与粳米同入砂锅，加水800～1000毫升煮粥。早、晚温服。

【功效】方中甜菜甘苦凉，清热解毒透疹，与健脾补中的粳米同用，能鼓舞胃气，托毒外透，共奏清热透疹、健脾益胃之功。

小儿呕吐

呕吐是指从口吐出胃内容物的一个症状，许多小儿疾病都可以引起，但以消化系统疾病最多见。消化系统疾病引起的呕吐，在婴幼儿发病率较高。胃为水谷之海，司受纳，腐熟水谷，以下降为顺，小儿脾胃薄弱，如因饮食不节，或寒热失宜，或久病胃阴虚，伤及胃气，胃失其和降，气逆于上则发为呕吐。故临床常见伤食呕吐、热吐、寒吐、胃阴虚呕吐等证型，治疗时需分清虚实寒热。伤食吐、热吐属实属热；寒吐、胃阴虚吐属虚属寒，但总的以和胃降逆为治则，针对不同病因，佐以消导、清热、温中、滋阴等法则。

方一 紫苏粥

【原料】鲜苏叶5克，粳米30克。

【制用法】先以粳米煮粥，将熟时加入苏叶，稍煮即可食用。

【功效】发汗解表，温中和胃。适用于感受风寒恶心呕吐，腹胀，胃痛，发热恶寒，无汗者。

方二 干姜粥

【原料】干姜3克，高良姜3克，大米60克。

【制用法】先煎干姜、高良姜取汁，去渣，再入大米，同煮粥，早晚各服1次。

【功效】温中和胃，祛寒止痛。适用于脾胃虚寒，脘腹冷痛，呕吐，呃逆，泛吐清水，肠鸣腹泻患儿。

方三 曲芽煎

【原料】焦神曲15克，炒谷芽15克。

【制用法】煎水，少量多次服。

【功效】消积开胃。适用于伤谷食吐，因多食米饭类后呕吐或腹胀者。

方四 槟榔生姜饮

【原料】槟榔 10 克，莱菔子 10 克，生姜 3 片，白糖少量。

【制用法】莱菔子炒黄与槟榔一起打碎，放入砂锅，加水煎汤，煮沸后加入生姜片略煮片刻，取汁，频频温饮。

【功效】消食导滞，和胃降逆。

【附注】槟榔味苦辛，苦泄辛散，故有行气消积、通腑降逆之功效，配以莱菔子消食下气，宽中和胃，对宿食停滞，呕吐食少，脘腹胀痛，大便难下者有效。

方五 蜜饯萝卜

【原料】鲜白萝卜 500 克，蜂蜜 150 克。

【制用法】将鲜白萝卜切丁，放入沸水立即捞出，挤干水，晾晒半日，放入锅内加入蜂蜜调匀，小火煮沸，待冷备用，当点心分次食。或切碎略捣，绞取汁液，煮沸后加蜂蜜适量，频频温服。

【功效】消食下气，和中止呕。

【附注】萝卜味甘性平，能益脾和胃，消食下气，还能清热生津，加蜂蜜补中缓急。用于伤食停滞，食积化热，饮食不消，呕吐，脘腹胀满者。

方六 姜藕饮

【原料】藕 90 克，生姜 10 克。

【制用法】将藕与生姜分别捣烂，绞取汁液，混匀后徐徐饮用。

【功效】清热生津，和胃止呕。主治胃热呕吐。

【附注】藕节味甘性凉，甘能益胃生津，凉能解热除烦，配以生姜和胃止呕，用于胃热而胃气不和、恶心呕吐、烦渴喜饮等症。

方七 二豆粥

【原料】白扁豆 50 克，绿豆 50 克，粳米 100 克，白糖少许。

【制用法】前三物同煮成粥，加糖食之。

【功效】清暑和中。

【附注】扁豆清暑化湿，健脾和中，与绿豆同用能清暑除烦生津解渴，煮粥食用，以增强滋润之性。宜暑湿脾胃失和吐泻烦渴者食之，清香适口。

小儿疳积

疳积为中医学的病症，是积滞和疳的合称。积滞又称食滞、停食，乃指饮食失节，停滞不化，导致脾胃运化失常；疳证乃因积滞日久，导致正气耗伤，虚象毕露。所以，积滞是本病的早期，是疳证的前奏，以实为主；疳证是病的后期，是积滞发展的结果，以虚为主。疳积是一组比较复杂的症候群，它包括消化不良、营养不良、某些维生素缺乏症以及肠道寄生虫症等多种疾病。

本病多发于1～5岁小儿，与西医所称的营养不良症相类似。中医学认为，小儿脏腑娇嫩，脾胃功能较弱，再加上不知饥饱，饮食不节，尤其是过食生冷、油腻和甜食等，可导致食滞中焦。总之，进食过多，饮食过杂，或不良的饮食习惯，均为致病原因；此外，肠道寄生虫或病后失调，也是疳积的常见原因。

积滞形成以后，一般按以下规律发展：首先因为中焦停滞，脾胃运化失职，升降失调，就可产生食欲减退、恶心呕吐、腹胀腹泻等症状。如果食滞未得到及时治疗，进而产生滞热，又可出现烦急好哭、尿黄便干、夜眠不实、手足心热、口渴喜饮、两颊发红等症状。如果积滞日久不愈，可因长期消化吸收功能障碍及滞热耗伤津液，消损正气，以致最后虚象毕露，遂由积滞转变为疳证，出现面色苍黄、全身高度消瘦、精神委靡、头发稀疏枯黄等症状。

方一 獾肉羹

【原料】獾肉750克，火腿25克，鸡蛋清1个，蘑菇100克，胡椒粉、淀粉、料酒、食盐各适量。

【制用法】将獾肉洗净，入沸水锅氽透，捞出，洗净，切作肉丁，置入碗中，加入鸡蛋清，拌入淀粉，入沸水锅中氽熟，然后放入盐等作料及火腿末、蘑菇末共炖15分钟即可。饮汤，食肉。

【功效】补中益气，健脾开胃。适用于小儿疳积、消瘦病症及脾胃虚弱者食用。健康人食之能开胃健脾、强身壮体。

方二 丁香姜汁奶

【原料】丁香2粒，姜汁20毫升，牛奶250毫升，白糖适量。

【制用法】将姜汁、牛奶放铝锅内煮沸，加入白糖即可。每日服1次，连服10日。

【功效】益气养血，健脾开胃。适用于小儿气血双亏型疳积、面色苍白、形体羸瘦、四肢不温、发稀干枯、睡眠露睛、哭声无力、腹部凹陷、精神委靡、食欲不振、完谷不化、大便溏泻、舌质淡、脉弱无力。

方三 粟米焦巴散

【原料】粟米60克，红糖适量。

【制用法】将粟米饭焦巴焙干，研极细粉。或将粟米淘净，用白纸包好，放炭火中烧焦存性，研极细粉。用红糖水冲服，每日服2～3克，日服2次。

【功效】健脾消积。

【附注】粟米补中益气，和胃益肾，制成焦巴以后，增加了消食导滞的功用；红糖性温，补脾暖中，共用增强温中健脾之效。全方适用于脾胃虚弱，食滞内停而引起的不思饮食、反胃呕吐、小儿疳积等症。

方四 鸡内金散

【原料】鸡内金30克，白糖适量。

【制用法】先将鸡内金洗净，除去杂质，用瓦片焙黄；或用烘干箱烘干，研为细粉，加白糖适量，开水冲服。每次服1～2克，每日服2次。

【功效】鸡内金消食积作用较强，又能健胃，适用于饮食停滞而兼有脾虚的证候。是小儿疳积的理想膳食。

小儿遗尿

遗尿俗称“尿床”，是小儿睡中小便自遗，醒后方知的一种疾病。发病多为体弱患儿。轻者数天1次，重者一夜2～3次或更多。一般年龄超过3岁，夜寐时仍有小便自遗者，称为遗尿症。3岁以下的婴幼儿由于生理发育不健全，排便自控能力尚未成熟；或学龄儿童因白天贪玩疲劳过度，睡前多饮等原因，偶尔发生尿床，均不属病态。遗尿症易使儿童遭受精神上的威胁而产生自卑感，进而影响儿童体格及智力发育。

中医学认为遗尿的原因主要由于体质虚弱，肾和膀胱虚寒，不能制约小便所致；或因病后肺脾气虚引起。极少数是因从小没有养成良好的排尿习惯，任其自遗的结果。食疗应以补肾、健脾、益肺为主。临床分型：（1）肾气虚寒型：证见自幼睡中经常遗尿，甚至一夜数次，小便清长，神疲乏力，面色苍白，腰酸腿软，记忆力减退或智力较差。舌质淡、苔白，脉细弱或沉迟。治宜温补肾阳，固摄小便。（2）肺脾两虚型：睡中遗尿，尿频而量多，尿色清，伴自汗，面色苍白，少气神疲，纳呆便溏。舌质淡、苔白，脉细弱。治宜补气健脾，固摄小便。（3）肝经湿热型：睡中遗尿，尿量不多，气味腥臭，尿色黄，平素心情烦躁，或夜间梦语磨牙。唇舌红，舌苔黄，脉弦细。治宜清热疏肝，固摄小便。

方一 白果羊肉粥

【原料】白果10克～15克，羊肾1个，羊肉、粳米各50克，葱白3克。

【制用法】将羊肾洗净，去臊腺脂膜，切成细丁；葱白洗净切成细节；羊肉洗净；白果、粳米淘净，再一同放入锅内，加水适量熬粥，待肉熟米烂成粥时即成。吃羊肾、羊肉、白果，喝粥，每日 2 次，温热食。

【功效】补肾止遗。适用于小儿遗尿。

方二 白果炖猪膀胱

【原料】新鲜猪膀胱 1 个，白果 15 克，或加薏苡仁、莲子适量，白胡椒 15 粒。

【制用法】猪膀胱切开洗净，装入白果，或加薏苡仁、莲子，撒入白胡椒。炖烂后分次食用。

【功效】固肾缩尿。适用于小儿体虚遗尿，小便无力，周身疲累，纳差者。

方三 桑螵蛸蒸猪瘦肉

【原料】桑螵蛸 10 克，猪瘦肉片 150 克，姜丝适量。

【制用法】将两味同放于大瓷碗中，加入姜丝、精盐和清水 200 毫升，盖好，上锅蒸至酥烂，下味精，淋麻油。分 1～2 次趁热食肉喝汤。

【功效】适用于小儿遗尿。

方四 山药蒸猪大肠头

【原料】猪大肠头 500 克，鲜山药 250 克，蟹粉 70 克，熟猪油 50 毫升，甜面酱 25 克，白糖 10 克，醋、料酒、葱、姜各适量。

【制用法】猪大肠用精盐、醋洗净黏液，将肠头翻过来，去净油筋、污秽，再翻回原状，下冷水锅煮沸捞起，切成 5 厘米长的段，再顺长一剖四开。将山药洗净，去皮，切片待用。将猪大肠头放入盛器内，加水、料酒、精盐、白酒、味精、甜面酱、酱油、姜、葱搅拌，再加蟹粉、熟猪油、香油拌匀，扣入碗内，加入山药，上笼蒸熟后取出即可。佐餐食。

【功效】健脾和胃，益肾止遗。适用于小儿遗尿症。

方五 韭菜根汁

【原料】韭菜根 25 克。

【制用法】将韭菜根洗净后，放入干净纱布绞取汁液，煮开温服。1 日 2 次，连服 10 天。

【功效】健脾提神，温中行气，壮阳。适用于小儿遗尿。

小儿微量元素缺乏症

小儿微量元素缺乏，主要指铁、锌、铜、硒、钙、维生素D等微量元素的不足。是由于不良饮食习惯、膳食结构不合理、疾病以及食品加工方法失宜等所致。可引起小儿生长发育停滞、智能水平下降、食欲不振、免疫功能低下等。常见于西医学之厌食症、营养不良、佝偻病、贫血等疾病。

根据中医辨证原则，归纳其临床表现，可将本症分为心肾不足、肝肾亏损、脾胃虚弱三个证候类型。

方一 猪脾粥

【原料】猪脾50克，党参10克，粳米40克，葱、姜、盐、麻油各适量。

【制用法】猪脾切丁用麻油煸过，党参装纱布袋，以上两味与粳米、调料等共煮成粥，取出纱布袋，可随量食用。

【功效】健脾和胃，益气调中。

【附注】猪脾能治脾气不足；党参补脾养胃，健运中气，并含有微量元素铁、铜、锌；粳米健脾养胃，含微量元素硒。脾为后天之本，气血生化之源，脾胃健运，虚弱状态自然会逐渐得到改善。

方二 山药枣粥

【原料】炒山药20克，大枣10克，粳米40克，白糖适量。

【制用法】将炒山药、大枣、粳米共煮粥，起锅时加白糖即成，可顿服之。

【功效】方中山药、大枣补脾益胃，益气养血；粳米健脾补中。三味合用，共奏健脾益气、和胃养血之效。据报道山药含微量元素铜。

方三 虾皮猪肝丝瓜汤

【原料】虾皮、猪肝片各 50 克，丝瓜片 100 克，姜片少许。

【制用法】加水 400 毫升，烧开后，放入虾皮、猪肝片、丝瓜片及姜片，同煮熟，下味精，淋麻油。分 1～2 次服。

【功效】适用于小儿佝偻病。

方四 金针增智粥

【原料】金针菇、糯米、食盐各适量。

【制用法】将金针菇切碎脱水熟化；糯米熟化；按每 50 克熟化的糯米加脱水熟化的金针菇干品 5 克的比例混合，加盐适量，以食品包装袋包装备用。滚开水冲泡，焖 5 分钟后即可食。

【功效】益智增慧。金针菇含有丰富的蛋白质、脂肪、维生素 B_2、维生素 C、钙、磷、铁、胡萝卜素、多种氨基酸和核酸等。对儿童增强记忆力、开发智力、增加身高和体重有益。可作为儿童早餐或课间餐食用，能提高儿童智力，促进儿童生长发育。

方五 粳米扁豆粥

【原料】粳米 100 克，白扁豆 50 克。

【制用法】将粳米、扁豆分别洗净。先把白扁豆入锅，加水旺火煮熟软后，再加粳米入锅并改用文火煮米至熟软即成。每日分 2 次服。

【功效】扁豆富含蛋白质、钙、磷及植酸、泛酸、镁、锌等物质，且健脾和中，消暑化湿，有助儿童身体生长发育。

方六 猪骨煲西红柿

【原料】猪骨头 250 克，番茄 200 克，鸡蛋 1 个。

【制用法】先将猪头骨洗净砸碎，置锅内加适量水，煮 1 小时后取汁，加入切好的番茄煮熟，鸡蛋去壳拌匀放入番茄中，油盐调味食用，分早、晚佐膳。

【功效】适用于小儿佝偻病，能增加儿童补充矿物质、维生素，增进食欲，促进发育。

儿童多动症

儿童多动症是一种较常见的行为异常性疾病，又称“轻微脑功能障碍综合征”。以难以控制的动作过多，注意力不集中，情绪行为异常为特征，患病的男孩多于女孩。

多动症儿童活动的主要特点为缺乏自控能力，并不是“机器”运转的太快，而是“刹车”不灵。尽管它不会产生严重的后遗症，但因影响学习成绩而使家长们深感忧虑。

从中医辨证施治的观点来看，儿童多动症与“脏躁”、“躁动”、“失聪”等症有关。

方一 甘麦大枣汤

【原料】小麦 30 克，甘草 10 克，红枣 10 枚。

【制用法】水煎取汁，每日 2 次，连服多日。

【功效】方中三味药食同用，共奏补脾益气养心安神之效。

方二 参枣桂圆粥

【原料】党参 15 克，炒枣仁 15 克，桂圆 10 克，粳米 150 克，红糖适量。

【制用法】党参、枣仁纱布另包，与桂圆、粳米同煮成粥，加糖即成。

【功效】方中党参、粳米补中益气，健脾养胃；枣仁、桂圆滋阴益血，养心安神。四者合用，则有补心脾、养心神的作用。

方三 朱砂茯神猪心汤

【原料】朱砂 2.5 克，茯神 12.5 克，猪心 1 个。

【制用法】猪心洗净，纳入朱砂、茯神，外用细棉扎紧，加清水适量煮至猪心熟后，去药渣饮汤，猪心切片调服。

【功效】养心宁神定志。适用于小儿多动症。

方四 圆肉莲子汤

【原料】桂圆、莲子各20克，冰糖适量。

【制用法】将桂圆、莲子同放锅中，加清水适量炖煮成汤，纳入冰糖烊化，再煮一二沸即成。每日1剂，早晚分服。

【功效】养血健脾，宁心安神。适用于小儿多动症。

方五 枸杞百合羹

【原料】枸杞子15克，百合15克，鸡子黄1个，冰糖适量。

【制用法】枸杞子、百合同煮至软烂汁稠，加入搅碎的鸡子黄和冰糖，再煮沸片刻即成。每日服2次，可连服多日。

【功效】枸杞子补益肝肾；百合、鸡子黄滋阴安神。三药配用，则具良好的补肝益肾、滋阴安神之效。

方六 酸枣仁熟地粥

【原料】酸枣仁10克，熟地10克，粳米30克。

【制用法】枣仁、熟地煎煮取汁，再以药汁煮粥。每日2次，可连服多日。

【功效】方中酸枣仁为滋阴安神、养肝宁心之良药，熟地为补益肾水、滋养肝血之要品，二者配之，则可增其补肝益肾、养阴宁神之功；粳米补脾益胃，可防熟地、枣仁碍胃之弊。

方七 牛肝小米粥

【原料】牛肝100克，小米适量，姜末、葱末、糖、酒各适量。

【制用法】将牛肝切薄片，用盐、味精、酱油、糖、酒等调料渍透，入小米粥内烫熟，加姜、葱末少许。

【功效】适用于小儿多动症。

小儿夜啼

小儿夜啼是指小儿白天如常，入夜则经常啼哭不眠。患此症后，持续时间少则数日，多则经月。本病多见于半岁以内的婴幼儿。啼哭是婴儿一种本能性反应，因为在婴儿时期尚没有语言表达能力，“哭”就是表达要求或痛苦的一种方式。如饥饿、口渴、尿布潮湿、臀部腋下皮肤糜烂、湿疹作痒等原因，均可引起患儿哭闹。这种哭闹是正常的本能性反映，则不属于本证范围。

中医学认为小儿夜啼常因脾胃虚寒、心热、惊骇而导致发病。(1) 脾胃虚寒：证见小儿面色青白，四肢欠温，喜伏卧，腹部发凉，弯腰蜷腿哭闹，不思饮食，大便溏薄，小便清长。舌淡苔白，脉细缓，指纹淡红。治宜温中健脾。(2) 心热受惊：证见小儿面赤唇红，烦躁不安，口鼻出气热，夜寐不安，一惊一乍，身腹俱暖，大便秘结，小便短赤。舌尖红、苔黄，脉滑数。治宜清热安神。(3) 惊骇恐惧：证见夜间啼哭，面红或泛青，心神不宁，惊惕不安，睡中易醒，梦中啼哭，声惨而紧，呈恐惧状，紧偎母怀。脉象唇舌多无异常变化。治宜镇惊安神。

方一 竹沥粥

【原料】 淡竹沥水 10 克，粟米（即小米）25 克。

【制用法】 先煮米做粥，临熟时下淡竹沥汁搅匀，取米汤饮用。

【功效】 竹沥甘寒，清心除烦，降火润燥；粟米甘凉，下气除热。二者合用治疗心经热盛夜啼者效佳。

方二 砂仁茯苓粥

【原料】 砂仁 3 粒，茯苓 6 克，粳米 150 克。

【制用法】 砂仁、茯苓打碎研面，入粳米同煮成稀粥，可定时喂食。

【功效】砂仁温中和胃，茯苓健脾安神，配以粳米养胃，共具温中和胃、健脾安神之功。适用于脾胃虚寒证小儿夜啼。

方三 葱白红糖饮

【原料】连须葱白 50 克，红糖适量。

【制用法】将葱白洗净，切段，放入锅内，加水煮沸 10 分钟，去渣，调入红糖即成。每日 1 剂，连服 7～10 天。

【功效】葱白性温，味辛，有解表散寒、通阳开窍、祛风活络等功效；红糖可补血、祛寒。适用于脾寒所致之夜啼。

方四 姜糖饮

【原料】生姜 10 克，红糖 15 克。

【制用法】生姜切片，加适量红糖，水煎服。

【功效】温中散寒。适用于小儿脾胃虚寒夜啼，大便溏泄，腹中冷痛者。

方五 灯心饮

【原料】灯心草 8 克，白糖少许。

【制用法】煎汤代茶饮。

【功效】灯心草甘淡性寒，主入心经，能清心火，利小肠。小肠为心之腑，故能使心火从小便而出。心火下降，则心神自宁。用于热扰心神，烦躁不安而夜啼者。

方六 枣仁饮

【原料】酸枣仁 7 个，茯神 15 克，白糖适量。

【制用法】将酸枣仁连核砸碎，加茯神煎水后入白糖饮服。

【功效】茯神养心安神，酸枣仁养肝安心安神。适用于虚烦不眠、惊恐不安的夜啼者。

方七 冰糖百合

【原料】百合 30 克，冰糖适量。

【制用法】共煮熟，服食。

【功效】宁心安神。主治小儿夜眠不安，惊惕易醒，盗汗者。

遗精

遗精是指不因性交而精液自行外泄的一种男性性功能障碍性疾病，如果有梦而遗精者称为“梦遗”；无梦而遗精者，甚至清醒的时候精液自行流出称为“滑精”。但是如果发育成熟的男子，每月偶有1～2次遗精，且次日无任何不适者，属生理现象，不是病态。若遗精次数过频，每周2次以上或一夜数次，且有头昏眼花、腰腿酸软、两耳鸣响等症状者，则应及时治疗。

中医学认为，本病多由肾阴亏损、阴虚生内热、热扰精室所致；或由手淫、早婚、房事过频等损伤肾阳，以致精关不固而成；也有因湿热下注，扰动精室而发生遗精者。临床分为阴虚火旺、肾精不固、湿热下注三种证型。（1）阴虚火旺型：多为有梦遗精，阳事易举，或易早泄。伴两颧潮红，头昏心慌，心烦少寐，神疲乏力。舌质偏红，苔少，脉细数。宜食滋阴降火之清淡饮食。（2）肾精不固型：多见滑精不禁，精液清冷，精神委靡，腰腿酸冷，面色苍白，头晕耳鸣；或见囊缩湿冷。舌淡，苔白滑，脉沉溺无力。宜食温肾固涩饮食。（3）湿热下注型：遗精频作，茎中涩痛，小便热赤，口苦或渴。舌苔黄腻，脉滑数。宜食清热利湿饮食。

方一 枸杞炖牛鞭

【原料】枸杞子 20～40 克，牛外生殖器 1 具（包括 2 个睾丸），生姜 2 片。

【制用法】将上 2 味加水少量，隔水炖熟。炖时可加入生姜 2 片，以去其异味。食肉饮汁，每周1次，一般1～2次见效。

【功效】补肾壮阳，固精止遗。用于治疗男子肾阳亏损、肝肾精力不足所致的遗精。

方二 金樱鲫鱼汤

【原料】金樱子30克，鲫鱼250克，香油、食盐各5克。

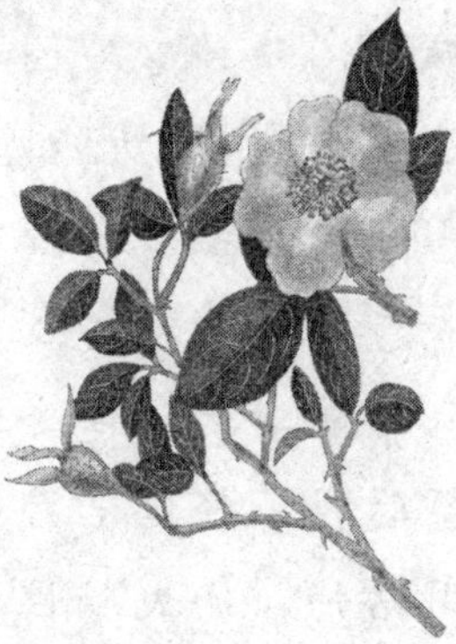

金樱子

【制用法】鲫鱼去鳞、内脏，洗净，加金樱子及适量水煲汤，香油、食盐调味即成。

【功效】补肾固精，利尿消肿。适用于男子肾气不固而致遗精、滑精等。

方三 白果莲子粥

【原料】白果10枚，莲子50克。

【制用法】莲子加水煮熟，加入炒熟白果（去壳）共煮粥，加白糖调味食用。

【功效】补肾固精。白果补肾收涩，莲子补肾固精，且能清心安神。二者性味甘平，常作晚餐，有益肾固精作用。

方四 金樱根炖鸡

【原料】金樱根60克，母鸡1只（约500克）。

【制用法】母鸡宰杀拔毛，去头足和内脏洗净。将金樱根切碎，放入母鸡腹内，加清水适量，放瓦盅内隔水炖熟，调味后饮汤吃鸡。

【功效】固精涩精。适用于阴虚火旺型遗精。金樱子根性味酸涩而平，固精收涩，母鸡有补益精血作用。

方五 薏苡仁炖鸭

【原料】薏苡仁350克，嫩鸭1只。

【制用法】将鸭去毛杂洗净切块，同薏苡仁加清水适量炖至鸭肉烂熟后，食盐、味精等调味服食。

【功效】清热利湿。适用于湿热下注之遗精。

阳痿

阳痿是指在性生活中男子虽有性欲，但阴茎不能勃起，或能勃起但不坚硬，从而不能插入阴道进行性交的一种性功能障碍。阳痿可由器质性病变或精神心理因素造成。一般认为，器质性病变引起的阳痿仅占10%～15%，这种阳痿往往属于原发性阳痿，表现为阴茎在任何时候都不能勃起。造成的原因很多，包括生殖系统疾病、全身性疾病、药物因素、血管疾病等。精神心理因素引起的阳痿，又称为功能性阳痿，这是最常见的一种性功能障碍，占85%～90%。这种阳痿属于继发性阳痿，病人经检查并没有引起性功能障碍的器质性疾病。精神性阳痿常与某一次精神创伤有关，常以突然发病为特点，有的刚接触配偶时能勃起，但企图性交时却又立即萎缩，有时发病为一过性或暂时性，经过治疗多数可恢复。这种阳痿是由于大脑皮层抑制作用增强，使大脑性中枢得不到足够的兴奋所造成。

方一 山药羊肉羹

【原料】白羊肉250克，大葱、生姜、虾米少许，山药250克。

【制用法】羊肉去脂膜切薄片，山药切成丁，共煮烧羹，加入大葱、生姜、虾米，待肉熟后食用。

【功效】温肾健脾。适用于肾阳不足型阳痿。

方二 韭菜炒羊肝

【原料】韭菜 100 克，羊肝 120 克。

【制用法】将韭菜去杂质洗净，切 1.6 厘米长；羊肝切片，与韭菜一起用铁锅旺火炒熟。当菜食用，每日 1 次。

【功效】温肾固精。适用于男

子阳痿、遗精等症。

方三 陈皮川椒烧狗肉

【原料】狗肋条肉1500克，陈皮9克，炒茴香6克，生姜30克，葱白10根，胡椒30粒，川椒50粒，盐、酱油适量。

【制用法】先把狗肉洗净，去血水，整块放入砂锅内，加食盐、葱白、生姜、胡椒、川椒、陈皮，放入冷水，淹浸狗肉约3指，加盖，武火煮沸，用文火煨烂。取出狗肉切块，再放入原汁原锅内煨烧，加入酱油，烧透即成。佐餐随意服食。

【功效】温补脾肾。适用于脾肾虚损之阳痿、腰膝冷痛、性欲低下、身体畏寒等症。

方四 泥鳅酸枣仁汤

【原料】泥鳅50克，酸枣仁50克。

【制用法】泥鳅活杀，去内脏，洗净，切段；酸枣仁洗净。同置锅中，加清水500毫升，加姜、葱、黄酒，急火煮开3分钟，去浮沫，改文火煮15分钟，分次食用。

【功效】补益心脾。适用于心脾两虚型阳痿。

方五 海参炒黄鱼片

【原料】海参30克，黄鱼1条。

【制用法】海参发好，黄鱼去内杂洗净切片，同炒，加酒、姜、盐调味服用。

【功效】补脾肾，填精壮阳。海参补肾益精，黄鱼又名石首鱼，益气填精。二者合用，适用于肾阳不足型阳痿。

方六 杞子炖牛鞭

【原料】杞子20～40克，牛鞭1具，生姜250克，绍酒500毫升。

【制用法】牛鞭洗净，剖开，去其尿管，切小块，用绍兴黄酒小火煨煮至烂，再放入生姜、枸杞子隔水炖熟，食肉饮汁。

【功效】温肾壮阳，益精兴阳。适用于阳痿伴腰酸腿软、头昏耳鸣等。

早泄

早泄是指性交时间极短，甚至性交前即泄精的病症，也是一种男子常见的性功能障碍。早泄可与遗精、阳痿并见，亦可单独出现。

中医学认为，精液的藏泄，是与心、肝、肾三脏功能失调有关。倘若心火过旺，肝内相火炽烈，二火相交、扰动精关，致使精关不固，因而发生早泄或滑精；或者情志不遂，肝郁气滞，疏泄失常，约束无能，因而造成过早泄精；或纵欲精竭，阴亏火旺，精室受灼，致使固守无权；或者少年误犯手淫，过早婚育，戕伐太过，以致肾气虚衰，封藏失固，以致精泄过早。临床可分为以下三种证型：(1) 心脾两虚型：证见早泄，伴见身倦乏力，心悸怔忡，失眠多梦，面色不华，自汗健忘，大便溏泄，食纳减少。舌质淡嫩，脉细无力。治宜补益心脾，益气固精。(2) 肾气虚损型：证见早泄，滑精，听力减退，头晕耳鸣，腰脊酸软，头发脱落，牙齿摇动，夜间多尿，小便频数，尿后余沥，面色淡白。舌淡苔白，脉细弱。治宜温肾平补，清心固涩。(3) 肝经湿热型：证见早泄，口苦胁痛，烦闷不舒，食欲不振，小便黄赤，淋浊尿痛。舌苔黄，脉弦有力。治宜清理肝胆湿热。

方一 杞子炖鹌鹑

【原料】杞子 20 克，鹌鹑 2 只。

【制用法】杞子洗净备用；鹌鹑活杀，去头爪、皮毛、内脏，洗净。同置锅中，加黄酒、葱、姜，隔水清炖 30 分钟，分次食用。

【功效】温补中气。适用于心脾两虚型早泄，伴失眠多梦，身倦乏力，自汗健忘，面色不华者。

方二 芪杞乳鸽

【原料】北芪30克，杞子30克，乳鸽1只。

【制用法】先将乳鸽去毛及内脏与北芪、杞子同放炖盅内，加水适量，隔水炖熟。饮汤吃肉，一般3日炖1次，3～5日为1疗程。

【功效】补心益脾，固摄精气。适用于早泄、阳痿、体倦乏力等症。

方三 泽泻粥

【原料】泽泻15克，粳米50克。

【制用法】泽泻晒干研粉；以粳米先入锅煮至米开花时调入泽泻粉，改文火稍煮片刻即成。

【功效】清泻肾火，健脾利湿。适用于早泄伴头晕目眩，梦遗滑精者。

方四 淮山圆肉炖水鱼

【原料】淮山药15～20克，桂圆肉15～20克，水鱼（又名鳖）1尾。

【制用法】先用滚水烫鱼，使其排尿，再切开洗净，掏出内脏，然后将水鱼肉、水鱼壳、淮山药、桂圆肉一起放入炖盅内，加水适量，隔水炖熟服用。喝汤吃肉，每星期炖服1次。

【功效】补肾益精。适用于早泄。

方五 莲肉芡实汤

【原料】莲子肉20克，山药20克，扁豆20克，芡实20克。

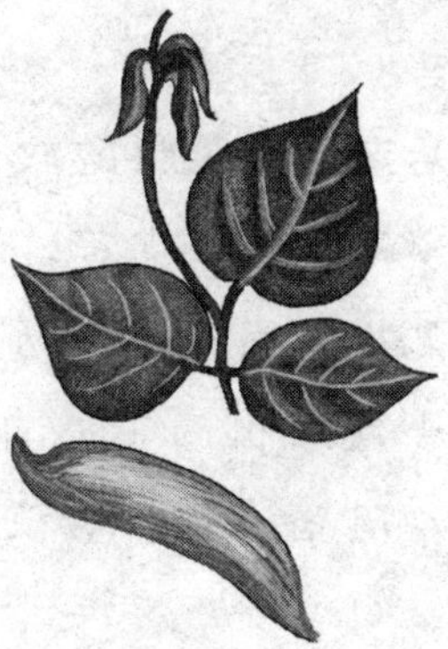

扁豆

【制用法】莲子肉、扁豆、芡实分别洗净；山药洗净，切成片。同置锅中，加清水700毫升，急火煮开5分钟，改文火煮30分钟，分次食用。

【功效】补心益脾。适用于心脾两虚型早泄，伴心悸，失眠多梦，面色不华者。

前列腺增生症

前列腺增生症是因前列腺肥大，压迫尿道，造成排尿困难，甚者小便闭塞不通为主要症状的一种老年泌尿男性生殖系疾病，发病年龄多在50～70岁。

本病属于中医“癃闭”范畴，临床上又分为五种证型：（1）膀胱积热型：证见小便点滴不通或频数短少，灼热黄赤，小腹急满拒便，大便秘结，口苦而黏，口干不欲饮。舌质红、苔黄腻，脉实而数。治宜清热泻火，利湿通闭。（2）瘀积内阻型：证见尿细如线，尿流分叉，排尿时间延长，或排尿分几段排出，尿道涩痛，会阴憋胀。舌质紫暗，或有瘀斑、苔多腻或白腻，脉细涩。治宜清阻化瘀，通利小便。（3）肾阴亏耗型：证见小便涓滴而下，淋漓不畅，甚至无尿，午后潮热，腰膝酸软，头晕耳鸣，口干咽燥，舌红少津，五心烦热，梦遗。舌红少苔。治宜滋阴补肾，化气利尿。（4）肾阳虚衰型：证见排尿困难，滴沥不畅，射程缩短，白昼小便频数，尿色清白，或小便渗出而不能自解，神疲倦怠，畏寒肢冷，腰膝酸痛，耳鸣重听，阴茎冷缩。舌淡胖、苔薄白，脉细沉。治宜温补肾阳，化气行火。（5）中气不足型：证见有尿意而难解或点滴排出，甚至不通，腹重肛坠，尿色清白，面色萎黄，气短懒言，腰冷乏力，食入饱胀，纳少便溏。舌淡苔白、体胖嫩。治宜补中益气，升清降浊。

方一 双仁牛膝粥

【原料】桃仁、郁李仁各10克，川牛膝15克，粳米100克。

【制用法】将上3味加水煎煮，去渣，入粳米同煮至粥熟。每日分1～2次服完。

【功效】活血化瘀，通利小

便。适用于前列腺增生症。

方二 参芪精

【原料】党参 250 克，黄芪 250 克，白糖 500 克。

【制用法】将党参、黄芪泡透煎煮，每 30 分钟取药液 1 次，共煎取 3 次；合并药液，慢火熬至稠黏，放冷后加入白糖搅匀，晒干压碎，装瓷罐内备用。每次 10 克，沸水冲化服，每日 2 次，常服。

【功效】适用于中气不足型前列腺增生症。

方三 车前发菜饮

【原料】车前子 10 克，发菜 10 克，冰糖适量。

【制用法】将车前子用纱布包扎好，与发菜一起，适量加水，武火煎沸后，改用文火煎煮半小时，捞出纱袋，加入冰糖，待糖溶化，煮沸片刻后，即可服食。

【功效】健脾除湿，利水消肿。车前子、发菜性味甘寒，有清热利尿的作用，发菜还有消瘿散结之功。二味配伍，适用于前列腺增生症。

方四 补髓汤

【原料】鳖 1 只，猪脊髓 200 克，调料适量。

【制用法】将鳖用开水烫死，揭去鳖甲，去内脏和头爪，放入铝锅内，加生姜、葱、胡椒粉，用急火烧沸，改用慢火将鳖肉煮熟；再放入洗净的猪脊髓，煮熟加味精即成。吃肉喝汤，可佐餐食用，常食。

【功效】适用于肾阴亏虚型前列腺增生症。

方五 鲜拌莴苣

【原料】鲜莴苣 250 克，黄酒、食盐、味精各适量。

【制用法】将莴苣削皮、洗净、切丝，加入少量食盐，搅拌均匀，去除渗出的汁液，加入黄酒，味精拌匀即可。

【功效】莴苣味苦甘性寒，具有清热利尿消肿。加以黄酒更增强活血软坚之功。适用于积热型前列腺增生症。

第六节　五官科疾病常用药膳

慢性鼻炎

慢性鼻炎是因气虚受邪，邪滞鼻窍所引起的鼻腔疾患。以鼻塞不通，时轻时重，反复发作，经久不愈，甚至嗅觉失灵为主要临床表现。本病属中医“鼻窒”范畴。

中医学认为，本病之发生，可因肺气虚弱，卫外不固，寒邪侵袭，失其清肃之功能，以致邪滞鼻窍；或脾气虚弱，运化不健，失其升清降浊之能，水湿不化，湿浊滞留于鼻窍；亦可因外邪侵袭，久而不去，阻于脉络，气血运行不畅，气滞血瘀，持续鼻塞。本病在临床上常见有肺脾气虚证和气滞血瘀证。（1）肺脾气虚证：表现为交替鼻塞，鼻流清涕，遇寒加重，头胀不适，面白气短，咳嗽，食少倦怠。舌淡苔薄白，脉弱或缓。治宜补肺脾通鼻窍法。（2）气滞血瘀证：表现为鼻甲肿胀，色暗红，持续鼻塞，涕稠黏，嗅觉迟钝，头胀刺痛，听力减退。舌质暗红，脉弦涩。宜调和气血，行滞化瘀。

方一　扁豆粥

【原料】扁豆 30 克，党参 10 克，粳米 50 克。

【制用法】扁豆、党参同煎，去滓取汁，加粳米如常法煮粥。

【功效】益气健脾。适用于肺脾气虚型慢性鼻炎。

【附注】党参补中益气；扁豆、粳米均为健脾益气之食品。三者合用，可使气虚得复，鼻窃自通。

方二　丝瓜藤煲猪肉

【原料】丝瓜藤（近根部者

佳）1.5 米，猪瘦肉 60 克，盐、味精各适量。

【制用法】将丝瓜藤洗净，剪段；猪肉洗净切块，同入砂锅内煮汤，至肉熟，加盐、味精调味即可。每日服 1 次，5 次为 1 个疗程，连服 1～3 个疗程。

【功效】清热解毒，通窍活血。适用于慢性鼻炎急性发作及萎缩性鼻炎、鼻流脓涕等症。

方三 黄花鱼头汤

【原料】鳙鱼（又称胖头鱼）头 100 克，大枣 15 克，黄花菜 30 克，白术、苍耳子、白芷各 10 克，生姜片适量。

【制用法】将鱼头洗净，于锅内放油加热后把鱼头两面稍煎一下，取出备用。将鱼头、大枣（去核）、黄花菜、白术、苍耳子、白芷、生姜等放入砂锅中，加水 500 毫升，以文火炖煮 2 小时即可。饮汤食肉，也可放入作料佐餐。

【功效】扶正祛邪，通窍消火。适用于体虚易复发慢性萎缩性鼻炎者。

方四 山药芫荽粥

【原料】山药 60 克，葱白、芫荽各 10 克，粳米 100 克。

【制用法】将山药研末，同粳米煮粥；葱白、芫荽切细，粥熟时放入，搅匀，煮沸，分 1～2 次食用。

【功效】补益肺脾，通散鼻窍。适用于慢性鼻炎，属肺脾气虚、邪滞鼻窍型。证见鼻塞时重时轻，流稀涕，遇寒时症状加重，头部微胀不适者。

方五 柏叶猪鼻汤

【原料】猪鼻肉 60 克，生柏叶 30 克，金钗石斛 6 克，柴胡 10 克，蜂蜜 60 毫升，30°米酒 30 毫升。

【制用法】将猪鼻肉刮洗干净，与生柏叶、石斛、柴胡同入锅内，加清水 4 碗，煎取 1 碗。取汁后冲入蜂蜜、米酒，和匀饮服。每日服 1 剂，3～4 剂为 1 个疗程。

【功效】清热通窍，养阴扶正。适用于慢性鼻炎。

鼻出血

鼻出血又称鼻衄，轻者只有鼻涕带血，重者纯血流出。如反复流鼻血，并伴有口渴、心烦等，系由阴虚燥热所致；若反复流鼻血，伴见面色少血、气短、精神困倦等，则系气虚不能摄血所致。中医学认为，本病与肺、胃、肝、肾、脾关系较密切，常由肺、胃、肝三个脏腑邪热壅盛，迫血妄行，或肝肾阴亏，虚火动血；或脾虚失统，血不循经，而致鼻出血。

方一 旱莲草猪肝汤

【原料】旱莲草 75 克，猪肝 35 克，食盐、味精、酱油、淀粉适量。

【制用法】将猪肝洗净切片，用酱油、淀粉调匀。先取旱莲草水煎取汁，纳入猪肝片煮熟，用食盐、味精调服，每日 1 剂。

【功效】滋阴补肾，清热止血。适用于肾阴不足之鼻出血，证见反复发作、头晕耳鸣、腰膝酸软、鼻腔干燥灼热等。

方二 莲藕血余汤

【原料】莲藕 500 克，白糖 120 克，血余炭（头发灰）适量。

【制用法】将莲藕洗净切片，与白糖、头发灰（布包）水煎服。吃藕喝汤。每日 1 剂，连服 3～4 剂。

【功效】凉血止血。适用于肺热上蒸所致的鼻出血。

方三 鱼鳞胶冻

【原料】青鱼鳞（或鲤鱼、鲫鱼等之鱼鳞）适量，黄酒、生姜等调料少许。

【制用法】鱼鳞洗后放入沸水中，煎煮 4～12 小时，过滤去渣，加黄酒、生姜等调料，待冷冻如明胶样时切成小块，拌芝麻酱即成。每次 40～50 克，每日 3 次，连用 1 周。

【功效】适用于胃热型鼻出血。

方四 枸杞芝麻粥

【原料】枸杞子 30 克，黑芝麻 15 克，红枣 50 克，粳米 60 克。

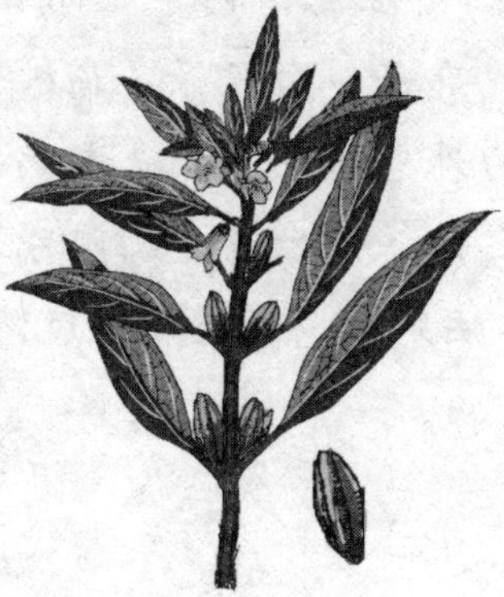

黑芝麻

【制用法】上四味常法煮粥，早晚餐服食，可以常服。

【功效】滋养肝肾。适用于鼻出血，属肝肾阴虚型，鼻血色红，时作时止，量不多，口干少津，头晕眼花，心悸，失眠，五心烦热。

方五 茅芦饮

【原料】新鲜茅根 300 克，芦根 300 克，冰糖适量。

【制用法】将茅根、芦根洗净，切段，共煎清汤，加冰糖，凉后代茶饮用，每日 4～5 小碗。

【功效】疏风清热，凉血止血。适用于鼻出血，属肺经热盛型，鼻中出血，点滴而出，色鲜红，鼻腔干燥灼热感。

方六 猪皮红枣羹

【原料】猪皮 500 克，红枣 250 克，冰糖适量。

【制用法】猪皮去毛洗净，加水煮炖成稠黏的羹汤，再加红枣煮熟，入冰糖。每日 3 次佐餐吃，每次 150 克，连用 1 周。

【功效】适用于阴虚火旺型鼻出血。

方七 猪蹄黑枣汤

【原料】猪蹄 1 只，黑枣 600 克，芝麻 70 克，白糖 280 克。

【制用法】将猪蹄洗净剁块，与黑枣、芝麻加清水适量煮熟，纳入白糖烊化服食，分数天服完，连续 5～7 剂。

【功效】滋阴补肾。适用于肾阴不足之鼻出血。

扁桃体炎

扁桃体炎有急慢性之分。急性扁桃体炎多见于10～30岁的青年人，好发于春秋季节，通常与急性咽炎同时发生，主要由细菌感染而引起，常见致病菌为溶血性链球菌、葡萄球菌和肺炎双球菌。细菌通过空气飞沫、食物或直接接触而传染。慢性扁桃体炎多由扁桃体炎的急性反复发作或隐窝引流不畅，细菌在隐窝内繁殖而导致，也可继发于某些急性传染病，如猩红热、麻疹、白喉等。扁桃体炎中医上称为“乳蛾”“喉蛾”，中医学认为外感风热毒邪是本病发生的主要原因。本病急性者多为风火热毒之证，慢性者多属阴亏燥热之候。治疗当以清火、滋阴、润燥为基本法则。急性宜食疏风清热、消肿解毒之食物；慢性宜食养阴清热之食物。

方一 豆腐双花汤

【原料】金银花30克，野菊花30克，鲜豆腐200克，食盐少许。

【制用法】豆腐加清水适量煲汤，再置入银花、野菊花同煲10分钟，用食盐少许调味，饮汤(豆腐可吃可不吃)。

【功效】疏散风热，清热解毒。适用于急性扁桃体炎。

【附注】金银花性味甘寒，入肺、脾经，有清热解毒作用；野菊花性味辛甘苦微寒，疏散风热，清热解毒；豆腐性味甘凉，入脾、胃、大肠经，功能益气和中，生津润燥，清热解毒。

方二 青果萝卜汤

【原料】白萝卜250克，青果5克，银花20克，食盐少许。

【制用法】将白萝卜洗净切成薄片，青果打碎后与金银花同装入纱布袋中。铁锅内加清水适量，投入萝卜和纱布包，加食盐少许，煮至萝卜软烂。饮汤。

【功效】散风清热，消肿止痛。适用于扁桃腺炎。

方三 萝卜橄榄粥

【原料】萝卜 100 克，橄榄 5 枚，蒲公英 5 克，粳米 50 克。

【制用法】萝卜、橄榄、蒲公英共捣碎，装入纱布袋，加水适量。大火煎 20 分钟后捞去纱布包，投入淘净的大米，加温开水适量，共煮成稀粥。作早餐。

【功效】清热解毒，消肿止痛。适用于扁桃腺炎。

方四 薄荷煲猪肺

【原料】薄荷 10 克，牛蒡子 10 克，猪肺 200 克。

【制用法】将猪肺切成块状，用手挤洗去除泡沫，加清水适量煲汤；将起锅时，把薄荷、牛蒡子下入锅中煮 3～5 分钟，用食盐少许调味。饮汤食猪肺，每日 4～5 次。

【功效】疏风清热，解毒利咽。适用于急性扁桃体炎。

【附注】薄荷性味辛凉，疏风清热；牛蒡子性味辛苦寒，疏散风热，利咽消肿；猪肺性味甘平，入肺经，功能养肺。

方五 青黛炒丝瓜

【原料】丝瓜 250 克，青黛 3 克，香油 10 毫升，生蒜 6 瓣，食盐适量。

【制用法】丝瓜洗净切成 0.6 厘米厚的片，生蒜洗净切片，与青黛、食盐入香油中炒熟。佐餐食。

【功效】消肿止痛。适用于扁桃腺炎。

方六 百合羹

【原料】百合 20 克，桑叶 9 克。

【制用法】百合去衣，加桑叶所煎出的汁，合煮为羹，每日食 1 小碗。

【功效】养阴清肺，生津润燥。适用于慢性扁桃体炎，属肺阴亏虚型，咽部干痒不适，微痛，微痒，喉核肥大，潮红，连及周围，喉核上或有黄白色脓点。一般以午后症状明显，舌质红或干少苔。

咽炎

咽炎有急性和慢性之分。急性咽炎是发于咽部的急性炎症。本病常为上呼吸道感染的一部分，多由急性鼻炎向下蔓延所致，也有开始即发生于咽者。临床主要表现为：咽部红、肿、热、痛，吞咽困难，可伴有全身症状。中医称本病为“急喉痹”或“风热喉痹”，基本病机为风热毒邪侵袭，内犯肺胃，外邪引动肺胃火热上蒸咽喉。慢性咽炎是咽部黏膜的一种慢性炎症，多因屡发急性咽炎治疗不彻底而转为慢性，其次是烟酒过度、嗜食刺激性食物、常接触污浊空气、鼻塞而需张口呼吸等，均可诱发本病。主要为咽部不适感，如灼热感、痒感、干燥感或异物感，咽部常有黏性分泌物，不易咳出，早晨刷牙常引起反射性恶心欲吐。中医称本病为“慢喉痹”或“虚火喉痹”，基本病机为肺肾阴虚，虚火上炎，灼伤咽喉。本病当以疏风散热、利咽止痛、养阴润肺、生津利咽为治。

方一 橄榄酸梅汤

【原料】鲜橄榄（带核）60克，酸梅10克，白砂糖适量。

【制用法】将鲜橄榄、酸梅稍捣烂，放砂锅中，加清水3碗置火上，煎成1碗，去渣加白糖调味即可。饮服，每日2次。

【功效】清热解毒，生津止渴。适用于急性咽炎。

方二 罗汉雪梨汤

【原料】罗汉果1个，雪梨1个。

【制用法】将雪梨去皮、核，切碎块；罗汉果洗净，共放锅中，加适量水，水煎30分钟即可。代茶频服，每日1剂。

【功效】清热滋阴，润喉消炎。适用于急慢性咽炎有阴虚内热之症的咽痛、咽干、音哑、咽喉部异物感、咳痰不爽等。

方三 炖雪梨豆根

【原料】雪梨1个，山豆根粉1克，白砂糖适量。

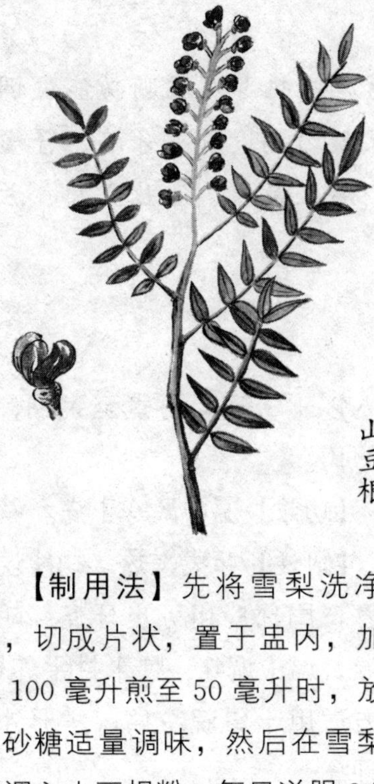

山豆根

【制用法】先将雪梨洗净去皮，切成片状，置于盅内，加清水100毫升煎至50毫升时，放入白砂糖适量调味，然后在雪梨水中调入山豆根粉，每日送服3次。

【功效】清热解毒，生津润燥。适用于急性咽炎。

【附注】雪梨性味甘微酸凉，入肺、胃经，功能生津、润燥、清热、化痰；山豆根性味苦寒，入肺、胃经，功能清热解毒，利咽喉。脾虚便溏者忌用。

方四 葱白利咽汤

【原料】葱白2根，桔梗6克，甘草3克。

【制用法】桔梗、甘草先煮沸5～7分钟，之后加入葱白，焖1～2分钟后趁热饮用。每日早晚各1次。

【功效】解表散寒。适用于咽炎。

【附注】桔梗、甘草可清利咽喉，葱白辛温通阳，发汗解表。诸药合用，共奏辛温解表、清利咽喉之效。

方五 甘蔗丝瓜汁粥

【原料】生丝瓜、新鲜甘蔗各适量，粳米50克。

【制用法】先将丝瓜洗净切段，甘蔗洗净切碎，分别榨汁，各100毫升。锅上火，放入丝瓜汁、甘蔗汁，加入适量水，烧热，放入粳米烧开，改用小火煮粥，米烂粥稠时，出锅即成。

【功效】消肿止痛，清热生津。适用于急慢性咽炎。

牙痛

牙痛是由牙病引起，可分以下几种情况：龋齿牙痛为牙体腐蚀有小孔，遇到冷、热、甜、酸时才感到疼痛；患急性牙髓炎是引起剧烈牙痛的主要原因；患急性牙周膜炎，疼痛剧烈，呈持续性的跳痛。

中医学认为，牙痛多由龋齿、外感风寒热邪及脏腑功能失调等而导致。临床辨证可分为风热牙痛、寒凝牙痛、胃火牙痛、肾虚牙痛等证型。治疗原则分别为疏风清热、温经散寒、泄热止痛、滋肾降火。

方一 牛蒡饮

【原料】牛蒡根250克。

【制用法】水煎，代茶饮。

【功效】疏风散热，解毒消肿。适用于齿龈红肿疼痛、牙痛等风热牙痛。

方二 荜拔粥

【原料】荜拔3克，胡椒3克，粳米50克。

【制用法】荜拔、胡椒研为极细末，先用粳米煮粥，待米熟后调入以上二药，再煮至粥稠，趁热服用。

【功效】温中散寒止痛。

【附注】荜拔辛热，功能温中散寒，局部应用可止牙痛；胡椒辛温，温中调味；粳米甘平养胃。本方适用于胃脘冷痛，寒邪外束之牙痛。

方三 垂杨柳根炖瘦肉

【原料】垂杨柳根30克，瘦猪肉150克，葱、姜、料酒、盐、味精各适量。

【制用法】将杨柳根洗净，切条；猪肉切小块，同放砂锅内，加葱、姜、料酒及水适量，用文火炖，待肉熟时加盐、味精调味。食肉饮汤，每日1次。

【功效】滋阴润燥，祛风清热，清肺止痛。适用于风火牙痛、虚火牙痛及牙龈炎等疾患。

方四 花椒粥

【原料】花椒5克，粳米50克。

【制用法】花椒水煎，留汁加入粳米煮粥，空腹趁热服用。

【功效】温通散寒止痛。

【附注】花椒辛温散寒，有局部麻醉作用，故能止牙齿疼痛；粳米甘平益胃。花椒其味甚香，本品作为膳食，有散风寒、止牙痛之功，又细软适口，可解牙痛病人进食之苦。本方适用于龋齿疼痛，怕冷恶风，牙痛连及半侧头痛者。

方五 升麻饮

【原料】升麻10克，薄荷6克。

【制用法】水煎，代茶饮。

【功效】清热散风，消肿止痛。

【附注】升麻甘辛微寒，轻浮上行又可清泄，功能散风清热解毒；薄荷辛凉，功善疏散上焦风热，用于风热上攻之牙痛。二药合用治风热牙痛，牙龈红肿疼痛。

方六 苍耳豆腐粥

【原料】苍耳子25克，豆腐100克，粳米100克。

【制用法】将苍耳子用布包好，与豆腐和淘洗干净的粳米一同入锅煮成粥即可。每日服1剂，分数次食用。

【功效】散风祛湿，清热生津，消炎镇痛。适用于龋齿引起的牙痛。

方七 白芷粥

【原料】白芷10克，粳米50克。

【制用法】白芷研成极细末，先将米煮熟后调入白芷末，再煮至粥稠，趁热服用。

【功效】散风解表止痛。本方适于寒凝牙痛，恶风怕冷，牙痛牵连半侧头痛。

中耳炎

中耳炎是中耳道因链球菌、葡萄球菌、肺炎双球菌等化脓性致病菌侵入而引起的炎症性病变。临床有急性、慢性之分。急性证见耳内搏动性跳痛，听力减退，鼓膜穿孔，脓液自外耳道流出，并可伴有恶寒发热、全身无力、食欲减退等症状。慢性多因急性期治疗不及时、不合理等而致，表现为经常性或间歇性耳流脓，鼓膜穿孔。

本病属中医“脓耳”范畴。临床上可分为三个证型。(1) 肝胆火盛、邪热外侵型：证见起病较急，耳内疼痛，并见耳鸣，听力障碍，耳内胀闷感。听力检查为传导性耳聋。全身有恶寒发热、头痛、鼻塞流涕等症，或见口苦咽干，小便黄赤，大便秘结。舌红苔黄，脉弦数。治宜清泻肝火，解毒消肿。(2) 脾虚湿困、上犯耳窍型：证见耳内流脓，经年累月，时重时轻，缠绵日久，流脓量多而清稀，无明显臭味。全身可有头晕头重，倦怠乏力，纳少腹胀，大便时溏，面色萎黄无华等症状。唇舌淡白，脉缓细弱。治宜健脾渗湿，补托排脓。(3) 肾元亏损、邪毒停聚型：证见耳内流脓，日久不愈，或时流时止，流脓量不甚多，听力减退多较明显。听力检查多呈混合性耳聋。全身可见头晕神疲，腰膝酸软，遗精早泄等肾虚症状。脉细弱。治宜补肾培元，祛湿化浊。

方一 龟版粳米粥

【原料】龟版 18 克，粳米 60 克，熟附子 9 克，首乌 15 克，知母 9 克，红糖适量。

【制用法】将熟附子、首乌、知母、龟版洗净后包在纱布中，入锅加水煎汤，去药包，加入粳米、红糖同煮成粥。作早、晚餐。

【功效】滋阴补肾。适用于中

耳炎。

方二 桑菊茶

【原料】桑叶 10 克，菊花 10 克，茶叶 6 克。

【制用法】上药共煎水，代茶饮。

【功效】清肝平肝，泄热凉血。方中桑叶苦甘寒，平肝凉血，轻清疏散，善散风热之邪；菊花甘苦微寒，清芳疏泄，善散风热邪气，甘凉益阴，苦可泄热，清热解毒；茶叶清热。用于中耳炎初起，耳痛、头晕等症。

方三 扁豆白术粥

【原料】白扁豆 20 克，山药 18 克，白术 15 克，大米 50 克，薏苡仁 20 克。

【制用法】白术煎煮后去渣，入其他药共煮粥，日服 1 次。

【功效】健脾祛湿。用于脾虚湿困型中耳炎。

【附注】方中白扁豆甘微温，补脾化湿，并且具有补脾不腻、化湿不燥的特点；白术补脾益气，燥湿利水；山药甘平，补脾养阴；薏苡仁既可补脾，又能清利湿热。

方四 公英车前饮

【原料】蒲公英 15 克，车前草 15 克。

【制用法】上药共煎，代茶饮。

【功效】清热解毒，利水祛湿。用于肝胆火盛、邪热外侵型中耳炎。

【附注】蒲公英苦甘寒，苦散滞气，甘以解毒，寒能清热，故可清热解毒，消痈散结；车前草清热祛湿。用于中耳炎脓量多者。

方五 鸽肉木耳汤

【原料】肉鸽 1 只（约重 500 克），水发黑木耳 100 克。

【制用法】肉鸽宰杀去内脏，加水发黑木耳，放汤炖酥，调味后佐餐用。

【功效】补肾培元。适用于化脓性中耳炎，属肾元亏损、邪毒停聚型，耳内流脓，日久不愈，量不甚多，或污秽或成块状，头晕神疲者。

红眼病

红眼病是因风热外侵，白睛暴发红赤，胞睑红肿的病症。临床上表现为白睛红赤，胞睑微肿，眼内刺疼涩痒，灼热畏光，眼眵多而黄稠似脓，晨起胶结封住眼睑，甚者白睛红赤肿胀，突出于睑裂部，或有点片状小出血斑，伴有血性分泌物。全身可见发热恶寒，苔薄白，舌质红，脉浮数。本病好发于春、秋两季，具有传染性，急性期病人应隔离，防止传染。

中医称本病为“暴风客热”或“天行赤目”，认为本病病因是由风热合邪侵入目窍所致。临床上又分有风热证和热毒证。（1）风热证：表现为双目刺痛痒涩，灼热畏光，眵稠泪热，白睛红赤，头痛鼻塞，发热恶寒。苔薄白，脉浮数。宜食辛凉发散、清热泻肺、易于消化的食物。（2）热毒证：症状为热疼痛，畏光，眵多黏结，色黄如脓，多泪或见血泪，白睛红赤肿胀，甚则见点片状出血，眼睑红肿。舌红苔黄，脉数或弦数。宜食清凉解毒、易于消化的食物。

方一 冬瓜芫荽汤

【原料】冬瓜200克，芫荽10克，姜、葱少许，调料适量。

【制用法】先将冬瓜去尽青皮及瓤子，切成薄片，油炒，后入葱、姜等调料，加水煮沸至熟，出锅时，加入芫荽，佐餐。

【功效】利水清热。适用于风热型红眼病。

【附注】冬瓜甘淡性凉，利水消肿，能解热毒痈肿，去头面诸热。配以芫荽、姜、葱之辛温，乃火郁发之之意。全方合用，在上可疏风散热，于下能行水导热，对红眼病最为相宜。

方二 白菊黄豆汤

【原料】白菊花 12 克，黄豆 30 克，桑叶 12 克，夏枯草 15 克，白糖适量。

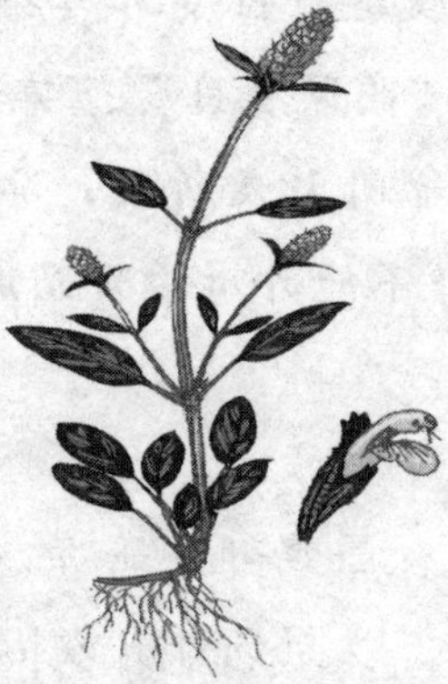

夏枯草

【制用法】前 4 味共加水煮至豆熟，加白糖调匀。每日 1 剂，分 2 次服，连用数日。

【功效】适用于热毒型红眼病。

方三 菊花茶

【原料】白菊花 200 克，绿茶叶 100 克。

【制用法】共杵为粗末，用纱布袋分袋，每袋 15 克。每次用 1 袋，沸水冲泡，代茶频饮。

【功效】疏风清热，明目解毒。方中白菊花疏风清热，清肝明目；茶叶清利头目，利尿解毒。二者合用，对风热犯目之白睛红肿，眵泪较多者最为适宜。

方四 菊花牛蒡子饮

【原料】菊花 10 克，牛蒡子 5 克。

【制用法】牛蒡子略炒成焦黄，研细末，与菊花装入纱布袋中，用滚开水冲泡，10 分钟后代茶饮用。

【功效】清热祛风，凉肝泻肺。适用于目风泪出、眵多黄稠、白睛红赤肿胀等症。

【附注】菊花味甘清凉，疏风散热，善于清利头目；牛蒡子散风宣肺，清热解毒，能解表清里，退肿明目。两者相配，既能解表邪，又可清里热。

方五 银耳冰糖茶

【原料】银耳 30 克，清茶 6 克，冰糖 60 克。

【制用法】银耳、清茶、冰糖共入锅中加水煎汤。每日 1 剂，连服数日。

【功效】疏风清热。适宜初起红眼、痛痒交替、流泪作痛、怕热畏光等症。

夜盲症

夜盲症的主要特点为双目外观正常，每到夜间或光线暗处即视物不清或不能视物。本病多为视神经和视网膜退行性变和萎缩，维生素A缺乏所致，属于中医学的“雀盲”或“高风雀目”范畴。

中医学认为，本病多由先天禀赋不足，命门火衰所致；亦有肝肾两亏，目失濡养，或脾胃受伤，阳气下陷，不能升清于目而成。

方一 猪肝汤

【原料】猪肝150克，夜明砂15克。

【制用法】猪肝切成3大块，每块批开两半，将5克夜明砂撒入，麻绳扎定。加水煮至肝熟，饮汤食肝。每日1块，连服3日。

【功效】养肝明目。适用于肝虚血少之夜盲症。

方二 鸡汁苁蓉粥

【原料】母鸡1只（1.5～2千克），肉苁蓉100克，粳米100克。

【制用法】肉苁蓉捣杵粗末，纱布包扎，母鸡剖洗干净，共同浓煎成汁，以原汤汁分次同粳米煮粥。

【功效】滋养五脏，补益气血。鸡肉味甘性温，有温中、益气、补精、填髓之功；肉苁蓉补肾阳，益精血，暖腰膝，润肠燥，与鸡汁、粳米煮粥，对肾阳不足之夜盲症较为适宜。

方三 谷精草羊肝汤

【原料】谷精草15～30克，羊肝100～150克。

【制用法】将羊肝洗净切片，与谷精草同锅，加水适量，煮汤。调味服食。

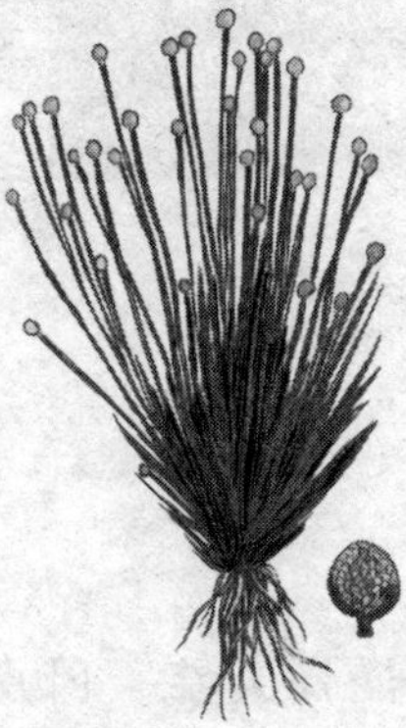

谷精草

【功效】祛风散热，益血补肝，明目退翳。适用于夜盲症。

方四 胡萝卜炖猪肝

【原料】猪肝 100 克，胡萝卜 200 克，盐适量。

【制用法】将猪肝、胡萝卜洗净，切片，共放锅内，加盐和水适量，煮熟食。食肝、胡萝卜，饮汤，每日服 2～3 次，每日 1 剂。

【功效】适用于夜盲症、视力减退。

方五 羊肝番薯叶汤

【原料】羊肝 200 克，番薯叶、姜丝、精盐、味精、麻油各适量。

【制用法】将羊肝切成薄片，加清水 400 毫升，烧开后再将番薯叶洗净和姜丝、精盐一起放入，煮至熟透，下味精，淋麻油。分 1～2 次趁热服。

【功效】适用于因缺乏维生素 A 引起的夜盲症。

方六 桑葚龙眼膏

【原料】桑葚 1000 克，龙眼肉 500 克。

【制用法】龙眼肉、桑葚加水适量，文火熬膏，每次服 10 克，每日 2 次。

【功效】滋补肝肾，养血明目。桑葚子性味甘寒，具有滋阴补血、生津止渴之功效；龙眼肉补心脾，益气血。可用于肝肾阴亏，气血不足所致的夜盲症，兼见消瘦潮热、头晕耳鸣、目暗干涩等。

方七 朱砂蒸鸡肝

【原料】鸡肝 1～2 具，朱砂 0.3～0.5 克。

【制用法】将鸡肝洗净，与朱砂放碗中加水适量，隔水蒸熟食。每日 1 剂。

【功效】适用于夜盲症、视力减退。

第七节 皮肤科疾病常用药膳

痤疮

痤疮俗称“粉刺”，是一种毛囊、皮脂腺的慢性炎症。因皮脂腺管与毛孔的堵塞，引起皮脂外流不畅所致。多发生于青春期男女，常伴有皮脂溢出，青春期过后，大多自然痊愈或减轻。其临床特征为：颜面、胸背部黑头或白头粉刺、丘疹、脓疱、结节、囊肿及疤痕等皮肤损害。

痤疮常因过食辛辣炙油腻酒酪、肥甘厚味，以致脾胃湿热内蕴、上蒸于面；或肺经蕴热，外受风邪；或热蒸汗出，冷水渍洗，血热蕴结；或病久入络，瘀血阻滞，均能致病。因而痤疮常见湿热上蒸证、瘀血阻络证等证候类型，病久不愈者，常伴瘀证，故初起以清热化湿为主，病久则当活血化瘀为首选。

方一 石膏莲子粥

【原料】石膏 40 克，莲子 27 克，枇杷叶、菊花各 13 克，糙米 75 克。

【制用法】将糙米、莲子淘净，用药布包，加清水适量煮至粥熟后，去药包服食，每日 1 剂。

【功效】清热泻肺，解毒散结。适用于痤疮。

方二 茄汁炒藕片

【原料】鲜藕 300 克（切片），番茄 100 克（绞汁），调料适量。

【制用法】先将藕片用菜油煸炒，然后加入调料，将熟时加入番茄汁即可。

【功效】清热除湿，凉血益阴。

【附注】鲜藕甘寒，清热除湿，凉血散瘀；番茄酸甘而微寒，清热养阴生津。是治疗痤疮属湿热上蒸证的常用食疗方。

方三 海带绿豆汤

【原料】海带、绿豆各 15 克，甜杏仁 9 克，玫瑰花 9 克，红糖适量。

【制用法】玫瑰花用纱布包好；甜杏仁用沸水浸泡去皮；海带温水泡发好切成丝。将以上各原料与绿豆放入锅内，加适量清水煮至绿豆开花软烂即成。拣去玫瑰花，吃绿豆粥。

【功效】活血化瘀，消除粉刺。适用于痤疮。

方四 凉拌三菜

【原料】石花菜 30 克，嫩鱼腥草、芹菜各 100 克，盐、醋、白糖、芝麻油各适量。

【制用法】将石花菜用水发软；鱼腥草折段；芹菜洗净切段，入沸水中焯一下。将上三味用盐、醋、白糖、芝麻油凉拌。佐餐食。分 2 次食用。

【功效】清热润燥，利大小便。适用于脾胃湿热型痤疮，证见皮肤红肿热痛、大便秘结、小便黄少、少食腹胀、胸脘满闷、二便不利等。

方五 凉拌三苋

【原料】鲜苋菜 100 克，鲜冬苋菜 100 克，鲜马齿苋 100 克，调料适量。

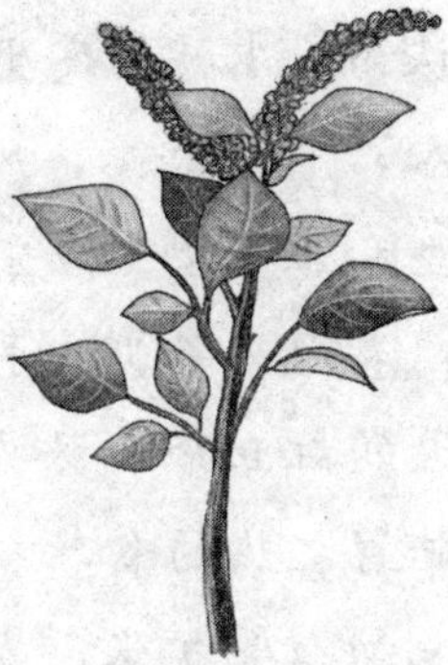

苋菜

【制用法】将三物分别用开水焯至八成熟，捞出后浸入冷水中 5～10 分钟，取出控去水，切段，入调料后拌匀即可。

【功效】清热除湿，解毒消肿。

【附注】苋菜性味甘凉，能清热凉血，利窍通便；冬苋菜甘寒，清热利湿，润便滑肠；马齿苋酸寒，清热解毒，凉血消肿，兼能润肠通便。凡痤疮属湿热上蒸者皆可用，有便秘者尤佳。

酒糟鼻

酒糟鼻是发生于面部中央和鼻部红赤，并伴有局部组织增生肥厚的皮肤病。多见于中年男女，其临床特征为：颜面中央部、鼻部潮红、丘疹、脓疱，并伴有局部毛细血管扩张，皮脂腺和结缔组织增生。

中医学认为，本病的发生多因饮食失节，肠胃积热，上熏于肺；或因嗜酒之人，酒气熏蒸，风寒外束，气滞血瘀凝结所致。临床上常分为肺热型和血瘀型。应分别以泻肺清热、活血化瘀等方法论治。（1）肺热型：表现为鼻部皮损开始为暂时性红斑，并伴成批发出的针头至绿豆大的红丘疹和脓疮，尔后红斑持久不退，伴有毛细管扩张。宜食清肺胃之热的食物。（2）血瘀型：症状为鼻部颜面黯红，皮肤肥厚，毛细血管扩张，丘疹增大，可以融合，高出皮面，表面凹凸不平。舌质黯红或有瘀点，苔薄白，脉弦涩。宜食活血祛瘀兼能清肺泻火之食物。

方一 白果猪肺

【原料】白果 20 克，猪肺 1 具。

【制用法】白果去壳，猪肺洗净切块，加水适量，炖至白果、猪肺熟透后，调味服食。

【功效】补气养心，滋阴清热。白果甘苦涩，有毒，入肺经，治鼻面酒糟；猪肺甘平，养肺益气。

方二 桃仁茅根粥

【原料】桃仁 10 克，白茅根 15 克，粳米 100 克，白糖适量。

【制用法】将前 2 味水煎取汁，兑入粳米粥内，调入白糖即成。每日1剂，连服7～10日。

【功效】清热利湿，活血化瘀。适用于酒糟鼻之颜色暗红，患部皮肤肥厚者。

方三 莲子白果汤

【原料】莲子15克（去心），白果（去心）、玉竹、沙参、百合、核桃仁各9克，淮山药15克，生石膏20克（布包），白糖适量。

【制用法】将沙参、玉竹、生石膏水煎煮1小时，取汁，入莲子、白果、百合、山药、核桃仁，煮熟烂后加白糖食用。每日1次，15日为1疗程。

【功效】清泄肺胃积热。适用于酒糟鼻等症。

方四 雪梨糖水

【原料】雪梨1个，蜜枣3枚，雪耳20克，白糖适量。

【制用法】雪梨切片后，与蜜枣、雪耳、白糖同置砂锅中，加水适量，煲数沸至雪耳熟透即可。

【功效】清泻肺胃之火，润肺生津。适用于肺热型酒糟鼻。

【附注】雪梨甘寒微酸，清热降火，润肺。雪耳清热润肺。蜜枣味甘平，益气生津，润心肺。

方五 枇杷叶膏

【原料】鲜枇杷叶5000克，蜂蜜适量。

【制用法】将鲜枇杷叶洗净去毛，加水4000毫升，煎煮3小时后过滤去渣，再浓缩成膏563克，兑入蜂蜜混匀，贮存备用。每次服10～15克，每日服2次。

【功效】清肺和胃。适用于酒糟鼻、肺燥咳嗽等症。

方六 剑花猪肺汤

【原料】剑花（霸王花）30克，猪肺1具。

【制用法】剑花、猪肺（洗净）同置砂锅中，先以武火煮沸后，改用文火煮至猪肺熟透，捞起切块后，放入汤内，待汤沸后调味即可。

【功效】清肺热，养肺阴。剑花清肺热，猪肺甘平养肺。全方对鼻赤面红，有轻度瘙痒者较宜。

荨麻疹

荨麻疹是皮肤出现红赤色或白色的疹块，以突然发作，痒而不痛，时隐时现，消退不留任何痕迹为特征。

中医称为“瘾疹”，俗称“风疹块”。临床特点为突发性局部或全身大小不一的风团，瘙痒难忍。风团出现快，消退亦快，此起彼伏，退后不留任何痕迹。严重者可伴有恶心、呕吐、腹痛、腹泻、胸闷心烦、面色苍白、四肢不温、呼吸急促等全身症状。根据发病时间的长短，一般把起病急，病程在三个月以内者称为急性荨麻疹；风团反复发作超过三个月以上者称为慢性荨麻疹。中医学认为：风、寒、热、虫、气血不足等均可引发此病。

中医常将荨麻疹分三型辨证治疗。(1) 风热袭肺型：发病急，风团色红，灼热剧痒，伴发热，恶寒，咽喉肿痛，或呕吐腹痛，遇热皮疹加重。苔薄黄，脉浮数。治宜辛凉透表，宣肺清热。(2) 风寒束表型：皮疹色粉白，遇风冷加重，口不渴，或有腹泻。舌淡体胖、苔白，脉浮紧。治宜辛温解表，宣肺散寒。(3) 阴血不足型：皮疹反复发作，迁延日久，午后或夜间加剧，心烦口干，手足心热。舌红少津或舌淡，脉沉细。治宜滋阴养血，疏散风邪。

方一 荸荠清凉饮

【原料】荸荠 200 克，鲜薄荷叶 10 克，白糖 10 克。

【制用法】荸荠洗净去皮，切碎搅汁，鲜薄荷叶加白糖捣烂，放入荸荠汁中，加水至 200 毫升，频饮。

【功效】凉血祛风。适用于风热袭肺型荨麻疹。

【附注】荸荠甘寒，清热凉血；薄荷辛凉，疏散风热。合用之有清热凉血、祛风止痒之功。

方二 木瓜姜醋方

【原料】生姜9克，木瓜60克，米醋100毫升。

【制用法】三味共放入砂锅中煎煮，待醋煮干时，取出生姜、木瓜，分早晚两次服完。每天1剂，连服7～10剂。

【功效】疏风散寒。适用于风寒束表型荨麻疹。

方三 红糖藕片

【原料】鲜藕300克，红糖20克，调料适量。

【制用法】鲜藕洗净切片，开水焯过后，入红糖及调料，拌匀即可。

【功效】藕可散瘀活血，红糖甘温，益气活血。合用可活血通络，适用于阴血不足型荨麻疹。

方四 凉拌油菜心

【原料】嫩油菜300克，银花15克，薄荷10克。

【制用法】嫩油菜洗净，去帮留心，开水焯过后，拌入调料。银花、薄荷水煎，去渣浓煎取汁15～20毫升，浇于菜上即可。

【功效】疏风清热。

【附注】油菜辛凉，凉血散血，清热透疹；薄荷辛凉，疏散风热；银花甘寒，清热疏风。适用于风热袭肺型荨麻疹。

方五 绿豆刺蒺藜汤

【原料】绿豆100克，刺蒺藜15克，蜂蜜适量。

【制用法】将刺蒺藜纱布包，与绿豆同煮汤，以蜂蜜调味。食绿豆饮汤，分2～3次服完。

【功效】祛风清热止痒。适用于荨麻疹。

方六 鸡汁芫荽汤

【原料】鸡骨架1具，胡椒粉2克，芫荽15克。

【制用法】鸡骨架煮汤，熟后放入芫荽末、胡椒粉即可。

【功效】补气血，散风寒。适用于风寒束表型荨麻疹。

【附注】方中鸡甘温补脾，益气养血；芫荽辛温，温中散寒。

湿 疹

湿疹是由多种内外因素引起的一种过敏性炎症的反应性皮肤病，分急性、亚急性、慢性三种。不分男女，任何年龄，任何部位均可能患病。急性湿疹，常见于头面，耳后，四肢远端，露出部位，及外阴、肛门等处多对称分布，表现为红斑、丘疹、丘疱疹、水疱，密集成群，边界不清，有奇痒等；亚急性湿疹，多由急性湿疹转来，皮损炎症较轻，以鳞屑和结痂为主，可有轻度糜烂和瘙痒；慢性湿疹，由亚急性湿疹转来，病变处皮肤增厚，浸润，表面粗糙，覆有少量鳞屑，常有色素沉着，常反复发作，但皮疹消退后，不留永久性的痕迹。中医学认为是风湿热侵入肌肤而成。急性、亚急性以湿热为主，慢性乃因久病耗血所致。

中医所谓浸淫疮、湿疡、四弯风、旋耳疮、绣球风等均属于本病范畴。常分三型辨证论治。（1）湿热并盛型：证见皮损潮红、丘疹水疱较广泛，瘙痒剧烈。舌红、苔黄腻，脉弦滑有力。治宜清热除湿。（2）脾虚湿盛型：证见皮损不红，渗出较多，下肢多发，瘙痒较轻。治宜健脾利湿。（3）血虚风燥型：证见皮损肥厚，有糠样脱屑，伴抓痕、血痂。治宜养血润肤。

方一 绿豆百合薏苡仁汤

【原料】绿豆 30 克，百合 30 克，薏苡仁 15 克，芡实 15 克，怀山药 15 克，冰糖适量。

【制用法】将绿豆、百合、薏苡仁、芡实、怀山药一起下锅，加水适量，烂熟后，加冰糖即成。每日分 2 次服完，连服数日。

【功效】清热解毒，健脾除湿。适用于脾虚湿盛型湿疹，皮损不红，渗出较多，瘙痒不剧，口淡，舌苔腻者。

方二 荷花糯米粥

【原料】荷花5朵，糯米100克，冰糖20克。

【制用法】荷花用清水漂净，糯米放入砂锅内，加清水适量熬粥，粥将熟入冰糖、荷花，稍煮即可。每日早、晚分2次服食，连用5～7日。

【功效】适用于脾虚湿热型湿疹。

方三 车前瓜皮薏苡仁粥

【原料】冬瓜皮、薏苡仁30克，车前草15克。

【制用法】将冬瓜皮、薏苡仁、车前草同放锅内，加水适量煮粥。每日1剂，连服7～10剂为1个疗程。

【功效】健脾，利湿，行水。适用于脾虚湿盛之湿疹。

方四 海带紫菜瓜片汤

【原料】冬瓜250克，水发海带100克，紫菜15克，黄酒、酱油、精盐、味精、麻油各适量。

【制用法】将冬瓜去皮、切片，瓜皮备用。用瓜皮、瓜片同煮汤，弃瓜皮，加入海带丝，煮沸2分钟，调入黄酒、精盐、酱油、味精后，倒入盛放紫菜的汤碗内，淋上麻油。佐餐食。

【功效】清热护肤，祛湿止痒。适用于湿疹、荨麻疹等。

方五 桂花土豆粥

【原料】土豆100克，籼米50克，桂花、白糖各适量。

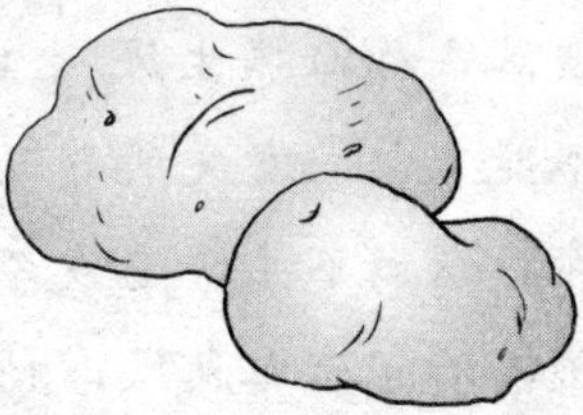

土　豆

【制用法】将土豆去皮，洗净，切成小块；籼米淘洗干净。锅上火，放入水烧热，下入籼米烧开，再用小火熬粥，水开时加入土豆块，将熟时放入桂花和白糖，煮片刻，即成。

【功效】消炎解毒、祛湿健脾。适用于脾虚湿盛型湿疹。

斑秃

斑秃俗称“鬼剃头”，是一种局限性非疤痕性斑片状脱发，骤然发生，经过迟缓，可自行缓解和复发。本病男女老幼均可发生，但以青壮年为多见。

斑秃的临床表现为：（1）头发突然出现大小不等呈圆形或椭圆形斑状秃发，患处无炎症，也无自觉症状。（2）有些病例短期内头发可全部脱光而成为全秃；有的甚至眉毛、腋毛和毳毛等全部脱落而成普秃。（3）有自愈倾向，初长时新发大部纤细柔软，呈灰白色，类似毳毛。可随长随脱，痊愈时发渐变粗变黑。

中医称本病为“油风”。发生多由气血逆乱，发失荣养所致。（1）凡惊恐思虑，心绪烦扰，则气机逆乱，血热内蕴，热盛生风，风动发落，称血热生风。（2）因脾胃虚弱，气血亏虚，肝肾阴亏，精血不能上荣，发失所养而落，称精血不足。（3）因久病失治，瘀血阻滞，新血不生，毛发不得其养者，称瘀血阻滞。本病与精血相关甚密，治宜凉血息风，补精养血，活血化瘀。

方一 柿饼杞子丸

【原料】干柿饼适量，枸杞子适量。

【制用法】柿饼用茅香煮熟，枸杞子用酒泡后焙干，一同研成粉末，制成绿豆大小的丸子，放入茅香汤中煮沸即成。饮汤食丸子。

【功效】补肾活血，乌发生发。适用于斑秃。

方二 首乌核桃炖猪脑

【原料】何首乌 30 克，核桃仁 30 克，猪脑适量，盐、料酒、味精各少许。

【制用法】将何首乌水煎，去渣取汁；用汁煨核桃仁、猪脑。熟后加料酒、盐、味精调味。食核桃、猪脑，喝汤。每日或间日1次。

【功效】补脑补肾。适用于肾虚造成的斑秃或全秃。

方三 侧柏桑葚膏

【原料】侧柏叶50克，桑葚200克，蜂蜜50克。

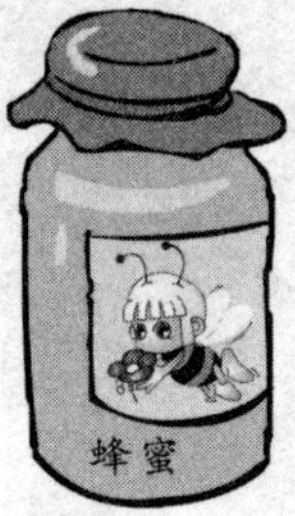

蜂蜜

【制用法】水煎侧柏叶20分钟后去渣，再纳入桑葚，文火煎煮半小时后去渣，加蜂蜜成膏。

【功效】清热生津，祛风生发。适用于斑秃属血热生风型，伴有头晕目眩，口干者。

【附注】侧柏叶苦寒，清热凉血；桑葚甘寒，养血祛风，乌须生发；蜂蜜甘平，清热解毒，润泽毛发。合用能清热祛风，凉血生发。

方四 莴苣炒藕片

【原料】莴苣 200 克，藕200克。

【制用法】二者洗净切片，热油煸炒至半熟，入调料炒至八成熟，断生即好。

【功效】清热凉血。

【附注】莴苣苦寒，清热凉血，通利经脉；藕味甘性寒，清热凉血，补益五脏。合之能清热凉血。对斑秃属血热生风者，可长期食用。

方五 桑葚米粥

【原料】新鲜桑葚30克，糯米50克，冰糖适量。

【制用法】先将桑葚浸泡片刻(若干果每次20克即可)，去掉长柄，加入糯米，冰糖适量，置砂锅内加水400毫升。用文火烧至微滚到沸腾，以粥黏稠为度。每日晨起空服，温热顿服。

【功效】补肝益肾，滋阴补血，润肠明目。适用于阴血不足，头晕目眩，失眠耳鸣，视力减退，目昏，须发早白，斑秃早现。

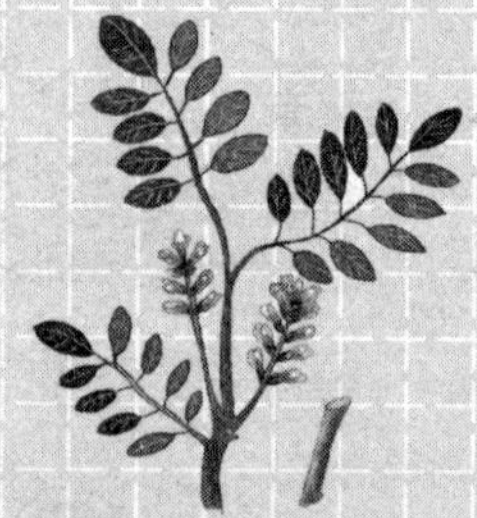

ZHONGHUA YAOSHAN YANGSHENG ZHIBING
YIBENTONG